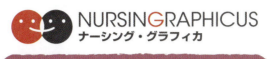

母性看護学③

母性看護技術

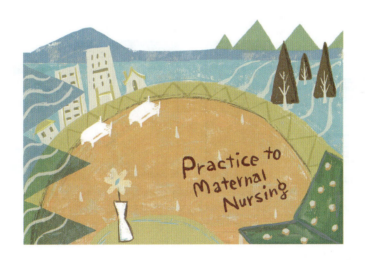

メディカ出版

「メディカAR」の使い方

「メディカAR」アプリを起動し, マークのある図をスマートフォンやタブレット端末で映すと, 飛び出す画像や動画, アニメーションを見ることができます.

アプリのインストール方法

🔍 メディカAR で検索

お手元のスマートフォンやタブレットで, App Store（iOS）もしくはGoogle Play（Android）から,「メディカAR」を検索し, インストールしてください（アプリは無料です）.

アプリの使い方

①「メディカAR」アプリを起動する

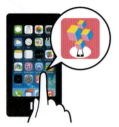

※カメラへのアクセスを求められたら,「許可」または「OK」を選択してください.

② カメラモードで, マークがついている **図表全体** を映す

↓

コンテンツが表示される

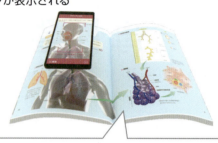

○ 正しい例　✗ 誤った例

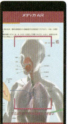

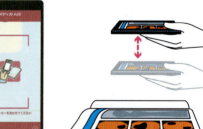

ページが平らになるように本を置き, マークのついた図表とカメラが平行になるようにしてください.

マークのついた図表全体を画面に収めてください. マークだけを映しても正しく再生されません.

読み取れないときは, カメラをマークのついた図表に近づけたり遠ざけたりしてください.

正しく再生されないときは
・連続してARコンテンツを再生しようとすると, 正常に読み取れないことがあります.
・不具合が生じた場合は, 一旦アプリを終了してください.
・アプリを終了しても不具合が解消されない場合は, 端末を再起動してください.

※アプリを使用する際は, WiFi等, 通信環境の整った場所でご利用ください.
※iOS, Androidの機種が対象です. 動作確認済みのバージョンについては, 下記サイトでご確認ください.
※ARコンテンツの提供期間は, 奥付にある最新の発行年月日から4年間です.

関連情報やお問い合わせ先等は, 以下のサイトをご覧ください.
https://www.medica.co.jp/topcontents/ng_ar/

●ARコンテンツおよび動画の視聴は無料ですが, 通信料金はご利用される方のご負担となります. パケット定額サービスに加入されていない方は, 高額になる可能性がありますのでご注意ください. ●アプリケーションダウンロードに際して, 万一お客様に損害が生じたとしても, 当社は何ら責任を負うものではありません. ●当アプリケーションのコンテンツ等を予告なく変更もしくは削除することがあります. ●通信状況, 機種, OSのバージョンなどによっては正常に作動しない場合があります. ご了承ください.

はじめに

　看護学は，高度な医療の一翼を担うとともに，対象となる人々の人生における生老病死といった重大な出来事に寄り添い，人々の健康で幸福な生活の実現に貢献することを目指す学問です．また，看護職として求められる資質と能力は，多様な人々の看護に必要な知識と倫理観を備えていること，対象となる個人・家族を理解し，アセスメント結果に基づく根拠あるケアを提供し，その実践内容を適切に評価することです．

　特に，ケアとして提供される看護技術は，安全・正確・安楽でなければなりません．看護学実習に臨むにあたり，学生の皆様が自身の看護技術について心配に思うことは，この点が大きいのではないでしょうか．もちろん，最初から看護技術を適切に実施・提供できるとは限りません．だからこそ，学内で繰り返し行われる練習，イメージトレーニング，ロールプレイ演習がとても大切となります．

　母性看護においては，妊婦，産婦，褥婦，新生児，家族がケアの対象者となりますが，それぞれの発達段階，健康課題，心理的状態，社会的活動，日常生活動作が異なります．したがって，各対象者に対して提供すべき看護技術の内容，注意・配慮する点，必要物品も大きく異なります．そこで，本書では，母性看護に必要な技術について，写真やイラストを通してより具体的に学習できるように工夫しました．各技術については，技術を実施する目的・準備・実施方法・実施後の評価のポイントを示しています．また，技術の根拠となるような知識，あるいは技術を使う上でのコツなどを「プラスα」や「留意点」として付記しました．あわせて，対象者にその技術がなぜ必要なのかについて，ナーシング・グラフィカ母性看護学②『母性看護の実践』を活用して，理解を確実なものにしていただきたいと思います．

　本書で示している看護技術は，必ず記載どおりに実施しなければならないというものではありません．妊産褥婦，新生児，家族のニーズや状況に合わせて修正・工夫し，技術を使用することができます．この修正・工夫が，さらなる看護技術の発展に寄与するものと信じるところです．

　本書を通して，学生の皆様の母性看護学の知識と技術の統合に役立てていただき，母性看護学実習への準備がよりスムーズとなり，さらには母性看護学により興味と関心をもっていただければ，編者として大きな喜びです．

荒 木 奈 緒

本書の特徴

読者の自己学習を促す構成とし，必要最低限の知識を簡潔明瞭に記述しました．全ページカラーで図表を多く配置し，視覚的に理解しやすいよう工夫しました．

学習目標
各章のはじめに学習目標を記載．ここで何を学ぶのか，何を理解すればよいのかを明示し，主体的な学習のきっかけをつくります．

用語解説 ＊
本文に出てくる＊のついた用語について解説し，本文の理解を助けます．

plus α
知っておくとよい関連事項についてまとめています．

このマークのある図表や写真に，「メディカAR」アプリ（無料）をインストールしたスマートフォンやタブレット端末をかざすと，関連する動画や画像を見ることができます（詳しくはp.2「メディカAR」の使い方をご覧ください）．

看護師国家試験出題基準対照表
看護師国家試験出題基準（令和5年版）と本書の内容の対照表を掲載しました．国家試験に即した学習に活用してください．

Contents

母性看護技術

ARコンテンツ

「メディカAR」の使い方はp.2をご覧ください.

- レオポルド触診法〈動画〉 ………………………… 24
- 子宮底長の測定〈動画〉 …………………………… 25
- 子宮底高の測定〈アニメーション〉 …………… 26
- 腹囲の測定〈動画〉 ………………………………… 26
- 胎児のエコー画像〈動画〉 ……………………… 38
- 胎児の発育とwell-beingの評価：NST〈動画〉 ……………………………………………………… 42
- 妊婦ジャケット着用体験〈動画〉 ……………… 48
- 分娩機転〈アニメーション〉 …………………… 99
- 早期母子接触にみる出生直後の新生児行動〈動画〉 …………………………………………………… 108

はじめに ………………………………………………… 3
本書の特徴 ……………………………………………… 4
妊婦の体の正常な変化 ……………………………… 14
妊婦健診一覧 ………………………………………… 16

1 妊婦の看護にかかわる技術

1 妊婦のヘルスアセスメント ………………… 18

1 問　診 • 18
- **1** 目的・適応 • 18
- **2** 準備 • 18
- **3** 実施方法 • 18
- **4** 看護の評価 • 19

2 視　診 • 19
- **1** 目的・適応 • 19
- **2** 準備 • 19
- **3** 実施方法 • 19
- **4** 評価 • 20

3 聴　診 • 21
- **1** 目的・適応 • 21
- **2** 準備 • 21
- **3** 留意点 • 21
- **4** 実施方法 • 22
- **5** 評価 • 22

4 レオポルド触診法 • 22

- **1** 目的・適応 • 22
- **2** 準備 • 23
- **3** 留意点 • 23
- **4** 実施方法 **AR** • 23
- **5** 評価 • 25

5 計測診 • 25
- **1** 目的・適応 • 25
- **2** 準備 • 25
- **3** 実施方法 **AR** • 25
- **4** 評価 • 27

6 臨床検査 • 27
- **1** 目的・適応 • 27
- **2** 準備 • 27
- **3** 実施方法 • 27
- **4** 評価 • 28

2 内診時の援助 …………………………………… 29
- **1** 目的・適応 • 29
- **2** 準備 • 30
- **3** 実施方法 • 31
- **4** 評価 • 32

3 乳房の観察とアセスメント …………………… 32
- **1** 目的・適応 • 32
- **2** 準備 • 32
- **3** 実施方法 • 32
- **4** 評価 • 35

4 超音波診断法 …………………………………… 36
- **1** 目的・適応 • 36
- **2** 準備 • 36
- **3** 実施方法 • 37
- **4** 評価 **AR** • 37

5 超音波ドプラ法（胎児心音の聴取） ……… 40
- **1** 目的・適応 • 40
- **2** 準備 • 40
- **3** 実施方法 • 40
- **4** 評価 • 41

6 NST（ノンストレステスト） …………… 41
- **1** 目的・適応 • 41
- **2** 準備 • 41
- **3** 実施方法 **AR** • 41
- **4** 評価 • 42

7 食事と栄養の支援 …………………………… 43
- **1** 目的・適応 • 43
- **2** 準備 • 43
- **3** 実施方法 • 44

4 評価 ● 46

8 日常生活動作 ……………………… 47

1 目的・適応 ● 47

2 実施方法 `AR` ● 47

3 評価 ● 51

9 妊娠中の運動 ……………………… 52

1 目的・適応 ● 52

2 準備 ● 52

3 実施方法 ● 52

4 評価 ● 53

10 マイナートラブルへの対処 ………… 56

1 つわりのケア ● 57

1 目的・適応 ● 57

2 実施方法 ● 57

3 評価 ● 58

2 下肢静脈瘤・浮腫・こむらがえりの予防 ● 58

1 目的・適応 ● 58

2 実施前の留意点 ● 58

3 実施方法 ● 59

4 評価 ● 60

3 腰背部痛の予防 ● 60

1 目的・適応 ● 60

2 実施前の留意点 ● 60

3 実施方法:腰背部痛の予防・対処行動の指導 ● 60

4 評価 ● 61

11 切迫早産入院中のケア …………… 61

1 目的・適応 ● 61

2 実施方法 ● 61

3 評価 ● 63

---

2 産婦の看護にかかわる技術

1 入院までのケア ………………… 66

1 目的・適応 ● 66

2 準備 ● 66

3 実施方法 ● 67

4 評価 ● 68

2 入院時の観察とケア ……………… 68

1 目的・適応 ● 68

2 準備 ● 68

3 実施方法 ● 68

4 評価 ● 70

3 胎児の健康状態の観察:
ドプラ法,分娩監視装置 ………… 71

1 目的・適応 ● 71

2 準備 ● 71

3 実施方法:分娩監視の方法 ● 71

4 評価 ● 71

4 分娩進行状態の観察と記録 ……… 75

1 目的・適応 ● 75

2 準備 ● 75

3 実施方法 ● 75

4 評価 ● 77

5 産婦のニーズへのケア …………… 77

1 目的・適応 ● 77

2 準備 ● 77

3 実施方法 ● 78

4 評価 ● 82

6 産痛緩和のケア ………………… 82

1 目的・適応 ● 82

2 必要物品 ● 82

3 実施方法 ● 82

4 評価 ● 84

7 破水の観察 …………………… 88

1 目的・適応 ● 88

2 準備 ● 89

3 実施方法 ● 89

4 評価 ● 90

8 陣痛室・分娩室の準備 …………… 91

1 目的 ● 91

2 準備 ● 91

3 実施方法 ● 91

4 評価 ● 91

9 分娩時の使用物品の準備 ………… 93

1 目的 ● 93

2 準備 ● 93

3 実施方法 ● 95

4 評価 ● 95

10 分娩体位 ……………………… 97

1 目的・適応 ● 97

2 準備 ● 97

3 実施方法 ● 97

4 評価 ● 97

11 分娩に向けた産婦の準備とケア …… 99

1 目的・適応 ● 99

2 準備 ● 99

3 実施方法 `AR` ● 99

4 評価 ● 102

12 分娩直後の母体の観察 ……………… 103
- **1** 目的・適応 • 103
- **2** 準備 • 103
- **3** 実施方法 • 103
- **4** 評価 • 105

13 早期母子接触 ……………………………… 106
- **1** 目的・適応 • 106
- **2** 準備 • 106
- **3** 実施方法 **AR** • 107
- **4** 評価 • 107

14 出血量の観察 …………………………… 110
- **1** 目的 • 110
- **2** 準備 • 110
- **3** 実施方法 • 110
- **4** 評価 • 111

15 胎児付属物の観察 ……………………… 112
- **1** 目的・適応 • 112
- **2** 準備 • 112
- **3** 実施方法 • 112
- **4** 評価 • 112

16 分娩後２時間の観察 …………………… 117
- **1** 目的・適応 • 117
- **2** 準備 • 117
- **3** 実施方法 • 117
- **4** 評価 • 119

17 帝王切開時のケア ……………………… 119
- **1** 目的・適応 • 119
- **2** 準備 • 120
- **3** 実施方法 • 123
- **4** 評価 • 125

---

3 褥婦の看護にかかわる技術

1 病室の環境調整 ………………………… 128
- **1** 目的 • 128
- **2** 実施方法と留意点 • 128
- **3** 評価 • 129

2 褥婦のヘルスアセスメント ……………… 129
- **1** 目的 • 129
- **2** 実施前の情報収集 • 129
- **3** 実施方法 • 130
- **4** 評価 • 131

3 子宮復古のアセスメントと子宮底の輪状マッサージ …………………………… 131

- **1** 目的・適応 • 131
- **2** 実施前の留意点 • 131
- **3** 実施方法 • 132
- **4** 子宮収縮不良の場合:輪状マッサージを行う • 135
- **5** 評価 • 135

4 悪露のアセスメントとケア ……………… 135
- **1** 目的・適応 • 135
- **2** 実施前の情報収集と留意点 • 135
- **3** 実施方法 • 136
- **4** 評価 • 137

5 会陰部・肛門部の創傷のアセスメントとケア ……………………………………… 139
- **1** 目的・適応 • 139
- **2** 実施前の情報収集と留意点 • 139
- **3** 実施方法 • 139
- **4** 評価 • 140

6 排尿・排便のアセスメントとケア ……… 141
- **1** 目的・適応 • 141
- **2** 実施前の情報収集と留意点 • 141
- **3** 実施方法 • 141
- **4** 評価 • 143

7 帝王切開後のケア ……………………… 143
- **1** 目的・適応 • 143
- **2** 準備 • 144
- **3** 実施方法 • 144
- **4** 評価 • 147

8 産褥体操 …………………………………… 148
- **1** 目的・適応 • 148
- **2** 実施方法と留意点 • 148
- **3** 評価 • 148

9 骨盤底筋体操 …………………………… 150
- **1** 目的・適応 • 150
- **2** 実施方法と留意点 • 150
- **3** 評価 • 151

10 授乳しやすくするためのソフトマッサージ …………………………………………… 152
- **1** 目的・適応 • 152
- **2** 実施方法と留意点 • 152
- **3** 評価 • 154

11 授乳姿勢（ポジショニング）…………… 154
- **1** 適切で楽な授乳姿勢 • 154
- **1** 目的・適応 • 154
- **2** 準備 • 155
- **3** 実施方法 • 155

4 評価 • 158

2 双子を産んだ母親への授乳援助 • 160

1 目的・適応 • 160

2 準備 • 160

3 実施方法と留意点 • 161

4 評価 • 161

3 帝王切開後の母親への授乳援助 • 161

1 目的・適応 • 161

2 準備 • 161

3 実施方法と留意点 • 161

4 評価 • 162

12 吸着（ラッチ・オン）……………… 162

1 目的・適応 • 162

2 準備 • 162

3 実施方法と留意点 • 163

4 評価 • 163

13 乳頭・乳輪部の浮腫を軽減させる方法
（RPS法）………………………… 165

1 目的・適応 • 165

2 実施方法と留意点 • 166

3 評価 • 167

14 搾　乳 ……………………………… 167

1 目的・適応 • 167

2 準備 • 167

3 実施方法と留意点 • 167

4 評価 • 170

---

4 新生児の看護にかかわる技術

1 出生直後の評価（アプガースコア，
NCPR，臍帯血液ガス分析）……… 174

1 アプガースコア • 174

1 目的 • 174

2 準備 • 174

3 実施方法 • 174

4 評価 • 174

2 NCPR（neonatal cardio-pulmonary
resuscitation，新生児蘇生法）• 174

1 目的・適応 • 174

2 準備 • 176

3 実施方法 • 176

4 評価 • 177

3 臍帯血液ガス分析 • 177

1 目的・適応 • 177

---

2 準備 • 177

3 実施方法 • 178

4 評価 • 179

2 出生直後の皮膚乾燥 ……………… 179

1 目的 • 179

2 準備 • 179

3 実施方法 • 179

4 評価 • 179

3 新生児の計測 ……………………… 182

1 目的 • 182

2 準備 • 182

3 実施方法 • 182

4 評価 • 182

4 バイタルサイン・チェックと全身の観察
……………………………………… 186

1 目的 • 186

2 準備 • 186

3 実施方法 • 186

4 評価 • 186

5 衣類の交換（衣類の着脱）………… 195

1 目的 • 195

2 準備 • 195

3 実施方法 • 195

4 評価 • 195

6 おむつ交換 ………………………… 199

1 目的 • 199

2 準備 • 199

3 実施方法 • 199

4 評価 • 199

7 抱き方と寝かせ方 ………………… 202

1 実施方法 • 202

2 評価 • 202

8 新生児の皮膚の清潔法 …………… 206

1 目的 • 206

2 準備 • 206

3 ドライテクニックの実施方法 • 207

4 沐浴の方法 • 208

5 評価 • 208

9 排　気 ……………………………… 223

1 目的 • 223

2 準備 • 223

3 実施方法 • 223

4 評価 • 223

10 爪切り ……………………………… 225

1 目的 • 225

2 準備 • 225

3 実施方法 • 225

4 評価 • 225

11 点　眼 227

1 目的 • 227

2 準備 • 227

3 実施方法 • 227

4 評価 • 227

● New Ballard 新生児成熟度判定法 • **194**

看護師国家試験出題基準（令和5年版）対照表
.... **230**

索引 **234**

■本書の用字について
「妊娠末期」「妊娠後期」は同義ですが，本書では『産科婦人科用語集・用語解説集．改訂第4版』の表記にのっとり「妊娠末期」を採用しています．

母性看護学① 概論・リプロダクティブヘルスと看護
母性看護学② 母性看護の実践　Contents

母性看護学①
概論・リプロダクティブヘルスと看護

1章 母性看護の基盤となる概念
1 母性看護の中心概念
2 母性看護実践を支える概念

2章 リプロダクティブヘルスに関する概念
1 リプロダクティブヘルス／ライツ
2 セクシュアリティとジェンダー
3 ヒトの発生・性分化のメカニズム
4 性分化疾患
5 性意識の発達
6 性同一性障害

3章 リプロダクティブヘルスに関する動向
1 出生に関する統計
2 死亡に関する統計
3 家族形成に関する統計

4章 リプロダクティブヘルスに関する倫理
1 母性看護実践における倫理的・法的・社会的課題
2 人工妊娠中絶に関する現況，倫理的・法的・社会的課題
3 出生前診断に関する現況，倫理的・法的・社会的課題
4 生殖補助医療に関する現況，倫理的・法的・社会的課題

5章 リプロダクティブヘルスに関する法や施策と支援
1 子どもと女性の保護に関する法律
2 女性の就労に関する法律
3 子育て支援に関する制度・施策
4 暴力・虐待の防止に関する法律と支援
5 周産期医療システム

6章 生殖に関する生理
1 女性の生殖器
2 男性の生殖器
3 第二次性徴
4 性周期
5 妊娠のメカニズム
6 性行動，性反応

7章 生殖における健康問題と看護
1 月経異常
2 性感染症
3 女性生殖器の腫瘍

8章 不妊症
1 妊孕性と不妊
2 不妊の原因と治療
3 不妊カップルの心理・社会的反応
4 不妊治療を受けているカップルへの支援
5 不妊カップルへの社会的支援

9章 加齢とホルモンの変化
1 更年期女性の特徴
2 更年期女性の健康問題と看護
3 老年期女性の特徴
4 老年期女性の健康問題と看護

10章 倫理的課題の実際
1 倫理分析のための基礎理論
2 事例検討

母性看護学②
母性看護の実践

1章 マタニティーサイクルにある人々の看護の主要な概念
1 母性看護の中心概念
2 母性看護実践を支える概念

2章 妊婦の看護
1 妊娠期における看護師の役割
2 妊婦の生理
3 妊婦と胎児のアセスメント
4 出産を控えた妊婦と家族の心理・社会的変化と看護

5 妊娠期の健康維持のためのセルフマネジメント
6 出産と子育ての準備のための看護

3章 妊娠期の異常

1 妊娠期の異常と看護のポイント
2 異所性妊娠（子宮外妊娠）
3 妊娠維持期間の異常
4 妊娠に伴う異常
5 多　胎
6 合併症を有する妊娠
7 妊娠期の感染症
8 羊水量の異常
9 胎児機能不全（胎児well-beingの評価）

4章 産婦の看護

1 分娩期における看護師の役割
2 分娩の生理
3 産婦と胎児のアセスメント
4 産婦のニーズと看護
5 産婦と家族の心理

5章 分娩期の異常

1 産道の異常
2 娩出力の異常
3 娩出物（胎児）の異常
4 児頭骨盤不均衡（CPD）
5 臍帯の異常
6 胎児機能不全
7 分娩時裂傷
8 異常出血
9 産科処置・手術

6章 褥婦の看護

1 産褥期の定義
2 産褥期における看護師の役割
3 産褥の生理
4 褥婦のアセスメントと看護
5 褥婦の日常生活とセルフケアを支える看護
6 母親になることへの看護

7章 母乳育児と看護

1 母乳育児の世界的動向
2 母乳育児の特性

3 乳房の構造と機能・乳汁分泌メカニズム
4 新生児の生理機能と乳汁分泌メカニズムに基づいた母乳育児支援
5 母親・新生児・授乳の観察と評価
6 母親へのエモーショナルサポートとエンパワメント
7 母乳育児支援に役立つ情報提供とケア

8章 産褥期の異常

1 産褥期の出血・血栓症
2 産褥期の感染症
3 産褥期の下部尿路機能障害
4 乳頭・乳房のトラブル
5 産褥精神障害
6 帝王切開後
7 流産・死産後の女性と家族への看護
8 先天異常,障害をもつ新生児の家族へのケア

9章 新生児の看護

1 新生児期における看護師の役割
2 新生児の生理
3 新生児のアセスメント
4 新生児期のケア

10章 新生児の異常

1 ハイリスク新生児の特徴
2 新生児期における呼吸の適応不全（障害）
3 新生児期における循環の適応不全（障害）
4 新生児期における体温維持の異常
5 新生児期における消化器系の異常
6 新生児期における代謝の適応不全（障害）
7 神経学的異常
8 分娩期のストレス
9 母体疾患と新生児の異常
10 早産児・低出生体重児
11 先天異常がある新生児
12 周産期医療体制

11章 特別なニーズをもつ妊産婦と家族への支援

1 特定妊婦と生まれた子への支援
2 不妊治療後の妊娠
3 外国人妊産婦への支援
4 災害時の妊産婦への支援

編集・執筆

∷ 編　集

荒木　奈緒	あらき なお	札幌市立大学看護学部教授・助産学専攻科長
中込さと子	なかごみ さとこ	信州大学医学部保健学科看護学専攻教授
小林　康江	こばやし やすえ	山梨大学大学院総合研究部医学域看護学系教授

∷ 執　筆 （掲載順）

定方美恵子　さだかた みえこ　新潟薬科大学看護学部看護学科教授 …… 1章

関島香代子　せきじま かよこ　新潟大学大学院保健学研究科看護学分野准教授 …… 妊婦健診一覧，1章1，2節

井村　真澄　いむら ますみ　日本赤十字看護大学大学院研究科長・国際保健助産学専攻特任教授
…… 1章3節，3章10～14節

石田真由美　いしだ まゆみ　元 新潟大学大学院保健学研究科看護学分野助教 …… 1章4～6節，10節1項

西方　真弓　にしかた まゆみ　新潟大学大学院保健学研究科看護学分野准教授 …… 1章7～9節，10節2・3項，11節

佐々木綾子　ささき あやこ　大阪医科薬科大学看護学部教授 …… 2章1～4，6～11，13～17節

西頭　知子　にしとう ともこ　摂南大学看護学部看護学科准教授 …… 2章3，4，7，11節

竹　　明美　たけ あけみ　大阪医科薬科大学看護学部講師 …… 2章5，12節，4章1節3項

近澤　　幸　ちかざわ さち　大阪医科薬科大学看護学部講師 …… 2章17節

中込さと子　なかごみ さとこ　信州大学医学部保健学科看護学専攻教授
…… 妊婦の体の正常な変化，3章1～6，8，9節

小林　康江　こばやし やすえ　山梨大学大学院総合研究部医学域看護学系教授 …… 3章7節

高岡　智子　たかおか さとこ　山梨大学大学院医工農学総合教育部非常勤講師 …… 3章9節

横尾　京子　よこお きょうこ　広島大学名誉教授 …… 4章

村上　真理　むらかみ まり　広島大学大学院医系科学研究科助教 …… 4章1～6節

藤本紗央里　ふじもと さおり　広島大学大学院医系科学研究科講師 …… 4章7～11節

妊婦の体の正常な変化

		妊娠初期			
妊娠週数	妊娠時期	妊娠初期			
	妊娠月数	第1月	第2月	第3月	第4月
	妊娠週数	0 1 2 3	4 5 6 7	8 9 10 11	12 13 14 15
	分娩時期による分類		流産（うち妊娠12週未満は早期流産）		
	妊婦の体験	最終月経・排卵・受精. まだ妊娠に気づかない	月経停止. 妊娠徴候の出現（眠気, 倦怠感）	胎児心拍数が確認できる	
	下垂体前葉ホルモン FSH（卵胞刺激ホルモン）LH（黄体形成ホルモン）				
	PRL（プロラクチン）				
	成長ホルモン		非妊時と変動なし.		
	TSH（甲状腺刺激ホルモン）		変動なしか, hCGの影響で母体血中濃度は低値を示すことがある.		
	下垂体後葉ホルモン オキシトシン		妊娠期の変動は未だ不明である.		
	卵巣ホルモン リラキシン				
	エストロゲン（卵胞ホルモン）・プロゲステロン（黄体ホルモン）		hCG（ヒト絨毛性ゴナドトロピン） 妊娠4週から出現, 妊娠10週頃に最高値, 妊娠後期まで分泌続く.		妊娠初期は母体卵巣から分泌される. エストロゲン（卵胞ホルモン）・プロゲステロン（黄体ホルモン）
	胎盤のホルモン hCG（ヒト絨毛性ゴナドトロピン）				
	hPL（ヒト胎盤性ラクトーゲン）				
	エストロゲン（エストリオール等）・プロゲステロン				
	成長ホルモン				
	糖代謝 インスリン				
	カルシウム代謝 副甲状腺ホルモン		非妊時より低値		
	カルシトニン		非妊時より高値		
妊婦の体の変化	**胎児付属物** 羊水量		25mL		
	胎盤			胎盤機能の完成	
	基礎体温（BBT : basal body temperature）	高温相が持続			
	基礎代謝		hCGの影響で一時的に甲状腺機能亢進症状を示すことがある.		
	消化器症状		つわり症状が始まる	嗜好の変化	つわりが軽減
	子宮腟部と頸管の変化			性器のリビド着色が起こる	
	母体の変化・子宮の増大に伴う症状				12～15週 下腹部がふくらみ始める.
	子宮底の高さ・大きさ		子宮体部にピスカチェック徴候	高さ：恥骨結合上縁 大きさ：鵞卵大	臍恥中央・手拳大
	体重の変化				
	姿勢・骨格系の変化			関節や靱帯が緩む	
	心血管系・呼吸器系の変化		← 循環血液量が増加しはじめる →		
	泌尿器系の変化		5～7週までに糸球体濾過値は非妊時の50%増加.	16週までに腎血流量（RPF）は非妊時の75%まで増加.	
	乳房の変化		乳房緊満・モントゴメリー腺の色素沈着		乳管や腺組織が増殖・脂肪の蓄積にて乳房増大
	皮膚の変化				

妊娠中期			妊娠末期		
第5月	第6月	第7月	第8月	第9月	第10月
16 17 18 19	20 21 22 23	24 25 26 27	28 29 30 31	32 33 34 35	36 37 38 39 40 41 42

早産 ／ 正期産 ／ 過期産

| 胎動を感じる | 胎動が増える ⇧ | | 胎動が静かな時間と活発な時間を自覚 | | |

妊娠経過に伴い上昇し高値を保つが，エストロゲンによって効果は抑制されている.

胎盤完成後は胎盤から産生される.
エストロゲン（エストリオール等）
プロゲステロン

hPL(ヒト胎盤性ラクトーゲン)
妊娠6週から出現.

エストロゲン

プロゲステロン

母体の血中濃度は非妊時の4倍に増加
母体のインスリンは過剰に分泌されるが，胎盤ホルモンによるインスリン抵抗性が高まる.

350mL　　　800mL　この時期がピーク　　　減少傾向

重量500g程度 (胎児の1/6)　胎盤機能低下

低温相になる

基礎代謝は15〜30%増加する.

| | | | 腹部増大で食欲不振・胸やけ・便秘 | 胃部圧迫感軽減，便秘 | |
| | 腟分泌物が増加 ⇧ | | 腟分泌増加 ⇧ | | |

28〜31週
横隔膜挙上で
息切れ，動悸,
睡眠障害.

24週〜27週
腹部に妊娠線.
浮腫，下肢の痙攣.

31〜35週
肩呼吸や胸式呼吸.

36〜39週
胃部圧迫感
軽減.
便秘.
恥骨部痛.

臍下2横指・小児頭大	臍高・大人頭大	臍上2横指	臍と剣状突起の中間	剣状突起下2〜3横指	臍と剣状突起の中間
体重増加が著明になり始める					
	子宮増大による身体の重心が前方に移動しやすくなる		← 骨盤の可動性は高まる →		
	貧血傾向になる	下腹部に静脈瘤	横隔膜挙上で息切れ・動悸が起こる. 心拍数は最大	肩呼吸や胸式呼吸になる. 循環血量は最大になる	
	← 中期から末期にかけ右側尿管の拡張が観察される →			頻尿や残尿感	頻尿が続く
	乳汁産生の準備	乳房に妊娠線ができる			初乳が分泌され始める. エストロゲンとプロゲステロン等により本格的に分泌しない
	色素沈着が目立ち始める. 腋窩, 乳首, 外陰部, 妊娠雀斑				

妊婦健診一覧

妊娠時期	妊娠初期			妊娠中期			妊娠末期			
妊娠月数	2ヵ月	3ヵ月	4ヵ月	5ヵ月	6ヵ月	7ヵ月	8ヵ月	9ヵ月	10ヵ月	11ヵ月
妊娠週数	4 5 6 7	8 9 10 11	12 13 14 15	16 17 18 19	20 21 22 23	24 25 26 27	28 29 30 31	32 33 34 35	36 37 38 39	40 41 42
健診間隔	妊娠11週までにおよそ3回			4週に1回		2週に1回		1週に1回		1週に2回

診察内容

- 初診時
  - 問診
  - 身長
  - 内診
  - 外診
- 再診以降毎回確認する
  - 血圧
  - 尿検査（尿タンパク、尿糖）
  - 体重
  - 子宮底長（16週以降）
  - 腹囲（必須ではない）（16週以降）
  - 浮腫
- 超音波検査をした場合は省略可能
- レオポルド触診法（胎位・胎向の確認）
- 内診（必要に応じて）

検査

尿
- 妊娠反応、尿タンパク、尿糖、ケトン体
- 妊娠反応、尿タンパク、尿糖

超音波
- 子宮内胎嚢の確認
- 予定日の確認（CRL計測）
- 20週ごろ
  - 胎児発育の評価
  - 胎位・胎向の評価
  - 胎児付属物の評価
  - 子宮頸管長の評価
- 子宮頸管長
- 30週ごろ
  - 胎児発育の評価
  - 胎位・胎向の評価
  - 胎児付属物の評価
  - 子宮頸管長の評価
- 37週ごろ
  - 胎児発育の評価
  - 胎位・胎向の評価
  - 胎児付属物の評価
  - 子宮頸管長の評価
- 胎児心拍の確認

血液
- 血液一般、血液型
- 風疹抗体、梅毒血清反応、HBs抗原、HCV抗体、HIV抗体、HTLV-1抗体（30週までに）
- 随時血糖
- 50gGCT または随時血糖
- 30週ごろ 血液一般
- 37週ごろ 血液一般（特にHb、血小板）

腟分泌物
- クラミジア検査（30週までに）
- 腟分泌物細菌検査（B群溶血性レンサ球菌（GBS））

NST
- NST

必要に応じて
- 子宮頸部細胞診
- X線骨盤計測

※各検査の実施時期は施設や妊婦の状態によって異なる

1 妊婦の看護にかかわる技術

学習目標

- 妊娠経過に伴う妊婦の健康状態をアセスメントできる．
- 在胎週数に応じた胎児の発育と健康状態の評価のしかたを理解する．
- 妊娠中の健康維持とマイナートラブルの予防について適切なケアとアドバイスができる．

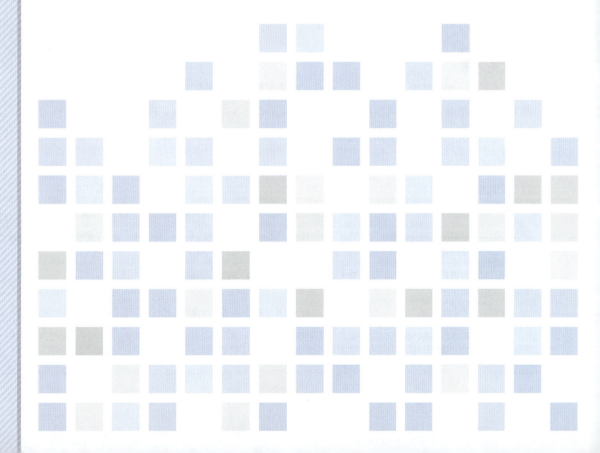

1 妊婦のヘルスアセスメント

妊娠すると，妊娠経過に伴って胎児は発育し，妊婦の身体は変化する．妊娠という負荷にうまく適応し，妊娠週数に応じた良好な健康状態であるかどうかを，経時的に観察しながらアセスメントを行う．胎児は母体によって生命を維持し，常に母体の影響を受けながら発育している．母体の健康状態と胎児の発育やwell-beingを関連させてアセスメントする．

妊婦への診察は，問診，視診，触診，聴診，計測診，内診などがある．問診以外はいずれも皮膚を露出してもらわなくてはならないため，常に妊婦への配慮を心掛け，露出を最小限にとどめ，プライバシーの保護に努めながら実施する．

1 問 診

1 目的・適応

問診では，妊婦の基本的情報および妊婦と胎児の健康状態に関連する心理的・社会的側面，妊娠生活の適応状態について，言語的に情報を得る．ヘルスアセスメントをより的確に実施するための情報収集であり，妊婦にとって貴重な受診をより有効なものとするための信頼関係を構築する機会でもある．

問診には，妊娠を確認するために産科外来を訪れる際に行われる初診時問診，妊婦健康診査（再診）時の問診，分娩が開始した際の入院時問診などがある．妊娠経過を踏まえて，それぞれの時期で優先される情報を得る．

2 準備

問診用紙など．

3 実施方法

プライバシーが保持できる場所と，ゆっくり話が聞ける時間を確保して行う（表1-1）．実施前には必ず実施者の氏名を名乗り，コミュニケーション技法を活用して，妊婦が言語的・非言語的に表現するありのままを受け止めるように努める．

> **何のためにする？**
> - 妊娠経過に伴う妊婦と胎児の健康状態に関連する情報を得る
> - 妊婦との信頼関係を築く

> **plus α**
> **妊婦健康診査の間隔**
> 母性，乳幼児の健康診査及び保健指導に関する実施要領に基づき，妊娠初期から妊娠23週までは4週間に1回，妊娠24週から35週までは2週間に1回，妊娠36週以降分娩までは1週間に1回の診査が勧められている．

表1-1 問診の内容

初診時問診	基礎的情報	年齢，婚姻状態，家族構成，就労状況と労働負担，経済状況，住居環境など
	健康状態，妊娠・分娩，産褥歴など	主訴（受診理由），月経歴，既往妊娠・分娩・産褥経過，身長・体重，既往歴・現病歴（服薬の有無），家族歴など
	妊娠前と現在の生活習慣など	食生活，排泄，睡眠，運動，喫煙，飲酒など
	そのほか	自己像，妊娠・出産・育児への思いや考えなど
再診時問診	母体の心身の健康状態，胎動の自覚（初期を除く），性器出血の自覚，浮腫・不快症状の有無，胎児の発育状態，社会的・心理的適応状態（妊娠の受容，母親役割の適応，バースプランなど），日常生活上の支障や不安など，妊娠リスクスコア（初期・後半期）	

❶**初診時問診** 妊娠を疑っている人には，それに関連した項目と基礎的情報や生活状況などを聞く．
❷**再診時問診** 前回の受診から今回までの間に起こった身体的・社会的・心理的状態を把握する．

　初診時の問診では，妊婦自身が記入する問診票が活用される．妊娠初期や後半期には，妊娠リスクスコア*を評価することもある．医療者だけでなく妊婦自身が自分の妊娠経過や分娩を評価することで，子育てに対する意識を高めたり，主体的に取り組めるようになる．

4 看護の評価
①短時間で実施できる．
②妊婦の身体的変化や胎児および胎児付属物の発育状態が正常な経過をたどっているかをアセスメントできる．
③今後の日常生活や心理的・社会的健康状態に影響を及ぼすような潜在的な危険性がないかどうかアセスメントできる．

> **用語解説** *
> **妊娠リスクスコア**
> 厚生労働省が作成したリスクの高い妊婦を判別するためのスコア．該当する項目の点数を加算して点数化し，判断する．妊娠初期用と妊娠後半期用がある．リスク状態によって，妊娠や分娩の経過をみる適切な施設の選定につなげることができる．

2 視　診

1 目的・適応
　妊娠が正常に経過しているか，異常を来していないかを視覚的に把握する．妊娠の経過に伴う母体の適応状態は全身を注意深くみるが，妊婦には特に腹部の視診が重要である．顔面，上下肢も妊娠に伴って変化しやすいため，観察が重要である．

2 準備
　枕，掛け物（身体の露出を最小限にするために適宜覆う）．

3 実施方法
　個人差があるため，妊娠経過を追って観察し，その経過を踏まえて評価する．

1 腹部の視診項目と評価の視点
a 形態
　卵円形か尖腹（腹壁が緊張して前方に強く突出）か懸垂腹（下方に垂れ下がる）か．
b 皮膚の状態
❶**妊娠線**（図1-1）　妊娠28週ごろ以降，皮膚の深部結合組織が伸展・断裂することによって，下腹部の皮膚に長さ5〜6cm，幅5mm程度の線が出現する．なめらかで光沢があり，青赤色〜赤褐色を呈する．皮膚の乾燥・痒みを伴うことがある．分娩後に退色・瘢痕化し，銀白色を呈した妊娠線のことを旧妊娠線といい，2回目

> **何のためにする？**
> 正常に経過しているかどうかを視覚的に評価する
> ・腹部の形態や皮膚の状態
> ・浮腫
> ・静脈瘤　など

> **plus α**
> **尖腹と懸垂腹**
> 腹部の形態は，胎児の大きさ，胎位などの胎児の状態と，母体の腹壁の緊張度や骨盤の形態等で異なる．胎位が縦位の場合は卵円形になることが多いが，尖腹や懸垂腹になることもある．尖腹は初産婦に多く，懸垂腹は経産婦に多い．

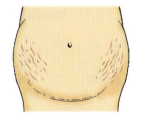
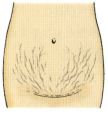

妊娠線　　　旧妊娠線

図1-1　妊娠線

以降の妊娠で新しくできた妊娠線を新妊娠線として分けて表現することもある．経産婦ではこれらが混在することもある．

❷**妊娠性色素沈着**　腹壁正中線（特に臍〜恥丘）や腋窩に生じる．分娩後，次第に消失するが，数年にわたって残ることもある．

❸**発疹**　妊娠中は基礎代謝が亢進することによって多汗となり，汗疹ができやすい．

c 臍窩の状態

増大した妊娠子宮によって押し出され，妊娠24週ごろから浅くなり，平坦化〜隆起することもある．

d 浮腫

胎児心音を聴取する際の器具や下着の圧痕として観察されることも多い．浮腫がある場合は，皮膚に光沢が生じることがある．

e 静脈瘤

皮下を走行する静脈が拡張，屈曲，蛇行し，皮膚より膨隆して見えることがある．

➡静脈瘤については，p.58 参照．

f 胎動

妊娠末期の大きくなった胎児の四肢の動きが腹壁に伝わり，波立っているように観察される．

|2| 乳房の視診項目と評価の視点

母乳育児の準備が進んでいる徴候として，乳房，乳頭・乳輪部がどのように変化しているかを把握する．乳房の形態，乳腺の発育状態，乳頭・乳輪部の形状，大きさを観察する．妊娠末期には，妊娠線がみられることもある．

|3| 上肢・下肢

末梢血管循環量の増大による浮腫・皮膚の赤みなどがみられる．浮腫は，脛骨稜または足背を母指で圧し，圧痕が残るかどうかをさすって観察する．

下肢に静脈瘤を認めた場合は，腹壁や陰部・腟壁など他の部位でも確認する．浮腫が認められる場合には，妊娠高血圧症候群の症状（高血圧，タンパク尿）と関連付けて観察する．

|4| 顔面

妊娠を維持するためにプロゲステロン優位なホルモンバランスへと変化することによって，色素沈着をきたしやすく，そばかすがより黒っぽくなったり，妊娠性肝斑などが生じることがある．循環血液量の増加によって，歯肉に炎症や浮腫が生じやすくなる．

4 評価

①実施者は，皮膚の露出を最小限にして，妊婦の心理的負担が軽減するよう配慮して実施できる．

②妊娠週数や妊娠経過を踏まえたアセスメントができる．

---

plus α

妊娠と歯周病・う歯

妊娠中はエストロゲンの分泌が増大することによって，歯周病原因菌が増え，歯周病になりやすい（妊娠性歯肉炎）．また，唾液の分泌量が減り粘稠性が増すことによって，自浄作用が低下し，う歯になりやすい．初期のつわりの時期は，嗜好や食生活が変化するため，歯磨きを徹底しにくいことも原因となる．

3 聴　診

1 目的・適応

妊婦の腹壁上から胎児心音を聴取し，胎児が健康であるかどうかを判断する．聴取部位は胎児の子宮内での位置によって異なる．また，使用する聴診器の種類によって，母体の腹壁上から観察できるようになる時期が異なるので留意する．

2 準備

枕，掛け物，聴診器〔超音波ドプラ装置（図1-2a），またはトラウベ桿状(かんじょう)聴診器（図1-2b）〕，超音波検査用ゼリー，ストップウオッチ．

3 留意点

聴診器で聴取される音には，胎児由来の胎児心音・臍帯雑音・胎動音，母体由来の大動脈音・腸雑音などがある．妊婦の橈骨動脈の脈拍で母体心拍を確認しながら聴診すれば，胎児由来の心音と母胎由来のものとを判別することができる．

聴診する方法には，**超音波ドプラ装置**と**トラウベ桿状聴診器**を用いる方法がある．超音波ドプラ装置は充電あるいは電源が必要であるが，胎児心音を容易に聴取できる．トラウベ桿状聴診器は，胎児心音の最良聴取部位をとらえて適切に聴取できれば，電源が不要なため，どんな場所でも実施できる．

> **何のためにする？**
> 胎児心音を聴取し，胎児の状態が良好か評価する

> **plus α**
> **聴診器と使用時期**
> 超音波ドプラ装置は妊娠8〜9週ごろから，トラウベ桿状聴診器は妊娠17〜21週ごろから使用できる．

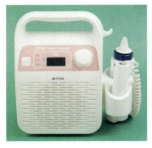

a．超音波ドプラ装置

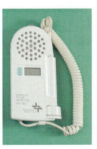

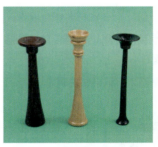

b．トラウベ桿状聴診器

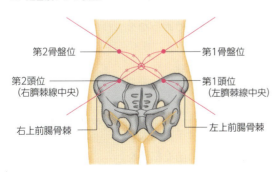

c．妊娠末期の最良聴取部位

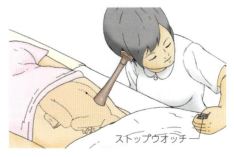

d．トラウベを用いた聴取方法

図1-2　胎児心音の聴取

4 実施方法

母体の腹壁上から胎児心音が最も明瞭に聞こえる部位（最良聴取部位, 図1-2c）を探し, 聴診器を当てて聴取する. 最良聴取部位は, 児背側の肩甲部に相当する位置で, 胎児の子宮内での位置（胎位・胎向・胎勢*）により異なる.

a 方法

①妊婦に仰臥位で腹部を十分に露出してもらい, レオポルド触診法（➡p.24参照）で胎児の胎位・胎向を確認し, 胎児心音の最良聴取部位を定める.

②胎児心音の最良聴取部位に, 超音波検査用ゼリーを塗布したプローブあるいはトラウベの妊婦側を密着させる.

③胎児心音を聴取する.

> トラウベでは, 音響漏斗のある端（平らなほう）を検者の耳にぴったり付け, 妊婦の腹壁に対して垂直に当てる. ずれたり落としたりしないように保持し, 手を離す（図1-2d）. ドプラ法に比べて広範囲の聴取はできないため, 事前の触診法で最良聴取部位を的確にとらえる.
>
> 通常, 5秒間の数を3回連続して聴き, 「11, 12, 12」のように表す. 1分間聴取してリズムや強弱も確認する. 胎動や腹緊などの状況によって変化するが, 胎児心拍数の正常範囲は110～160回/分である. 5秒間の測定では11～13回が正常範囲であり, 逸脱する場合は必ず分娩監視装置を装着し, 胎児心音の推移を確認する.

④超音波ドプラ装置を用いた場合は, 聴診後, 腹部に残ったゼリーを丁寧に拭き取る.

⑤妊婦の衣類を整え, 結果を説明する.

5 評価

①実施者は, 皮膚の露出を最小限にして, 妊婦の心理的負担が軽減するよう配慮して実施できる.

②最良聴取部位を的確にとらえることができる.

③測定結果から, 胎児心拍数が正常範囲であるかや, 胎児が健康であるかを判断できる.

4 レオポルド触診法

1 目的・適応

腹壁上から子宮内にいる胎児を触診して, 妊娠15週ごろ以降は子宮の大きさや子宮底の高さ, 胎児の存在を, 24～27週ごろ以降は子宮内の胎児部分を触れて胎児の位置（胎位・胎向・胎勢）を観察するために行う.

用語解説 *

胎位・胎向・胎勢

胎児の子宮内での位置の表現.
胎位：胎児の縦軸と子宮の縦軸の関係. 例；頭位, 骨盤位, 横位など.
胎向：胎背と母体の位置関係. 例；胎背が母体の左側にある場合は第1胎向.
胎勢：胎児の姿勢. 例；屈位（屈曲胎勢）, 反屈位（反屈胎勢）.

➡胎児心音聴取については, p.40参照.

何のためにする?

胎位・胎向を診断する

2 準備

枕，掛け物．

3 留意点

- 排尿を済ませてもらい膀胱が空の状態で行う．適宜，掛け物を使用して露出を少なくし，保温に留意する．
- 仰臥位で下肢を屈曲させた状態で行う．深呼吸を促すなど，なるべく腹部の緊張をやわらげるように導き，腹壁を弛緩させた状態で行う．
- 冷たい手や粗雑な手技は妊婦に不快感を与えるばかりでなく，腹壁を刺激して緊張させてしまうため，触診を難しくする．妊婦の不快感が少なく的確な診察を行うためには，手指を温め，優しく丁寧に行う．第3段，第4段は妊婦に痛みや苦痛を感じさせないよう，力加減に留意して行う．
- 手技中に子宮収縮を認めたときは中止し，子宮が弛緩するのを待ってから再開する．
- 妊娠後半期の妊婦は，仰臥位をとると増大した子宮が腹部下大静脈を圧迫することによって低血圧を生じ，仰臥位低血圧症候群を起こしやすい．的確に，短時間で終了することに留意する．気分不快などの症状が出現した場合は，直ちに側臥位にしてバイタルサインを測定し，状態が回復することを確認する．
- 流早産徴候が認められたときは，腹部への刺激を避けるために触診は行わない．

4 実施方法

手技は第1段から第4段まであり，患者の右側に立って行うことが多い．それぞれの方法と観察項目を図1-3 に示す．

第1段から第4段までのそれぞれの手技を用いて，子宮と胎児・胎児付属物の状態を観察し，妊娠週数を踏まえてアセスメントする．37週未満に児頭が骨盤内に進入・固定している場合には早産の可能性があり，分娩が開始しても児頭が浮動している状態で経過している場合は，児頭骨盤不均衡の可能性がある．

第1段 子宮底に触れる部分が何かをみる．頭位の場合は，やや軟らかい球状の塊として胎児の殿部が触れ，骨盤位の場合は硬い球状の頭部を触れる．

第2段 左右の手掌に触れているものが，比較的大きな児背か小さな塊の集まり（上下肢）かを観察し，児背が母体の左側（第1胎向）か右側（第2胎向）かをみる．児背が触れやすい場合は児背が母体の前面に向く第1分類，児背が触れにくく小部分がわかりやすい場合は母体の後面に児背が向く第2分類となる．

第3段 母指と4指とに触れる胎児下向部の種類・形・大きさから頭部か殿部かを，浮動性の有無から骨盤内に進入しているかどうかをみる．

第4段 胎児下向部が頭部の場合，頭部が浮動し全体として触れる場合は骨

●レオポルド触診法〈動画〉

第1段

妊婦に向き合うように立つ．指の先を互いに触れるようにすぼめ尺骨側が球状になるようにして，小指と小指丘で子宮の上を左右交互に注意深く押さえて子宮底に触り，境界を確かめる．

観察項目：子宮底の高さ・位置・形，胎児部分の種類（頭部か殿部か）

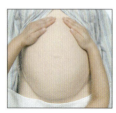

胎位
- 殿部が触れれば頭位
- 頭部が触れれば骨盤位

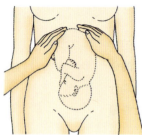

第2段

第1段で子宮底部に置いた両手を，そのまま両側の側腹部へ滑らせ，手の内側で左右の側腹部を交互に力加減をしながら触れる．子宮の形や大きさ，子宮内の胎児の部位（背部か四肢かなど）を感じとりながら，子宮体部に沿って恥骨結合のほうへさらに滑らせていく．

観察項目：腹壁の緊張度，子宮の形・大きさ，児背と小部分（四肢）の位置（胎向），胎動の存否，羊水量

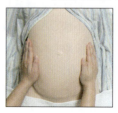

胎向
- 右手（母体の左側）に背中が触れれば第1胎向
- 左手（母体の右側）に背中が触れれば第2胎向

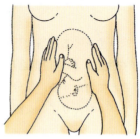

第3段

右手を恥骨結合の上に移し，骨盤入口上の胎児下向部を開いた母指と他の4指の間に静かに挟んでつかむ．

母指と4指で児頭を軽く後方に圧し，その反動を感じれば，骨盤内に進入していない．

観察項目：胎児下向部の種類・形・大きさ，浮動性，骨盤内進入の状況

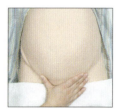

胎児の先進部の種類を確認
- 頭部が触れれば頭位
- 殿部が触れれば骨盤位

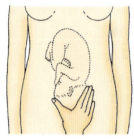

第4段

妊婦の顔に背を向けて立ち，両手の4指を密接させて軽く屈曲し，左右の骨盤境界線に沿って胎児下向部と恥骨との間に静かに圧入する．両手の間に下向部を左右から挟み，下向部の種類とその高さをみる．

観察項目：胎児下向部の種類・形・大きさ，浮動性，骨盤内進入の状況

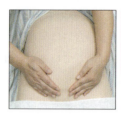

浮動性や骨盤内進入状況を確認
- 頭部に触れれば浮動している
- 頭部に触れなければ固定

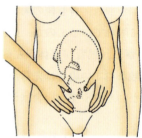

図1-3 レオポルド触診法

盤内に進入していない．頭部の一部しか触れず頸部が主として触れる場合は骨盤内に固定している．

　妊婦は胎児の健康状態や発育状態について知りたがっていることが多いため，手技中に把握できたことを説明したり，妊婦から普段の胎動の状態を聞くなどして，妊婦との会話を通して和やかな雰囲気をつくったり，胎児が育っていることを共に喜ぶ姿勢が大切である．

5 評価
①皮膚の露出を最小限にして，妊婦の心理的負担が軽減するよう配慮して実施できる．
②各段の手技を的確に実施し，観察できる．
③妊娠週数や妊娠経過を踏まえたアセスメントができる．

5 計測診

1 目的・適応
　妊娠期間を通して変化する妊婦の体格や腹部を数値で把握することにより，胎児の発育状態や妊娠週数を推定する．

> 何のために測定する？
> 胎児の大きさや羊水量を推定する

　妊婦および胎児が妊娠期間から，分娩～産褥期にわたり安全かつ安楽に経過できるために，妊婦健康診査では子宮底長の測定（16週以降，超音波検査をした場合は省略可能），身長・体重計測，血圧測定，尿検査（尿タンパク，尿糖）などが実施される．

　子宮底長・子宮底高の測定は，超音波検査が広く普及したことによって実施されない場合もあるが，電源や機器がなくても簡便に測定できる方法である．

2 準備
　枕，掛け物，メジャー（子宮底・腹囲の測定），血圧計（血圧測定）．

3 実施方法
a 子宮底長
　恥骨結合上縁中央にメジャーの0点を固定し，測定部までの距離を計測する．

　仰臥位で両足は伸展し，子宮底の最高位に至る子宮の前壁の長さを測定する「安藤法」が主に実施される．もう一つの方法に，子宮体前面が腹壁に接する最高点までを測定する「今井法」がある（図1-4）．

　測定方法によって値が異なるので，妊娠期間を通して同一の方法で行い，妊娠経過における変化を把握する．

b 子宮底高
　子宮の大きさを測定する方法の一つで，子宮底の高さが母体のどの位置に達しているかをみる．仰臥位で

●子宮底長の測定〈動画〉

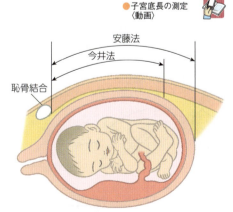

図1-4　子宮底長の測定

子宮底の位置を確認した後，両足を伸展させ，恥骨結合上縁，臍，剣状突起を基準として子宮底部の位置を施行者の指の幅を単位として表現する．測定結果は，例えば「恥骨結合上3横指」（恥骨結合上縁より指の幅三つ分上方に位置する場合），「臍高」（臍と同じ高さの場合）と示す（図1-5）．

c 腹囲

　一般的には，臍を通過する腹部周囲をベッド面と垂直にメジャーを回して測定する．あるいは，最大腹囲と思われる部分を3カ所測り，そのうちの最大値をとる方法もある（図1-6）．

d 身長，体重

　妊婦健康診査の際は毎回体重を測定し，推奨される体重増加量の範囲内で妊娠期間を経過できるようにする．過度の体重増加と妊娠高血圧症候群の発症や，極端な栄養摂取不足と低出生体重児や胎児の発育障害との関連が指摘されているため，留意する．

　妊婦の身長が150cm未満の場合は，骨盤が小さいため無事に経腟分娩ができない児頭骨盤不均衡の可能性を予測するために骨盤外計測を行うことがある．実際には，骨盤のX線撮影（グースマン法；側面撮影法，マルチウス法；入口面撮影法）や超音波断層法で診断することが多い．

> **plus α**
> **妊娠中の推奨体重増加量**
> 妊娠前BMIによって妊娠中の体重増加量の目安が定められているガイドラインが複数ある．それらは目的が異なり，適正な出生児体重とするものと，妊娠・分娩時の異常の予防とするものとがある．個人差を考慮して保健指導を行うことが奨励されている．

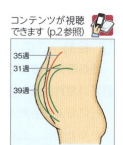

●子宮底高の測定〈アニメーション〉

妊娠週数	子宮底長	子宮底高（触診）
15週	11cm	恥骨結合上2〜3横指
19	16	恥骨結合と臍との中央
23	20	臍高
27	23	臍上2〜3横指
31	27	臍と剣状突起との中央
35	30	剣状突起下2〜3横指
39	32	臍と剣状突起との中央

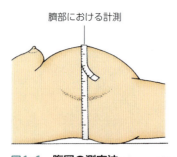

図1-5　子宮底高の測定

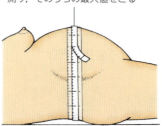

図1-6　腹囲の測定法

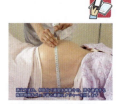

●腹囲の測定〈動画〉

e 血圧

妊娠高血圧症候群の主症状である高血圧（収縮期血圧140mmHg以上，拡張期血圧90mmHg以上）の徴候がないかどうかを観察する．測定は心臓と同じ高さで行う．初回は左右両側で測定し，10mmHg以上異なる場合には，以後は高いほうを採用する．また，血圧はさまざまな状況（緊張，運動，疲労，気象・温度，喫煙等）の影響を受けるため，測定値が高い場合は10～20分程度安静にした後で，再度測定する．妊婦健康診査時には毎回測定する．

4 評価

①実施者は，皮膚の露出を最小限にして，妊婦の心理的負担が軽減するよう配慮して実施できる．
②的確に実施し，観察できる．
③妊娠週数や妊娠経過を踏まえたアセスメントができる．

6 臨床検査

1 目的・適応

妊娠の確認，妊娠経過に影響を与える合併症（切迫流産，切迫早産，糖代謝異常，妊娠高血圧症候群など）を早期に発見し，必要な治療につなげるために検査が行われる．尿や血液を用いた検査のほか，超音波断層診断法（➡p.36参照），腟分泌物細菌検査，羊水検査などがある．

2 準備

検査の目的と方法を妊婦に説明し，食事や飲水の状態が検査結果に影響を及ぼすため，検査前に協力を得る．耐糖能検査のうち50gGCTと75gOGTTは，継続して行う検査であることを説明し，必要なタイミングで検査ができるように協力を得ておく．

準備物

尿検査：採尿コップ
血液検査：採血物品（採血針とシリンジ，駆血帯，消毒綿，肘枕，テープ）

3 実施方法

a 尿検査

妊婦健診で行われる尿検査は，尿試験紙（テステープ）を用いた尿タンパク，尿糖，尿ケトン体の定性検査である．尿タンパクは，妊娠高血圧症候群（HDP）や腎機能低下，尿糖は妊娠糖尿病（GDM）を早期発見するために検査する．ケトン体は，つわりの症状が強い場合に，妊娠悪阻を診断するために行う．

b 血液検査

妊娠初期に行う血液検査には，妊娠経過に影響を及ぼす感染症（風疹，B型肝炎など）の既往・予防接種歴の確認，血液一般から貧血の有無，糖尿病の有無，血液型の確認などがある（➡p.16 妊婦健診一覧参照）．血液一般は，妊娠

妊娠判定検査

妊娠判定検査は尿を用いた検査で，妊娠を診断するために実施する．尿検体から，妊娠時に産生されるヒト絨毛性ゴナドトロピン（hCG）の量を判別する（図1-7，図1-8）．市販の妊娠検査薬も同じしくみであるが，正常妊娠以外にも流産や異所性妊娠，絨毛性疾患などでも反応するため，妊娠の診断には超音波検査を行い，子宮体部に胎嚢（GS）があることを確認する．

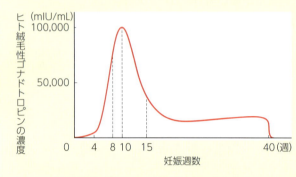

ヒト絨毛性ゴナドトロピン（hCG）は，妊娠すると産生されるホルモンであり，妊娠4週ごろから尿中に排泄される．妊娠黄体を刺激して，エストロゲンやプロゲステロンを分泌させ，妊娠8～10週ごろにピークとなる．その後，プロゲステロンが胎盤から産生されるようになると減少する．

図1-7　妊娠経過に伴うヒト絨毛性ゴナドトロピン（hCG）の変化

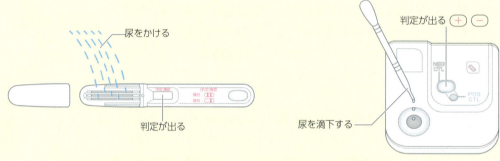

キットによって使用方法や判定結果の表し方は異なるが，どちらも尿中のhCGを検出して判定する．

図1-8　妊娠検査キット

中期と末期にも，低出生体重児の出生等を引き起こす貧血や，HDP，HELLP症候群に先行して起こることがある血小板の減少が生じていないかを確認するために行われる．耐糖能スクリーニングは，初期（随時血糖）と中期（50gGCTまたは随時血糖）に行う．

各検査は妊婦健診のはじめに行い，その結果に基づいて診察が行われることが多いため，健診が円滑に進むように流れを確認し，妊婦に説明する．

そのほか，必要に応じて，妊娠初期には腟分泌物細菌検査（内診時に採取）や，児頭骨盤不均衡が疑われる場合にはX線骨盤計測などの検査が行われる．

4 評価

①実施者は，妊婦の負担が軽減するよう配慮して，適切に実施できる．
②検査結果を，妊娠週数や妊娠経過を踏まえてアセスメントできる．

➡血液データについては，『母性看護の実践』2章2節表2-2，血液検査については，2章3節3項参照．

耐糖能検査

糖代謝異常妊娠のスクリーニングとして，以下の方法がある．

▶ 随時血糖測定

通常の血液検査（食事の摂取時間を考慮しない）で血糖値を測定する検査．妊娠初期に行い，施設ごとの基準（95～100mg/dL以上）で陽性とされる．

▶ 50gGCT

食事の摂取時間を考慮しないで，ブドウ糖50gを摂取してもらい，1時間後に血糖値を測定する検査．妊娠中期に行い，140mg/dL以上を陽性とする．

▶ 75gOGTT

スクリーニング陽性者を対象として，妊娠糖尿病の診断のために行う検査．空腹時とブドウ糖75g摂取後1時間，2時間の血糖値を測定する．空腹時≧92mg/dL，1時間値≧180mg/dL，2時間値≧153mg/dL以上の場合に診断する．

（産婦人科診療ガイドライン：産科編 2020）

参考文献

1) 日本産科婦人科学会／日本産婦人科医会編．産婦人科診療ガイドライン：産科編2020．日本産科婦人科学会事務局，2020．

2) 日本妊娠高血圧学会編．妊娠高血圧症候群の診療指針2015．メジカルビュー社，2015．

2 内診時の援助

1 目的・適応

内診（双合診）は，女性生殖器を診察するために行われる特殊な診察法である．医師または助産師が腟内に示指もしくは示指と中指を挿入し，内性器や小骨盤腔内を診察する．他方の手指を腹壁上に当て，腟内に挿入した手指とで子宮体部を挟むようにして触診する方法である．内診室では，外陰部の視診・触診，腟鏡診，双合診の順で行う．続いて経腟超音波検査が行われる場合もある．

初診時・妊娠初期には，子宮や付属器の変化，超音波検査による子宮腔内の胎芽*の大きさや心拍動の有無などから妊娠の確定診断が行われる．その後の妊婦健診では，胎児の発育状態が診断され，妊娠37週ごろからは，あわせて分娩開始時期の予測，胎児の下降状態や産道の成熟状態，経腟分娩の可否が検討される．このほか，子宮外妊娠，切迫流産，切迫早産，性器感染症，頸管無力症，前期破水，子宮付属器の腫瘍など，異常が疑われる場合やその経過観察としても行われる（表1-2）．腟分泌物検査や，子宮頸部細胞診の検体を採取する際に行われる．

内診は，診察台の上で砕石位をとってもらって行う診察法であり，羞恥心が伴う．妊婦が緊張することで腟周囲の筋群が緊張し，内診時の疼痛が増強することがある．診察の目的が達成されるように，できるだけ診察に対する不安を取り除き，安心・リラックスして診察に臨めるように援助する．

用語解説 *

胎芽

発生学，臨床産婦人科学，生命機能などの観点から，妊娠10週未満の胎児を胎芽と呼ぶ．

2 準備

初めての内診の場合は特に，何が行われるかわからずに不安が強く，苦痛を感じている場合がある．解剖模型や図などを用いて診察の目的，方法をわかりやすく説明するとともに，プライバシーへの配慮を含めた診察の手順を説明するとよい．

内診時には必ず女性看護師が介助し，プライバシーへの配慮と診察に伴う不快感や苦痛が最小限になるように援助する．

①診察の前には排尿を促す．
②必要物品を準備し，診察室の環境を整える（図1-9）．

- 腟鏡診で用いる腟鏡は，外陰部の視診，出産経験，年齢などを踏まえてサイズを決める．使用する腟鏡で開閉操作を確認する．
- 感染防止のためディスポ手袋を装着し，腟内に挿入する器具類は無菌操作で取り扱う．
- 腟内に挿入する腟鏡は，体温程度に温めておく．
- 短時間で診察できるように，使用物品は診察室内の使用しやすい場所に準備し，内診台周囲を整理整頓しておく．
- 下半身を露出しても寒くない室温にし，腹部や下肢を覆うための掛け物を準備する．

表1-2　内診での診察項目

- 腟，子宮口の異常の有無
- 感染症のチェック
- 腟分泌物の検査
- 切迫早産の診断
- 外陰部の状態（静脈瘤，浮腫，炎症，分泌物）
- 腟外陰部の伸展性
- 軟産道の成熟と伸展

妊娠末期～分娩時
- 分娩前の頸管成熟度の確認
- 児頭の下降度，固定，回旋
- 児頭の状態
- 卵膜の有無
- 胎胞
- 羊水の性状
- 臍帯脱出・下垂の有無
- 直腸や膀胱の充満の有無

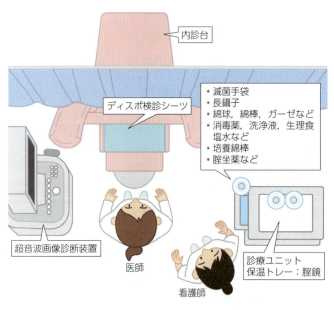

図1-9　内診時の配置

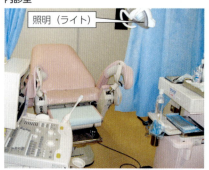

内診室

内診時の援助のポイント

①感染予防のため，内診台にディスポ検診シーツを敷く．
②内診室の施錠，診察時の露出を最小限にするなど，プライバシーの保護に努める．
③転倒や転落の防止に留意し，内診台の上では両腕を胸腹部で組むなど安定させる．
④苦痛が少なくなるように，全身のリラックスを促す．

3 実施方法

① 妊婦の氏名を確認する．下半身の衣類を脱いで，内診台に腰掛けるよう説明する．出入口を施錠するなど，プライバシーの保護に配慮する．
② 妊婦が腰掛けたことを確認した後，内診台が動き，診察の体位になることを説明する．その後で内診台を操作し，内診時の体位（砕石位）をとってもらう．内診台の操作は，妊婦が驚いて転落することがないよう配慮する（内診台が電動で体位をとるタイプではない場合，内診台に上がり，台に合わせて砕石位をとってもらう．その際，妊婦は足元が見えにくくバランスをとりにくいため，内診台から転落しないよう，より安全に留意する）．
③ 体位をとった後に，妊婦の腰の位置にカーテンを使用することが多いが，希望しない妊婦もいるので意向を確認する．希望する場合はカーテンを引く．
④ 診察までの時間がなるべく短くなるよう医師と協働する．開始まで掛け物などで腹部や下肢を覆って肌の露出を少なくし，保温に留意する．
⑤ 全身をリラックスできるように支援する．
⑥ 外陰部の状態を観察する．内診は，医師または助産師が行う（図1-10）．
⑦ 腟鏡を用いた診察では，冷刺激による緊張が生じないよう体温程度に温めた腟鏡を準備し，挿入しやすいように体温程度に温めた生理食塩液などで先端を湿らすか潤滑剤を塗布する．診察者は，腟鏡の先端を閉じ，挿入部が縦長になるように把持してゆっくりと挿入する．観察時は持ち手を上にして先端を開いてネジで固定し，子宮腟部等を視診する（図1-11）．
⑧ 必要に応じて診察（腟分泌物の観察，照明の調整，検査処置の補助，検体採取，BTBテスト，超音波画像検査，腟坐薬挿入など）の介助を行う．
⑨ 診察時は，適宜リラックスを促すよう声をかける．診察の進行状況を伝えながら不安や緊張を和らげ，苦痛を緩和するととも

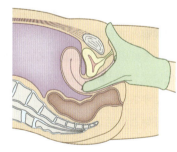

図1-10　内 診

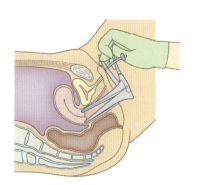

図1-11　腟鏡診

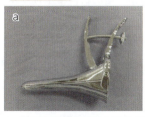
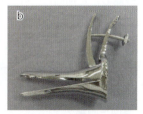

クスコ式腟鏡

a. 腟口から挿入するときの弁の先端を閉じた状態．
b. 子宮腟部等を観察するために先端を開いた状態．開く程度を調整してネジを回し，固定する．

に全身の緊張状態を観察する．カーテンを使用しているときは，表情が見えないため特に留意する．
⑩診察中は，妊婦に不安や不快感を与えたり羞恥心を増強させないように，医療者側の言動や，妊婦の反応に注意する．
⑪必要時は外陰部の洗浄や清拭を行う．診察が終了したら，妊婦をねぎらう．
⑫内診台が動くことを説明した後に操作し，妊婦が台から安全に降りるまで支援する．
⑬衣類を整えてもらう．

4 評価
①妊婦が安心して検査を受けられる．実施者は，必要時にわかりやすく説明できる．
②実施者は，診察の前から終了するまで，妊婦に不必要な露出がなく，羞恥心やプライバシーに配慮し，診察に伴う不快感や苦痛が少なくなるよう配慮できる．
③把握した情報に基づいて，妊娠週数や妊娠経過を踏まえたアセスメントができる．

3 乳房の観察とアセスメント

1 目的・適応
妊娠期の乳房では，産後の授乳に向けた準備が行われている．妊娠中の乳房の観察とアセスメントにおいては，妊娠に伴って乳房がどのように変化しているかを妊婦と共に確認することを通して，妊婦が自分の乳房に関心をもち，変化に気づき，自分の身体が母乳育児への準備をしているという実感を持てるようにする．

妊婦との話し合いを通して，これまでの知識や経験，授乳・母乳育児についての考え，感情，希望や計画，知識などについて理解する．母乳を希望する場合には，自信をもって母乳育児を行うために特別な支援が必要かどうかを判別し，適切な支援につなげる．同時に，乳房の外科手術の既往や乳房と腋窩のしこりの有無を確認し，定期的に妊婦自身が乳房の自己チェックを行えるよう，必要性と方法について話し合う．

乳汁分泌の段階
妊娠初期から中期にかけて乳腺が成長発達し（乳腺発育期），妊娠中期から初乳様の乳汁分泌が開始され，産後2日目まで続く（乳汁生成Ⅰ期）．

2 準備
①必要物品を準備する（診察台またはベッド，いす，枕，掛け物，バスタオル1枚，ハンドタオル1枚）．
②室内温度を適温に調整する．
③プライバシーが保護できる室内・物品環境を提供する．

3 実施方法
①妊婦が自由に話せるリラックスした雰囲気をつくり，授乳・母乳育児につ

母乳育児に特別な支援が必要な例
胸部や乳房の外科手術等の既往，母乳育児がうまくいかなかった経験，家族が母乳育児に理解がない，慢性疾患があり服薬しているなど．

いて自由回答方式の質問をする.
②授乳・母乳育児に関する知識や過去の経験,考えや感情,希望や計画,自分の乳房について気づいていること,心配事や不安について聞く.
③胸部や乳房の外科手術の既往など,特別に配慮することがあるか把握する.
④視診・触診を始める前に,両乳房と腋窩の観察が行えるよう腰まで服を下ろすこと,座位と仰臥位をとりながら,視診と触診を行うことを伝えて協力を依頼する(座位のみで行うこともある).
⑤視診・触診は無言で行うのでなく,いま何を確認しているかを伝えたり,話し合いながら進める.

a 視診

①腕をわきにおろす姿勢(自然位),頭の上に両手を上げた姿勢(挙上位)をとるように促す(図1-12a).
②両側の乳房の位置や大きさ,左右対称性,副乳の有無,皮膚の色調,浮腫,手術痕,えくぼ症状,ひきつれなどの有無,腋窩の状態を観察する(表1-3).

> **plus α**
> **乳がん検診の視診の姿勢**
> 座位では,おもに①両腕をわきにおろす,②両手を腰に当てる,③頭の上に両手を上げる,④腕を水平前方に伸ばし前傾する,の4体位で視診する.

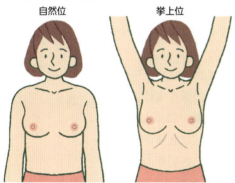

a. 乳房の視診時の姿勢
自然位　　挙上位

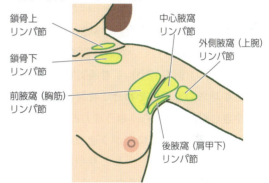

c. 胸部・腋窩リンパ節の触診部位
鎖骨上リンパ節
鎖骨下リンパ節
前腋窩(胸筋)リンパ節
中心腋窩リンパ節
外側腋窩(上腕)リンパ節
後腋窩(肩甲下)リンパ節

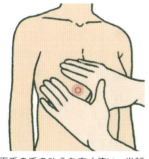

b. 乳房の触診

両手の手のひらを広く使い,半球形の乳房にそわせて全体を触診する.

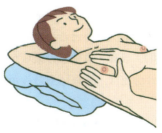

寝た姿勢で行うときは,触診する側の背中に折りたたんだタオルを入れると,乳房組織が胸壁に均一に広がり触診しやすい.

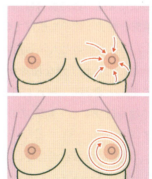

外側から乳頭に向かう逆放射線状,または同心円状に乳房をまんべんなく,やさしく触診する.

図1-12　乳房・リンパ節の観察

表1-3 乳房の観察とアセスメントのポイント

部　位	観察項目	留意事項
乳房	大きさ，左右対称性，皮膚の状態・色調，しこりの有無，副乳の有無	痛み，発赤，発疹，腫脹，潰瘍，瘢痕形成，可動性のないしこり，皮膚のひきつれ，えくぼ様の陥没，浮腫，橙皮状皮膚（オレンジの皮様）
乳頭・乳輪部	大きさ，左右対称性，形状，色調，皮膚の状態，柔らかさ（伸展性），乳輪のモントゴメリー腺，乳頭からの分泌物	痛み，発赤，亀裂，湿疹，びらん，潰瘍，モントゴメリー腺の腫脹，炎症，乳頭からの血性や膿性の分泌物
リンパ節	胸部・腋窩の皮膚の状態・色調，しこりの有無	痛み，発赤，発疹，腫脹，色素沈着，しこり

plus α

副　乳

生まれつき乳房の組織が乳房以外の場所にあるものを副乳という（乳房の内側下方や腋窩にあることが多い）．異常ではなく，哺乳類の進化の名残とされている．妊娠の進行に伴い，ホルモンの変化の影響を受けて腫脹・着色する．産褥期に強度の腫脹・熱感・疼痛が生じた場合は，冷罨法などで対応する．

③乳頭・乳輪部の位置や大きさ，形，色調，分泌物等を観察する．
④乳房を，乳頭を中心に上下左右4等分した4半分領域と，スペンスの腋窩尾部と呼ばれる第5番目の区域を思い浮かべて視診する（4半分領域法）．また，乳房を時計の文字盤に見立て，時計文字盤表示で位置関係を把握する（時計文字盤法）．

➡4半分領域法と時計文字盤法は，『母性看護の実践』7章5節1項参照．

b 触診

①触診する前に，乳房に触れることを伝えて必ず了解を得る．
②左右片側ずつ，頭の上に腕を上げた姿勢（挙上位）をとってもらい，乳房，乳頭・乳輪部，腋窩の視診，触診を行う．その際，不必要な露出を最小限にするため，観察していない片側の乳房はタオルで覆う．
③乳房の触診（図1-12b）：看護者は，両手の手のひらを広く使い，手のひらを半球形の乳房にそわせて乳房全体を触診する．一方の手を広げて乳房をやさしく支えながら，もう片方の手の第2・3・4指の指腹で探るように，乳房の外側から乳頭に向かう逆放射線状，または同心円状に乳房をまんべんなくやさしく触診し，しこりや圧痛の有無を確認する．妊娠期の乳房は張りが強く痛みを感じやすいため，強い力を加えないよう気を付ける．
④気になるしこりを見つけた場合は，大きさ・位置・性状を記録しておく．
⑤乳頭・乳輪部の触診：片手を広げて乳房をやさしく包み込むように支えながら，もう片方の手の親指と人差し指の腹を乳輪付近にそっと置き，両指を胸壁方向に垂直にごくわずかな圧をかけて押し入れたところで，親指と人差し指の腹をそっと合わせ（➡p.153参照），乳頭・乳輪部の柔らかさや乳頭からの分泌物を確認する．初乳様の乳汁分泌は，妊娠16週ごろからみられることが多い．
　このとき，決して痛みを感じないようわずかに圧する程度とし，乳頭・乳輪部に強い力をかけないようやさしく行う．また，指で乳房の表皮をこすらないよう留意する．
⑥胸部と腋窩のリンパ節の触診：図1-12cの箇所を触診する．座位または仰臥位で，リンパ節の触診を行う．中心腋窩リンパ節，前腋窩リンパ節，後

腋窩リンパ節，外側リンパ節鎖骨上・鎖骨下リンパ節の順に行う．

⑦看護者による触診中または終了後に，妊婦自身も乳房を視診・触診して自己チェックする機会をつくり，その場で看護者と妊婦が共に見たり触れたりしたことについて確認して話し合い，互いの観察と認識，アセスメントのすり合わせを行う．

⑧看護者と妊婦による触診が終了したら，着衣を促す．

⑨乳房の観察が終了した後，乳房や乳頭・乳輪部，母乳分泌，これからの乳房の手当て，産後の授乳に関する疑問や不安があるかを確認し，自信をもって授乳・母乳育児に臨めるように話し合う．

⑩観察したことを記録する．

c 留意点

①女性にとって乳房は「プライベートゾーン」であることに留意し，乳房に触れるときには了解を得て行い，乳房の露出は必要最小限にする．苦痛なく視診・触診する．

②乳房や乳頭・乳輪部の形が，母乳育児に向き不向きかの判断をしたり伝えたりしない．批判的・否定的な言葉ではなく，妊婦の自信につながる言葉を使う．

③観察してわかったことの良いサインを知らせ，互いに共有する．

④乳房が変化する妊娠期とそれに続く授乳期は，乳房への意識を高める好機であり，女性の乳房へのブレスト・アウェアネス*（breast awareness）とセルフケアを高めるようかかわる．

⑤看護者の一方的な観察の場にするのではなく，出産前の準備として，妊娠中の女性の背景や母乳育児についての考えや感情，希望や計画について話し合う時間とする．

⑥気になるしこりを発見した場合には，その後の精査につなげる．

4 評価

a 乳房の観察とアセスメント

①看護者はプライバシーの保持，乳房に触れることへの了解を得ることができる．

②妊婦に不快感や苦痛，痛みを感じさせない方法で視診・触診できる．

③看護者も妊婦も，乳房，副乳，リンパ節，乳頭・乳輪部，乳頭からの分泌物（乳汁）を観察できる．

b 授乳・母乳育児に関する支援

①看護者は，授乳・母乳育児に関する妊婦の考えや感情を受け止めることができる．

②母乳育児に特別な配慮が必要かどうか判断できる．

③看護者と妊婦で観察したことを共有し，話し合うことができる．

④乳房や今後の授乳に関する妊婦の疑問や不安が言語化され，軽減される．

用語解説 *
ブレスト・アウェアネス

「がん予防重点健康教育及びがん検診実施のための指針」（厚生労働省）が2021年10月1日に一部改正され，従来の「自己触診／自己検診」から「ブレスト・アウェアネス」の概念に改められた．ブレスト・アウェアネスとは乳房を意識する生活習慣であり，日ごろの生活の中で次の四つの基本行動を実施することが提唱されている．①自分の乳房の状態を知る，②乳房の変化に気を付ける，③変化に気付いたらすぐ医師に相談する，④40歳になったら2年に1回乳がん検診を受ける[4]．

plus α
乳房や乳頭・乳輪部の形やケア

①乳房の大きさや乳頭の形によって母乳分泌や母乳育児の可否が決まるわけではなく，出生直後から赤ちゃんのサインに応じた授乳の相互作用によって母乳育児が進んでいく．

②これまで，妊娠中の乳房や乳頭・乳輪部に対する手当てや陥没乳頭への特別なケアの効果や有効性は見いだされていない．

③乳頭・乳輪部を石けんを使ってこすって洗うことは避け，入浴時に乳頭先端に乾燥付着した乳汁を除去しておく．

④緩めに支えるブラジャー等で乳房や乳頭を保護する．

⑤妊婦が自分の乳房に関心をもち，変化に気づき，妊婦自身が自分の乳房と授乳・母乳育児に自信をもつことができる．

陥没乳頭の例

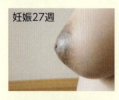
妊娠27週

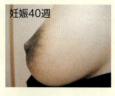
妊娠40週

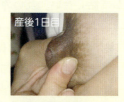
産後1日目

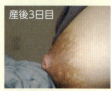
産後3日目

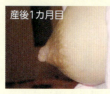
産後1カ月目

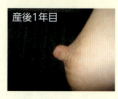
産後1年目

妊娠期には直接的ケアは行わず，乳頭や乳房は自然に発育することへの理解を促した．

出産直後から直接授乳を行い，産後3日目に直接吸着が可能となり，産後1カ月ごろには直接十分量の母乳を飲めるようになった．その間，母乳分泌を促進・維持するために手と搾乳器による搾乳を続けた．

〈写真提供：柳澤美香氏〉

参考文献
1) WHO. BFHI2009 翻訳編集委員会訳. UNICEF/WHO赤ちゃんとお母さんにやさしい母乳育児支援ガイド：ベーシックコース. 医学書院, 2009, 439p.
2) 藤崎郁. フィジカルアセスメント完全ガイド. 第2版. 学研メディカル秀潤社, 2012, 200p.
3) 守田美奈子監修. 写真でわかる看護のためのフィジカルアセスメントアドバンス. インターメディカ, 2016, 244p.
4) 厚生労働省健康局. がん予防重点健康教育及びがん検診実施のための指針. 令和3年10月30日一部改正. https://www.mhlw.go.jp/content/10900000/000838645.pdf, (参照2022-11-10).

4 超音波診断法

1 目的・適応

妊娠の確認や，胎児が在胎週数に応じて正常に発育しているか，また健康な状態にあるかどうかを評価する．特殊なプローブ（経腟プローブ）を腟内に挿入して診断する**経腟法**と，母体の腹壁上にプローブを置いて診断する**経腹法**があり，妊娠初期など診断対象が骨盤内にある場合は経腟法が有効で，妊娠中期以降の胎児の全体像などを観察する場合は経腹法が適している．

この検査で何をみる？
- 妊娠の確認
- 妊娠週数の確認
- 胎児の健康状態・発育の評価
- 胎児付属物・子宮頸管の評価
- 骨盤内臓器の評価

2 準備

超音波診断装置，診察台（内診台），ゼリー（超音波検査用），ティッシュペーパー，プローブカバー，枕，掛け物．

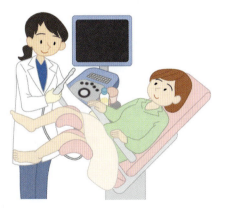
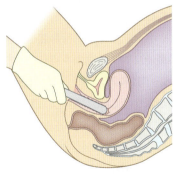

図1-13　超音波診断法：経腟法

3　実施方法

妊婦に何を知るための検査であるか，その内容と方法を十分に説明する．

a　経腟法（図1-13）

①不安や緊張を感じさせないように声をかけながら，内診台に上がってもらう．羞恥心に配慮し，内診台に上がってから長く待たせないようにする．
②プローブにカバーを装着し，腟内にプローブが入る際は声をかける．
③検査実施中，画像が見やすいように室内を少し暗くする．
④終了後，内診台から降りる際，危険がないように介助する．

b　経腹法（図1-14）

①診察台に臥床して腹部を露出してもらう．その際，掛け物を用いて検査に不要な部位（下肢など）が露出しないように配慮する．
②検査実施中，画像が見やすいように室内を少し暗くする．
③終了後，腹部に付着したゼリーをティッシュペーパー等で拭き取る．妊婦が起き上がる際にふらつきや転倒がないように介助する．

4　評価

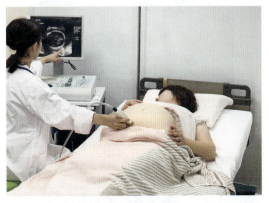

図1-14　超音波診断法：経腹法

a　妊娠の確認

❶胎囊*（gestational sac：GS）経腟法では妊娠4週末から妊娠5週で観察されるようになる．
❷胎芽　妊娠5週後半になると確認されるようになる．

> **用語解説** *
> **胎囊**
> 妊娠初期にみられる，妊卵の外周にある環状の構造物．超音波断層像に描出される部分をいう．

b　胎児の健康状態

❶胎児心拍動　経腟法では妊娠5～6週で，経腹法では8～9週で100％確認される．
❷胎動　妊娠9週ごろから頭部や上肢・下肢などの運動がみられるようにな

り，妊娠10週になると胎位・胎向の変化が活発になる．母体が胎動を自覚するのは，妊娠16〜20週ごろである．

❸**胎児血流速度** 臍帯動脈や中大脳動脈，臍帯静脈や下大静脈などの血流速度を観察し，胎児の心血管系機能に対する診断を行う．

◼ **胎児の発育状態**（図1-15〜図1-17）

❶**頭殿長（crown-rump length：CRL）** 胎児の頭部から殿部に至る距離．妊娠初期の発育状態の評価には最も重要で，妊娠9〜10週で2.0〜3.0cmとなる．

❷**児頭大横径（biparietal diameter：BPD）** 母体の腹壁に近い頭蓋骨外側から対側の頭蓋骨内側までの距離．

❸**大腿骨長（femur length：FL）** 大腿骨の長さ．

❹**軀幹径** 軀幹前後径×軀幹横径（anterior-posterior trunk diameter：APTD×transverse trunk diameter：TTD），軀幹周囲長（abdominal circumference：AC）．

> **plus α**
> **分娩予定日の決定**
> 月経歴と最終月経より推測された妊娠週数と，超音波計測値が乖離する場合は，超音波計測による予定日決定が優先される（『産婦人科診療ガイドライン：産科編 2020』CQ109より）．

●胎児のエコー画像〈動画〉

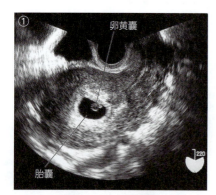
妊娠5〜6週ごろの胎嚢

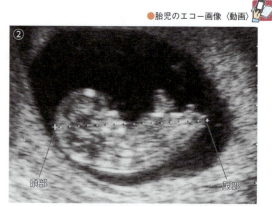
妊娠10週ごろの胎児の頭殿長（CRL）

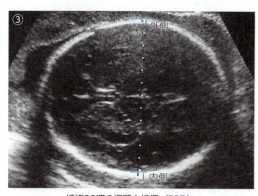
妊娠30週の児頭大横径（BPD）

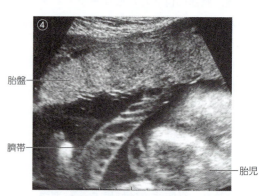
妊娠31週の胎児と胎児付属物

〈写真提供：①③④北里大学・金井雄二先生，②小阪産病院〉

図1-15 胎児のエコー画像

❺ **胎児推定体重（estimated fetal weight：EFW）** BPD, FL, APTD× TTD, ACなどにより，胎児の推定体重が算出され，在胎週数相当の発育状況であるかどうかを確認することができる．

このほか，胎位・胎向・胎勢（➡p.22 参照），胎盤付着部位や胎盤内の血管，臍帯巻絡の有無，子宮頸管長の評価，羊水量の観察（羊水腔）などができ，biophysical profile score（**BPS**＊）の評価にも用いられる．

また，異常妊娠の診断（子宮外妊娠・胎児死亡・胞状奇胎・切迫流早産・胎児異常など）や，骨盤内臓器の評価（卵巣・子宮腫瘍など）ができる．

用語解説＊

BPS

胎児の健康状態を評価するためのスコアリングシステム．超音波診断法によって得られた胎児呼吸様運動，胎動，筋緊張，羊水量の4項目と，NST（➡p.41 参照）の所見を合わせた計5項目を点数化し，胎児の健康状態を評価する．妊娠25週ごろから実施可能とされている．

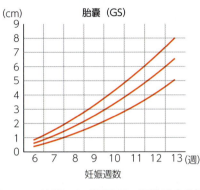
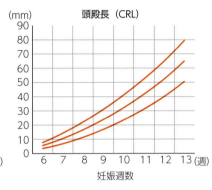

図1-16 胎嚢および頭殿長の標準発育曲線

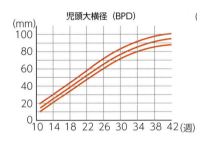
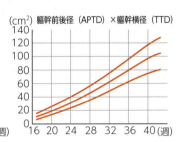
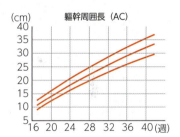
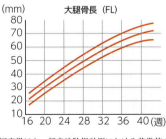
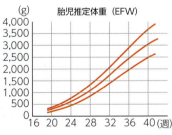

篠塚憲男ほか．超音波胎児計測における基準値の作成．超音波医学．23, 1996, p.879-888より一部改変．

図1-17 児頭大横径，躯幹前後径×躯幹横径，躯幹周囲長，大腿骨長，胎児推定体重の標準発育曲線

参考文献

1) 佐藤昌司．産科超音波診断．日本産科婦人科学会雑誌．2009, 61 (9), p.451-456.
2) 海野信也ほか．「推定胎児体重と胎児発育曲線」保健指導マニュアル．平成23年度厚生労働科学研究（成育疾患克服等次世代育成基盤研究）「地域における周産期医療システムの充実と医療資源の適正配置に関する研究」．2012.

5 超音波ドプラ法（胎児心音の聴取）

1 目的・適応

　胎児心音（心拍数）の聴取は，胎児の生存の確認や胎児が健康な状態にあるかを評価するために行う．また，胎児数，胎位，胎向，臍帯巻絡の診断にも有効である．**超音波ドプラ法**は，超音波診断法や持続的に行う胎児心拍数モニタリングと比較し，簡易・簡便に実施できるため，妊婦への負担が少ない（図1-18）．さらに，妊婦が胎児心音を耳にすることによって，胎児への愛着を高め，母性意識を強くするともいわれている．

　妊娠12週以降の妊婦で，聴取可能となる．

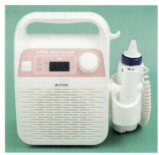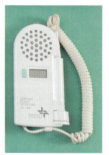

心拍数の表示がある超音波ドプラ装置が多いが，表示数値だけでなく，実際の心拍音を聴取し，リズムの評価も行いながら心拍数を測定することが望ましい．

図1-18　超音波ドプラ装置

2 準備

　超音波ドプラ装置，ストップウオッチ，診察台，ゼリー，ティッシュペーパー，枕，掛け物．

3 実施方法（図1-19）

①妊婦に何を知るための検査であるか，その内容と方法を十分に説明する．
②診察台に仰臥位またはセミファウラー位になり，腹部を露出してもらう．
　その際，掛け物を用いて検査に不要な部位（下肢など）が露出しないように配慮する．
③下肢を屈曲させ，腹部を触診して胎位・胎向を確認し，胎児心音の聴取部位を確定する．
④超音波ドプラ装置の電源を入れ，音量を調整する．
⑤超音波ドプラのプローブにゼリーを塗布し，聴取部位の腹壁に密着させる．

> **何のためにする検査？**
> 胎児の生存や状態を確認する
> （胎児数，胎位・胎向，臍帯巻絡など）

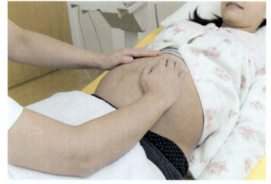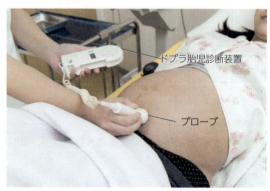

レオポルド触診法の第1段，第2段を用いて，胎位・胎向を確認し，胎児心音の聴取部位を確定する．

プローブにゼリーをつけ，胎児心音が最も明瞭に聴取できる部位を探す．胎児心拍数を1分間数える．

図1-19　胎児心音（心拍数）の聴取

⑥プローブをゆっくり動かして角度を変えながら，胎児心音が最も明瞭に聴取できる部位を探す．

⑦下肢を伸展させた状態で，ストップウオッチで1分間聴取し，心拍数，リズムなどを観察する．5秒間連続して3回聴取し，「11，12，12」などと表示する方法もある．

⑧終了後，腹部に付着したゼリーをティッシュペーパー等で拭き取る．妊婦が起き上がる際にふらつきや転倒がないように介助する．

4 評価

胎児心拍数の正常範囲は，1分間に110〜160回である．胎児心音以外に，母体の大動脈音や子宮雑音，臍帯雑音，胎動音などが聴取されるが，聴取音が判別しにくい場合は，母体の脈拍と比較して確認する．

6 NST（ノンストレステスト）

1 目的・適応

妊娠中，陣痛のない状況で行う胎児心拍数モニタリングをNST（non stress test）という．子宮収縮などの負荷を与えないで胎児心拍・胎動などを持続的に観察し，胎児が健康な状態にあるかを評価するために行う．非侵襲的な検査であるため，禁忌はない．

一般的に，妊娠末期以降に行われる．しかし，妊娠糖尿病などのハイリスク妊婦や前期破水・胎児発育不全などが認められる場合は，胎児の健康状態を経時的に評価するために，妊娠26週ごろから実施されることがある．また，妊娠41週以降は胎児・胎児付属物の機能的予備能力が低下してくるため，週に2回以上，NSTなどを用いて評価することが望ましいとされている．

> **何のためにする検査？**
> 胎児の状態が良好かどうかを確認する

2 準備

分娩監視装置，胎児心拍計・陣痛計固定用ベルト，診察台，ゼリー，ティッシュペーパー，枕，掛け物．

3 実施方法（図1-20）

①妊婦に何を知るための検査であるか，その内容と方法を十分に説明する．

②事前に検査にかかる時間を説明し，排尿を済ませておくよう促す．

③仰臥位低血圧症候群を防ぐために，診察台ではセミファウラー位をとる．腹部を露出してもらい，掛け物を用いて検査に不要な部位（下肢など）が露出しないように配慮する．

④下肢を屈曲させた状態で，腹部を触診して胎位・胎向を確認し，胎児心音の聴取部位を確定する．

⑤分娩監視装置の電源を入れ，超音波ドプラの音量を調整する．

⑥胎児心拍計（超音波ドプラ）の心音聴取面にゼリーを塗布し，胎児心音が最も明瞭に聴取できる部位にベルトで固定する．

> **plus α**
> **仰臥位低血圧症候群**
> 妊娠中期から末期にかけて妊婦が仰臥位をとると，胎児や羊水，増大した子宮の重みで下大静脈が圧迫され，右心房への静脈還流量の減少や心拍出量が減少し血圧低下が起こる．頻脈，悪心・嘔吐，冷汗，顔面蒼白などの症状がみられる．妊婦を仰臥位から左側臥位にし，下大静脈の圧迫を解除することにより症状は回復する．

> **plus α**
> **NSTの記録**
> 記録用紙，分娩監視装置のディスプレイ画面において，横軸の記録速度は1分間に3cm，縦軸は記録用紙1cm当たり心拍数30bpmを標準としている．

⑦陣痛計（トランスデューサー）を腹壁の最も突出した部位にベルトで固定する．
⑧胎児心拍計・陣痛計固定用ベルトの締め付けが強く，不快感がないかどうかを確認する．
⑨記録用紙の記録速度を確認し，記録開始ボタンを押して記録を開始する．
⑩陣痛計の波形が，0点より少し上になるように設定する．
⑪記録用紙に氏名，年月日，開始時間などの必要項目を記入する．記録は睡眠覚醒周期（sleep-wake cycle*）を考慮し，40分間実施する．検査中，胎動などにより聴取部位がずれ，胎児心音が聞こえにくくなることもあるため，適宜，部位を確認する．妊婦が体位を変えたときは，変えた時点を記録用紙に記載しておく．
⑫胎動は自動的に記録される装置が多いが，そうでない場合は，記録ボタンを妊婦に渡し，胎動自覚時に押すよう説明する．
⑬終了したら，胎児心拍計と陣痛計を外し，分娩監視装置の電源を切る．
⑭腹部に付着したゼリーをティッシュペーパー等で拭き取り，妊婦をねぎらいながら，起き上がる際にふらつきや転倒がないように介助する．

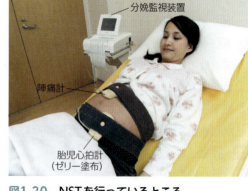

図1-20　NSTを行っているところ

用語解説*
sleep-wake cycle
胎児は20分ごとに睡眠と覚醒を繰り返している．このことをsleep-wake cycleという．そのため少なくとも40分間は検査し，覚醒中の状態で評価する．

4　評価

　NSTにおいて，①心拍数基線が正常，②基線細変動が正常，③一過性頻脈が20分間に2回以上認める，④一過性徐脈を認めない，という4項目を満たす場合には，胎児の健康状態は良い（reassuring fetal status）と評価される（図1-21）．

　胎児の健康状態が良好でないと評価される場合，胎児機能不全*（non-reassuring fetal status）が疑われるため，BPS（➡p.39参照）などと合わせて評価を行う．

用語解説*
胎児機能不全
non-reassuring fetal status（NRFS）．胎児の健康状態が良好でない，あるいは今後健康状態に問題が生じるかもしれない場合，胎児機能不全と判断される．NST施行中は，適宜，胎児心拍数陣痛図を確認し，胎児機能不全が疑われる場合は，速やかに医師に報告し指示を得る．

a　胎児心拍数基線（FHR baseline）

　記録上，胎児心拍数の変動がない部分の10分間の平均的な心拍数のこと．正常（整）脈は，110～160bpmである．

b　胎児心拍数基線細変動（FHR baseline variability）

　1分間に胎児心拍数の変動が2サイクル以上あり，振幅，周波数とも規則性がないもの．

c　一過性頻脈（acceleration）

　胎児心拍数が，①開始からピークまで30秒未満で急速に増加する，②開始から頂点まで15bpm以上増加する，③15秒以上2分未満で基線に戻るものをいう．妊娠32週未満では心拍数の増加が10bpm以上，持続時間が10秒以上のものとする．

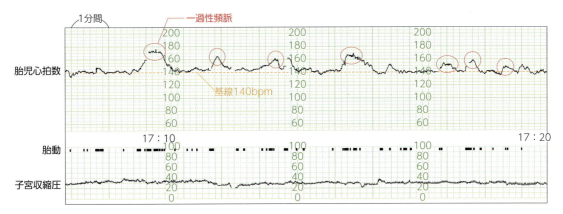

図1-21 胎児心拍数陣痛図

d 一過性徐脈（deceleration）

胎児心拍数が一時的に減少したのち，基線に回復するものをいう．子宮収縮に関連して生じることが多いが，そうでないものもある．一過性徐脈は分娩中にしばしばみられ，その分類は胎児の状態を評価するのに重要である．

→一過性徐脈の分類については，『母性看護の実践』5章6節1項参照．

参考文献
1) 日本産科婦人科学会／日本産婦人科医会編．産婦人科診療ガイドライン：産科編2020．日本産科婦人科学会事務局，2020．
2) 日本産科婦人科学会周産期委員会．委員会提案：胎児心拍数波形の分類に基づく分娩時胎児管理の指針（2010年版）．日本産科婦人科学会雑誌．2010, 62 (10), p.2068-2073.
3) 藤森敬也．胎児心拍数モニタリング講座：大事なサインを見逃さない！ 改訂3版，メディカ出版，2017.
4) 山田俊．胎児機能不全．日本産科婦人科学会雑誌．2012, 64 (1), p.6-8.
5) 遠藤力．胎児心拍数モニターの正しい装着手順．ペリネイタルケア．2010, 29 (10), p.934-940.

7 食事と栄養の支援

1 目的・適応

妊娠期は，母体臓器の需要増加，母体の貯蔵エネルギー源（糖代謝・タンパク代謝・脂質代謝）の増加や，胎児・胎盤の発育により基礎代謝が増加する．そのため，非妊娠時のエネルギー必要量に妊娠初期は50 kcal，妊娠中期は250 kcal，妊娠末期は450 kcalの付加が必要となる．また，エネルギー量の付加に加え，タンパク質やビタミン類の需要も増加する．妊娠各期に応じた栄養摂取の必要性，ならびに胎児の健康に影響を与える栄養素を妊婦が理解し，胎児の発育や母体の健康維持のために適切な食事行動をとれるよう支援する．

→妊娠期における食事摂取基準は，『母性看護の実践』2章5節8項参照．

2 準備

妊婦に食事指導を行う際は，非妊娠時の体格や現在の体重，食生活などに関する情報を収集し，妊娠経過や胎児への影響についてアセスメントする．

a 情報収集・アセスメントする項目

- 年齢
- 体格，体重：非妊娠時の体重，BMI，妊娠期間における適正な体重増加量

plus α

妊婦個々の状況に応じた専門家との連携

妊娠前のBMIが18.5未満である，極端なダイエットを行っている，BMIが25.0を著しく超えている，糖尿病や腎疾患などを合併している妊婦の場合は主治医や管理栄養士などの専門家と協働しながら，個別に栄養状態の評価や食事指導を行う．

表1-4 妊娠中の体重増加指導の目安*

妊娠前体格**	BMI kg/m²	体重増加量指導の目安
低体重	＜18.5	12〜15kg
普通体重	18.5≦〜＜25	10〜13kg
肥満（1度）	25≦〜＜30	7〜10kg
肥満（2度以上）	30≦	個別対応（上限5kgまでが目安）

* 「増加量を厳格に指導する根拠は必ずしも十分ではないと認識し，個人差を考慮したゆるやかな指導を心がける」産婦人科診療ガイドライン 産科編2020 CQ010より.
** 体格分類は日本肥満学会の肥満度分類に準じた.

かどうか（**表1-4**）．やせの妊婦は切迫早産，早産，低出生体重児のリスクが高く，肥満の妊婦は妊娠高血圧症候群，妊娠糖尿病，帝王切開分娩，死産，巨大児，児の神経管閉鎖障害などのリスクが高い.

- 身体活動レベル
- 既往歴：高血圧，糖尿病，腎疾患など
- 食生活：非妊娠時および，現在何をどれくらい摂取しているのか，どのような食べ方をしているのか，飲酒習慣など
- 妊娠による食事への影響の有無：つわり，胸やけ，食後のもたれ，食欲の変化，味覚・嗅覚の変化など
- 食生活改善に向けた意欲の有無

3 実施方法

妊娠期の食事指導は，単に体重の増加量や摂取エネルギー量の指導をするだけでなく，妊娠期からその後の子育て期に向け，妊婦自身がバランスの取れた食生活を営めるように，食事と栄養への意識を育んでいくことが大切である.

a バランスの取れた栄養摂取の指導

現在，早産および正期産の低出生体重児は総出生数の約10％を占め，その増加が問題となっている．出生体重低下の原因として，若い女性の「やせ」願望が挙げられる．妊孕世代のやせが増加しており，20代の女性での割合は20.7％である[1]．疫学研究から，胎生期を含めた発達期の低栄養状態は，成長後の健康や種々の疾病の発症に影響するという結果が報告されている（生活習慣病胎児期発症説，DOHaD*）．また，近年，低炭水化物食や炭水化物抜きダイエットが人気であるが，妊娠中の女性が極端に糖質制限を行うと，胎児や児の長期的予後に影響を及ぼす可能性がある．若い女性のエネルギー摂取量が少ないこと，やせの割合が高いという課題を受け，妊娠前からの食生活の重要性，食習慣の形成を目指していくために指針が示された[2].

指導する際は，妊婦が理解しやすく取り組みやすいように，厚生労働省が作成した「妊産婦のための食事バランスガイド*」などの視覚的なツールを用いた食事指導の工夫や，具体的な調理例などを提示する（**図1-22**）.

用語解説*
DOHaD

developmental origins of health and disease. 胎生期から乳幼児期の栄養環境が成人期や老年期の生活習慣病発症リスクに影響するという概念．ラットを対象とした実験では，慢性的な低栄養状態やカロリー制限が，心血管疾患の発症や脳の構造的連結性に長期的な変化を及ぼすという結果が示されている.

用語解説*
食事バランスガイド

厚生労働省と農林水産省が，食生活指針を具体的な行動に結びつけるものとして，食事の望ましい組み合わせやおおよその量をわかりやすく示したものである．1日に「何を」「どれだけ」食べたらよいか，主食・主菜・副菜等に分けて，イラストで示している[3].

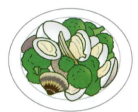 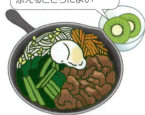 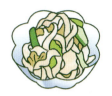

あさりとブロッコリーのペペロンチーノ
あさり(生可食部100g)：
　鉄(3.8mg/7.0〜18.0mg)
　ビタミンB$_{12}$(52.4μg/2.3μg)
ブロッコリー(ゆで100g)：
　葉酸(120μg/400μg)
　ビタミンC(54mg/95mg)

牛肉と小松菜のビビンバ
牛肉(肩ロース赤肉100g)：
　鉄(2.4mg/7.0〜18.0mg)
　タンパク質(16.5g/40〜60g)
小松菜(ゆで100g)：
　鉄(2.1mg/7.0〜18.0mg)
　葉酸(86μg/400μg)

切り干し大根とツナのヨーグルトサラダ
切り干し大根(50g)：
　カルシウム(250mg/550mg)
　鉄(1.55mg/7.0〜18.0mg)や食物繊維
ツナ(100g)：
　タンパク質(17.7g)やDHA, EPA
ヨーグルト(100g)：
　カルシウム(120mg/550mg)
　タンパク質(3.6g/40〜60g)

＊　（　）内は含有量/1日必要量

図1-22　栄養バランスのとれた調理例

b 妊婦に必要な栄養素，胎児の健康に影響を与える栄養素の情報提供

❶**カルシウム**　付加量は設けられていないが，食事摂取基準の目安量は摂取する．乳製品や小魚などの食品に含まれていること，タンパク質を多く含む食品と摂取することで吸収がよくなることを指導する．

❷**鉄**　妊娠期は赤血球の生成が亢進するが，血漿量の増加が赤血球の増加を上回るため，生理的な血液の希釈が起こり貧血になりやすい（妊娠性貧血＊）．血液データを妊婦とともに確認し，妊娠性貧血を予防するよう指導する．動物性の食品に多く含まれるヘム鉄は，吸収率が20〜30％と高い．非ヘム鉄の食品は，鉄の吸収を高めるビタミンCやB$_6$，B$_{12}$を多く含む食品と一緒に摂取するとよい．

❸**葉酸**　神経管閉鎖障害の発症リスクを低減させるための方針が示され，妊娠の可能性のある女性に対して葉酸の摂取を推奨している[4]．付加量や，葉酸を多く含む食品について説明する．葉酸は加熱すると壊れやすく，水に溶けやすい性質であり，食事のみで摂取が難しい場合は，栄養補助食品（サプリメント）による摂取という方法もある．

❹**水銀を有する魚介類の摂取制限**　水銀摂取は胎児に悪影響を与える可能性があるため，厚生労働省は魚介類を通じた水銀の摂取に注意を促している[5,6]．キンメダイ，メカジキ，クロマグロなどは水銀を多く含む．ただし，魚介類は良質なタンパク質を多く含み，EPAやDHAなどの多価不飽和脂肪酸が他の食品より多く含まれている．誤解を招かないように，一定の注意をした上で食べるよう指導する．サケ，アジ，サバ，イワシ，サンマ，タイ，カツオ，ツナ缶などは安心して摂取できる．

❺**嗜好品**　コーヒーや紅茶に含まれるカフェインは，ストレスの緩和に有用で

> **用語解説** ＊
> **妊娠性貧血の定義**
> 妊娠に起因する貧血．Hb値11.0g/dLおよび／またはHct値33.0％未満のものをいう．

ある一方で，神経を興奮させる作用もある．妊娠中のカフェインの摂取は胎児に影響するという報告もあり，1日当たり300mg未満とすることが勧められている．コーヒーや紅茶以外にも玉露，紅茶，ウーロン茶などにもカフェインが含まれている．カフェインレスやカフェイン含有量の少ない代用品を紹介する．

❻**アルコール**　妊婦が摂取したアルコールは，胎盤を通過して胎児へ移行し，胎児に直接作用する．飲酒による胎児への悪影響は胎児性アルコール・スペクトラム障害（fetal alcohol spectrum disorders：FASD）と呼ばれ，先天異常（小頭症など頭蓋顔面奇形，心奇形，多動や学習障害）や妊娠経過の異常（胎児発育不全）がある[8]．アルコール摂取の安全な時期や飲酒量については，現段階では確立されていない．妊娠初期に飲酒習慣について情報収集を行い，飲酒習慣のある妊婦には，飲酒による胎児へのリスクがあることを指導し，妊娠中の禁酒を指導する．

plus α

カフェイン含有量の目安（100g 当たり）[7]

レギュラーコーヒー（コーヒー粉末10g，湯150mL）…約60mg
せん茶（茶10g，湯430mL）…約20mg
紅茶（茶5g，湯360mL）…約30mg

4 評価

①妊婦は，妊娠各期に応じた栄養の必要性・内容について理解し，バランスの取れた食事をすることができる．

②妊婦は，妊娠中やその後の育児に向けて，必要な栄養や自身と家族の食生活に関心をもつことができる．

📖 引用・参考文献

1) 厚生労働省. 令和元年国民健康・栄養調査報告. 2020. https://www.mhlw.go.jp/content/000710991.pdf，（参照2022-11-14）.

2) 厚生労働省. 妊娠前からはじめる妊産婦のための食生活指針〜妊娠前から，健康なからだづくりを〜解説要領. 2021. https://www.mhlw.go.jp/content/000776926.pdf，（参照2022-11-14）.

3) 厚生労働省. 妊産婦のための食事バランスガイド. https://www.mhlw.go.jp/houdou/2006/02/dl/h0201-3b02.pdf，（参照2022-11-07）.

4) 厚生労働省. 神経管閉鎖障害の発症リスク低減のための妊娠可能な年齢の女性等に対する葉酸の摂取に係る適切な情報提供の推進について. https://www.mhlw.go.jp/www1/houdou/1212/h1228-1_18.html，（参照2022-11-07）.

5) 厚生労働省. 妊婦への魚介類の摂食と水銀に関する注意事項の見直しについて. https://www.mhlw.go.jp/topics/bukyoku/iyaku/syoku-anzen/qa/051102-1.html，（参照2022-11-07）.

6) 厚生労働省. これからママになるあなたへ：お魚について知っておいてほしいこと. https://www.mhlw.go.jp/topics/bukyoku/iyaku/syoku-anzen/suigin/dl/051102-2a.pdf，（参照2022-11-07）.

7) 日本食品標準成分表2020年版（八訂）. https://www.mext.go.jp/a_menu/syokuhinseibun/mext_01110.html，（参照2022-11-14）.

8) Williams, J.F. et al. Fetal Alcohol Spectrum Disorders. Pediatrics. Epub, 2015, Nov, 136 (5)，p.2015-3113.

9) Barker, D.J. et al. Weight in infancy and death from ischaemic heart disease. Lancet. 1989, 2, p.577-580.

10) Peter, D. et al. Living with the past：evolution, development, and patterns of disease. Science. 2004, 305, p.1733-1736.

11) 福岡秀興. クリニカルカンファレンス7 妊娠中の栄養管理と出生児の予後 2) 胎内低栄養環境と成人病素因の形成. 日産婦誌. 2008, 60 (9)，p.300-305.

8 日常生活動作

1 目的・適応

妊娠によって日常生活が大きく制限されることはないが，妊娠期は胎児の成長に伴い，子宮や腹部が増大するため，筋肉や靱帯への負担が増加する．さらに，エストロゲンやリラキシンによる骨盤諸関節の緩みから，腰背部痛（→p.60参照）が生じやすい．体格や姿勢が変化する妊娠20週以前から，変化に合わせた日常生活動作が行えるように支援する．

妊娠経過に伴う姿勢の変化

胎児の成長に伴い子宮や腹部が増大し，体重増加によって重心が前方に移動するため，バランスを保つために腰椎の前弯が増強し，上半身を後方に反らす姿勢になりやすい．加えて，子宮の増大や腹直筋の過伸展によって腹筋や骨盤底筋群の筋力が低下するため，腰への負担が増す．また，プロゲステロン，リラキシン，エストロゲンの作用により筋肉・靱帯結合組織が弛緩し，支持力が低下する．

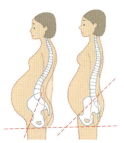

- 腰椎の前弯が増強する
- 骨盤が前方に傾く

---

2 実施方法

①妊娠に伴う体格・姿勢の変化とその問題点を説明する．
②正しい姿勢をとれるように説明する．
③身体の変化に応じた日常生活動作の工夫について説明する．

1 立位（図1-23）

①まっすぐ前を見て，上から引っ張られているように立ち，あごを引いて，肩の力を抜き，お臍を引っ込めて，腰を反らさないようにする．
②殿部の筋肉を収縮させる．
③足を自然に開き，足の裏全体で体重を支える．
④横から見て，耳介と肩先，大転子の中央，足首が一直線となるように立つ．

2 座位

a いすに座るとき（図1-24）

①殿部がいすの背に当たるように深く座り，背骨を伸ばすように背もたれに身体をあずけ，あごを引く．
②いすの高さを調整する．
- 足裏全体が床につく．
- 股関節と膝関節がほぼ直角に曲がる．
- 大腿部は床と水平になる．

③足を組んで座ると骨盤のゆがみを引き起こす原因となる．
④まっすぐな背もたれのいすを使用する．柔らかすぎるソファは殿部が沈み，

> **plus α**
> **妊娠中の労働者への対応**
>
> 立ち作業に従事している妊娠中の労働者のそばにいすを置いたり，妊娠中の労働者が臥床して休憩できるような休憩室を設けることが望ましい．座って作業を行う場合は，正しい姿勢を意識し，時々立ち上がって伸びをするなど長時間の同一姿勢を避けるようにする．

●妊婦ジャケット着用体験〈動画〉

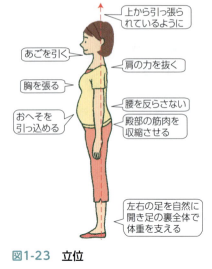
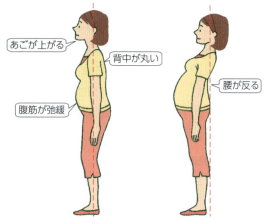

図1-23　立位

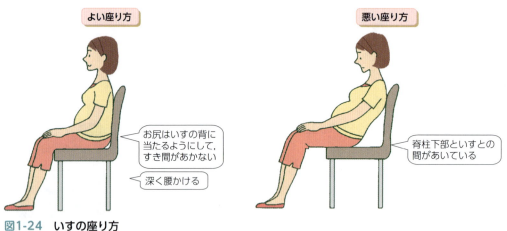

図1-24　いすの座り方

腹部が圧迫されるため適さない．

b 床に座るとき

①正座やあぐらをかいて座るようにし，背筋をまっすぐにする．あぐらが難しい場合は，片ひざを前に立てた姿勢や，折りたたんだバスタオルやクッションを殿部の下に挟んで座る（図1-25）．

②横座りは骨盤のゆがみを引き起こすため適さない．

|3| 寝る・起き上がる（図1-26）

①妊娠末期は，胎児の成長に伴い子宮が増大し，重心が前方に移動しバランスを崩しやすい．腹部に余計な圧をかけないようにするためには，寝る・寝ている姿勢から起き上がる際に注意が必要である．

②寝るときはひざを床につけて，手を少しずつ前に滑らせるようにしてシムス位をとりながら横向きに寝る．妊娠末期にいきなり仰向けの姿勢で寝る

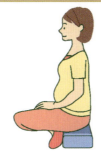

図1-25　床での座り方

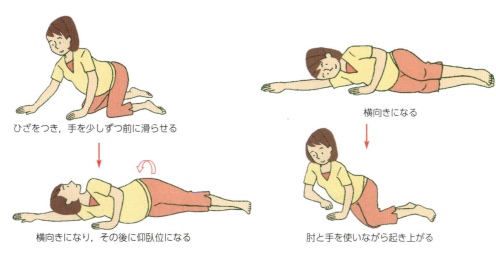

図1-26　基本の寝方と起き上がり方

と，腹圧の上昇や腰部の筋肉に負担をかけるので，横向きの姿勢から仰向けになるようにする．

③寝ている姿勢から起き上がるときは，横を向き両手をついてから上半身を徐々に起こし，ひざをつきながらゆっくりと起きる．

| 4 | 横になり休む（図1-27）

①妊娠中期以降は子宮が増大するため，横になって休む際，息苦しさや動悸，浮腫などが生じ，不眠感を抱く妊婦もいる．仰臥位で横になるよりは，側臥位またはシムス位のほうが安楽であるが，個人の好みにもよる．寝るときは腰が沈まないように，硬めの布団，マットレスを用いるのも腰背部痛の予防になる．

②シムス位の場合は，左右のどちらかが下になるように横向きに寝て，下側になった腕は背部にまわし，上側になった腕は前方に置く．腹部に負担がかからない程度にうつ伏せに近い体勢をとる．下半身は上になった足を屈曲させ，枕やクッションを用いて安定させる．

③側臥位の場合も，上になった足を枕やクッションの上に置くと安楽である．左側臥位で横になると子宮の増大による下大静脈の圧迫が解除され，仰臥

➡仰臥位低血圧症候群については，p.41 plus α 参照．

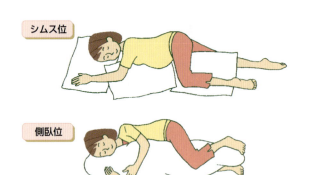
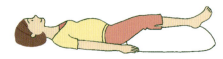

下肢からひざの裏にクッション等を当て下肢を挙上する.

図1-27 休み方

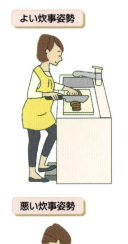
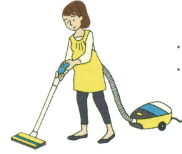

- 前傾姿勢が軽度で，骨盤で胎児の重さを支えている.
- 足を前後に開くと基底面が広くなるため，重心を調整しやすい.

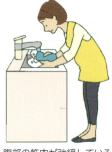
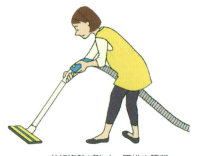
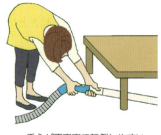

- 腹部の筋肉が弛緩している.
- 前傾姿勢が強いため，腰椎に負担がかかる.

- 前傾姿勢が強く，腰椎や腰背部の筋肉が疲れやすい.

- 重心が不安定で転倒しやすい.
- 腹圧がかかりやすい.
- 腰をひねっているため腰椎に負担がかかる.

図1-28 家事動作

位低血圧症候群の予防になる.

5 階段の昇り降り

①妊娠末期になると腹部の増大により足元が見えにくくなるため，バランスを崩しやすい.

②階段を昇り降りするときは，腰への衝撃を和らげるためにつま先に力を入れ，次にかかとの順でゆっくり接地し体重を支えるようにする．手すりを使い，床に足をしっかりつけ，一段ずつ昇り降りする.

> **plus α**
> **妊婦に適した靴**
> - 骨盤の傾斜角度を正常に保つには3cm程度のヒールがよい.
> - 厚底やヒールの高い靴，サンダルは転倒しやすいので避ける.
> - 足全体を包む靴がよい.
> - 妊娠末期になるとむくみが出現するため幅広のものがよい.

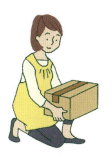
身体をかがめて，自分のほうに近付けて持つ．

図1-29 物を持つ動作

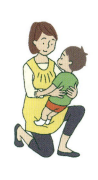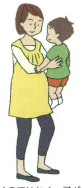
手と腹筋に力を入れて抱くのではなく，子どもを大腿部にのせ，ひざを立てながら脚の力で立ち上がる．

図1-30 子どもを抱く動作

6 家事動作（図1-28）

①通常行っていた家事などは，非妊娠時と同様に行ってよい．

②炊事など立位の姿勢で行う家事動作のときは，軽度の前傾姿勢になり，骨盤で胎児の重さを支えるようにする．作業台に向かって足を前後に開き，基底面を広くすると重心を調整しやすい．交互に足をかえながら家事をすることで疲労を予防できる．前傾姿勢が強いと腰部に負担がかかる．

③掃除機をかけるなど中腰の姿勢になりやすい家事動作は，上半身を曲げずに重心を腰に置き，足を前後に開き，腰から動かすようにすると腰部の筋肉の負担を避けることができる．かがんだ状態で作業すると重心が不安定で転倒しやすく，腹圧がかかりやすいため，腰を下ろして行うとよい．

7 物を持ち上げる（図1-29）

①物を持ち上げるときは，身体をかがめ，片ひざをついて基底面を広くする．物を身体に近付けて持ち上げ，上半身はまっすぐにする．

②重い物を持ち上げるのは，腰部や腹部に負担をかけるため避けたほうがよい．

8 子どもを抱く・抱き上げる（図1-30）

①上の子どもを抱くときは，座ってひざの上にのせると腹部を圧迫しない．

②子どもを抱き上げるときは，ひざを立てて，自分のほうに近付ける．子どもをしっかりと引き寄せ，腹部に力が入らないように抱き上げる．中腰のままや片腕だけで子どもを抱き上げない．

3 評価

①妊婦は，妊娠経過に伴い体格や姿勢が変化することを理解し，正しい姿勢を保持することができる．

②妊婦は，妊娠経過に伴う身体の変化に応じた日常生活動作を実施できる．

引用・参考文献

1) 女性労働協会．"妊娠中の女性労働者への対応"．妊娠・出産をサポートする 女性に優しい職場づくりナビ．https://www.bosei-navi.mhlw.go.jp/gimu/taiou.html，（参照2022-11-07）．

9 妊娠中の運動

1 目的・適応

妊娠中は体型の変化から足や腰への負担が大きくなり，外出することがおっくうになるため運動不足になりやすい．妊娠中の定期的な有酸素運動は，筋力・持久性・柔軟性など基本的な身体能力の維持または改善に，ストレッチは腰痛の軽減に効果がある．

妊娠中に実施するとよい運動としては，ウオーキングのほかに，全身運動でストレッチや呼吸法の練習となるマタニティースイミング，マタニティーヨガ，マタニティービクスなどのマタニティースポーツが一般的である．最近では，快適なお産に向けての心身の準備や，仲間づくりを目的に運動を行う妊婦も増加している．妊娠に伴う身体の諸機能の低下を防ぐとともに，出産に備えて筋肉・靱帯・関節を柔軟にすることを目的に，妊婦体操を紹介する施設もある．

運動を開始する時期は，原則として妊娠12週以降で妊娠経過に異常がないことが条件であるが，一般的には胎盤が形成される妊娠16週以降が望ましい．妊娠中の運動は，継続的・習慣的に行えるよう指導する．

2 準備

①以下の疾患や症状の有無を確認する．これらの疾患・症状がある場合は，妊娠中の運動の開始・継続は勧めない．

- 重篤な心疾患・呼吸器系疾患
- 早産の既往，切迫流・早産，子宮頸管無力症，頸管長短縮，前期破水
- 持続的な性器出血，前置胎盤，低置胎盤
- 妊娠高血圧症候群

②アンバランスな種目や人と接触するスポーツ，競技的性格の強いスポーツは行わないように指導する．

- 好ましくないスポーツ：サッカー，バスケットボール，ボクシングなど
- 危険なスポーツ：体操競技，スキー，スケート，スキューバダイビング，激しいラケットスポーツなど

③運動を開始する前に，専門家から具体的な方法や注意事項について指導を受けることが望ましい．

④運動しやすい服装を選び，脱水や熱中症にならないように水分を補給しながら行うようにする．運動の準備として，肩甲骨周囲・首・下肢のストレッチを行う（図1-31）．

3 実施方法

|1| ウオーキング（図1-32）

①胸を張り，背筋を伸ばした正しい姿勢で脇を締め，かかとから着地するようにリズミカルに歩く．

どんな効果がある？

- 体力維持
- 肥満予防
- 気分転換
- マイナートラブルの予防・軽減

---

plus α

妊婦スポーツの安全管理

「妊婦スポーツの安全管理基準」において考慮するべき事項は，①母児の条件，②環境，③スポーツ種目，④メディカルチェック，⑤運動強度，⑥実施時間などである．運動強度の目安として，心拍数で150bpm以下，自覚的運動強度としては「ややきつい」以下が望ましいとしている[1]．

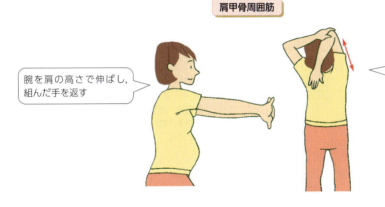

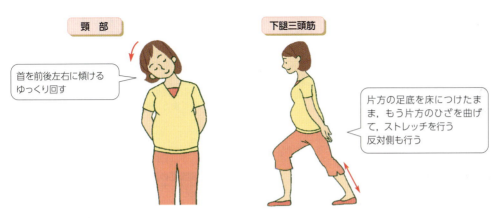

図1-31 運動前のストレッチ

② 30〜40分程度のウオーキングが運動の目安となるが,違和感がある場合は中断し,安静にする.

2 妊婦体操
① 筋肉や靱帯を伸ばすように意識して,一つの動作を10〜30秒かけてゆっくり行い,無理なく伸ばす.
② 腹部に圧迫がかからない姿勢をとるように工夫する.
③ 呼吸を止めず,自然な呼吸を行うよう心掛ける.

a 主な妊婦体操
❶ **足の体操** 筋肉のポンプ作用により血液循環を促進し,下肢の浮腫や静脈瘤を予防する(図1-33).
❷ **肩甲骨周囲・背中・側腹筋の体操** 筋肉をストレッチすることにより血流が促進され,痛みや緊張が和らぐ(図1-34).
❸ **骨盤の体操** 骨盤底筋群の収縮と弛緩を行うことで,分娩時のコントロール力を養う(図1-35,図1-36).

4 評価
① 妊婦は,妊娠中に適度な運動を行う有益性を理解し,望ましい運動を開始・

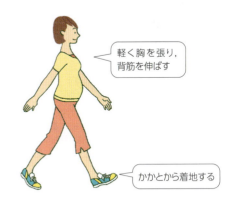

図1-32 ウオーキング

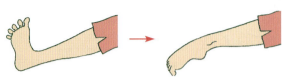
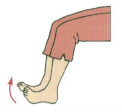

ひざを伸ばし，足首を背屈させた状態で，足の指を広げる．

足の指をとじ，足の甲を伸展させる．

いすに座り，足裏を床につけたまま，つま先だけを上向きにし，ひと呼吸して，元に戻す．

図1-33 足の体操

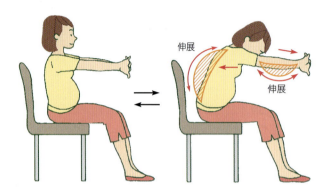

背中・腕のストレッチ

脊柱起立筋，肩甲骨周囲筋，腕の筋肉のストレッチにより痛みや緊張をとり，血液循環を促進し，生理機能を高める．
①両指を組んで手のひらを外側に向け，前に水平に伸ばす．
②おなかを引き締め，手は前のほうに押し出し，背中を丸くして後方に押し出す．

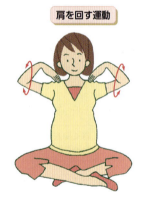

肩を回す運動

指先を肩につけ，腕を肩の高さにして，肘で円を描くようにゆっくりと大きく回す．肩甲骨をくっつけるように回す．
反対回しも行う．

側腹筋のストレッチ

基本姿勢：両脚を肩幅に広げた立位
①頭の後ろで左右の指を組む．
②そのままゆっくり上半身を左右どちらかに倒す．
　息は止めずに行う．
③戻してリラックスしたら，反対側へ倒す．

図1-34 肩甲骨周囲・背中・側腹筋の体操

継続することができる．
②妊婦は，運動中に次の症状が出現した際には直ちに運動を中止し，医療機関に連絡・相談することができる．
立ちくらみ，頭痛，腹痛，呼吸困難，筋肉疲労，下腿の痛みあるいは腫脹，腹部緊満や下腹部の重圧，子宮収縮，性器出血，胎動減少・消失，羊水流出感など．

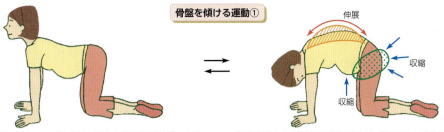

骨盤を傾ける運動①

脊柱起立筋のストレッチにより，背中の痛みや緊張がとれる．下腹部の筋肉を収縮させることで骨盤底筋の運動となる．
基本姿勢：キャッツスタイル．両ひざの間を10cm程度あけ，腕と大腿は床と直角の位置になるよう四つんばいになる．

①息を吐きながら腹筋を収縮させ（腹部をへこませる），殿筋，肛門筋も収縮させる．同時に，背中を丸くして十分に伸ばす．
②息を吸い，また吐きながら，腹筋から肛門〜殿筋と緩めていき，背中をまっすぐにして基本姿勢に戻してリラックスする．

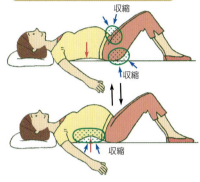

骨盤を傾ける運動②（骨盤傾斜運動）

脊柱起立筋のストレッチにより，背中の痛みや緊張がとれる．
基本姿勢：両ひざを立てた仰臥位

①息を吐きながら殿筋を収縮させると同時に，下腹部の腹筋を収縮させ，背中に押しつける（骨盤は前上方に傾斜する）．
②一呼吸して息を吐きながら，腹筋，殿筋を弛緩させ，脊柱起立筋を収縮させて，ウエストと背部にすき間をつくる．

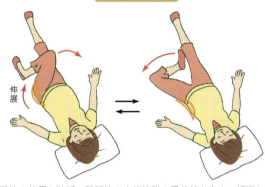

骨盤をねじる運動

殿筋の伸展と弛緩，股関節の内転筋群の柔軟性を高め，循環を促進する．
基本姿勢：片ひざを立てた仰臥位．両腕は体側に置く．

①ひざを曲げたほうのかかとを上げ，反対側の脚を越えて床に着くまで倒す．
②元に戻して，脚を揃えて伸ばす．
③脚を替えて繰り返す．運動の間，両肩は床から離れないようにする．

図1-35 骨盤の体操

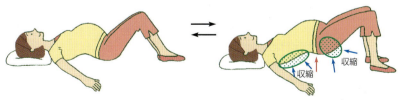

骨盤底筋群の運動①（ケーゲリング）

骨盤底筋群，大殿筋の収縮と弛緩により，出産時のリラクセーション・コントロールが可能となる．
基本姿勢：両ひざを立てた仰臥位

①腰を床に着けたまま，全身の力を抜く．
②息を吸い，息を吐きながら肛門，殿筋，腟，膀胱に向けて括約筋を収縮させながら，背筋力も使って腰を挙上する．
③挙上したままで，一呼吸する（慣れてきたら，呼吸は止めず，肛門と腟周辺の括約筋を収縮させ，肩・腕・下肢の力を抜き，ゆっくり10数える）．
④再び息を吸って，吐きながら腰を下ろす．
⑤一呼吸してリラックスする．

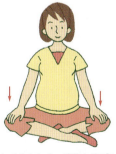

骨盤底筋群の運動②

あぐらをかき，背筋を伸ばして，肛門部を引き締めて座る．両手をひざの上に置き，ゆっくりと息を吐きながらひざを押す．一呼吸し，ひざを元の位置に戻す．

図1-36 骨盤底筋群の運動

■ 引用・参考文献

1) 日本臨床スポーツ医学会産婦人科部会. 妊婦スポーツの安全管理基準. 日本臨床スポーツ医学会誌. 2005, Vol.13 Suppl, p.276-281.
2) 日本産科婦人科学会／日本産婦人科医会. 産婦人科診療ガ
イドライン：産科編 2020. p.99-101.
3) 堀内成子ほか. エビデンスをもとに答える妊産婦・授乳婦の疑問 92. 南江堂, 2015, p.82-84.

10 マイナートラブルへの対処

妊娠中の**マイナートラブル**とは，妊娠への適応として全身が変化する中で，重大な器質的な疾患や合併症ではないが妊婦が不快と感じる身体および精神的症状をいう（**表1-5**）. 症状の強さや発生頻度は，個人差が大きい.

マイナートラブルの多くは，医学的に大きな問題ではないものが多いが，日常生活に支障を来す場合や，重大な合併症の前兆の場合もある. そのため，症状の程度，症状出現の時期，セルフケアの実施状況やその効果などについて注意深くアセスメントする. 妊婦が日常生活を調整し，マイナートラブルを起こさないよう予防的に，または症状の出現時には軽減に向けたセルフケアができるよう支援する.

以下にマイナートラブルの代表的な症状である「つわり」「下肢静脈瘤・浮腫・こむらがえり」「腰背部痛」の支援について述べる.

> **なぜケアが大切か？**
> これからの妊娠期間を前向きにとらえ，妊娠悪阻などの症状悪化を予防する

表1-5　妊娠中のマイナートラブルの発生時期と頻度

マイナートラブル	0　4　8　12　16　20　24　28　32　36　40（週）	発生頻度 (%)
嘔気・嘔吐（つわり）	―――――	50〜80
胸やけ（胃症状）	―――――――――	10〜30
腰背部痛	――――――――――――	50〜70
便秘	―――――――	2〜60
痔（痔核）	―――――――	約30
下腹部痛	―――	35〜40
頭痛・頭重感	―――――――――――	5〜15
眠気	―――――	50〜55
不眠	―――――――	25
めまい・立ちくらみ	―――――――――――	5〜40
息切れ（動悸）	―――――	5〜10
妊娠顔貌	―――――――――	30〜70
毛髪のトラブル		数
歯肉出血		30〜75
鼻出血		25〜30
瘙痒感		30
妊娠性帯下	―――――――――	60〜65
月経様出血	―	数
頻尿・尿失禁・排尿困難	―――　　　――――	85
下肢痙攣	―――――――	40〜60
静脈瘤	―――――	5〜20
下肢の軽い浮腫	―――――	25
四肢のしびれ	―――――――	10〜15

堀口文. マイナートラブルとは何か. 妊娠中の不快症状と起こりやすい時期. 助産婦雑誌. 1994, 48 (19), p.712. および竹中美. 妊婦のマイナートラブルとその保健指導. 松本清一編. 新時代の母子保健指導. ライフ・サイエンス・センター, 1986, p.274-286 をもとに作成.
日本助産診断・実践研究会編. 実践マタニティ診断. 第4版, 医学書院, 2016, p.79.

1 つわりのケア

1 目的・適応

つわりは，妊娠に伴って起こる不快症状の中で，早い時期に出現するマイナートラブルの一つである．これからの妊娠期間を楽しく前向きにとらえることができるようにするためにも，つわりのケアは大切である．妊婦自身がつわりの原因や日常生活への影響を知り，症状を緩和する対処法を理解する支援を行う．また，症状の悪化により全身状態が障害される**妊娠悪阻***などの逸脱徴候がないかを把握し，観察とケアを行う．

2 実施方法

つわりは，妊娠初期に悪心・嘔吐，食欲不振，全身倦怠感等の症状により自覚されることが多いため，初回の受診時に説明する．ケアの原則は，つわりの期間や原因の理解を助けること，食事の工夫，精神面のケア，休息，におい等の環境調整などがある．

まず，妊婦の消化器症状や食事の摂取状況の把握，心理的な苦痛感等を観察する．妊婦自身のつわりのとらえ方についても確認する．また，生理的な範囲の症状であるかの確認も，ケアの必要度を判断する上で重要である．妊婦の半数以上が経験すること，症状や程度には個人差があること，一過性のもので妊娠12～16週ごろにはほとんどが消失していくことを伝え，食事・水分の摂取方法，心身の安静と休養についての説明も行う．つわりのために口腔清掃が不十分になり，う歯や歯周病の発生・悪化を生じる可能性もあるため，口腔内を清潔に保つように説明することも大切である．

頻回の嘔吐や口渇，5％以上の体重減少を認める場合は，妊娠悪阻で治療が必要となる場合があるため，受診するよう説明する．

つわりの消失後は，その反動で食事摂取量が増し過剰な体重増加が起こる可能性があるため，体重管理についての評価や説明を行うことも大切である．

用語解説 *
妊娠悪阻

つわりの症状が悪化し，脱水や5％以上の体重減少，代謝異常などを認め治療を必要とする状態をいう．頻度は，0.5～0.8％とされる[1]．妊娠悪阻が重症化すると深部静脈血栓症，ビタミンB_1欠乏によるウェルニッケ脳症などの重篤な合併症を引き起こすため注意が必要である．

plus α
ウェルニッケ脳症

ビタミンB_1（チアミン）の欠乏によって起こる脳症．意識障害，眼球運動障害などをきたす．

plus α
つわりを改善するための対処療法

制吐薬や指圧・鍼灸などが効果的とされている．ツボの内関（ないかん．手関節掌側中央の上方3横指）を刺激すると効果があるという報告もある．

つわりを改善するための助言ポイント

①つわりの原因や経過を説明し，つわりが出現しやすい時間・状況を伝える．

②空腹時に出現しやすいため，食事を少量ずつ頻回に摂取する．

③嗜好の変化に合わせたり，冷やした食べ物にしたりして，食べられるものを摂取する．

④においに敏感になり食事の準備ができない場合は，既製品を利用したり外食するなど工夫する．

⑤嘔吐する場合でも，電解質飲料，麦茶や番茶，果汁などをとり脱水を予防する．

⑥仕事や家事などは無理をせず，職場やパートナー・家族に協力を依頼しながら身体を休める．

⑦楽しみや趣味で，気分転換を図れるようにする．
⑧一日のうちで，症状が軽い時間帯に歯磨きを行う．つわりがひどく歯磨きができない場合は，うがいでもよい．

3 評価
①妊婦は，つわりの原因や出現期間を理解し，症状緩和に向けた対処行動をとることができる．
②妊娠悪阻などの逸脱症状が生じた場合には，受診行動をとることができる．

2 下肢静脈瘤・浮腫・こむらがえりの予防

1 目的・適応

下肢静脈瘤*は，妊娠子宮による下大静脈の圧迫，下大静脈への血液還流量の増加による下大静脈圧の上昇，プロゲステロンによる静脈管壁の緊張低下を主な原因として発生する（図1-37）．主に妊娠末期に発症し，全妊婦の約 5～20％に発生するといわれている．発症の危険因子には高年齢，経産婦，多胎，静脈疾患の家族歴があり，特にリスクのある妊婦には予防が重要である．妊婦が日常生活の中で注意すべき点を理解し，下肢静脈瘤の発生および症状の増悪を防ぎ，予防行動をとれるように支援する．

浮腫は妊娠経過に伴う循環血漿量の増加，エストロゲン，アルドステロンの増加によりナトリウムや水分の再吸収率が増加し，間質内に水分が貯留することで起こる．さらに，妊娠子宮による骨盤内静脈の血行障害により下大静脈圧が上昇する．特に妊娠末期の下肢に生じやすく，横になることで緩和する．

こむらがえり（下肢の痙攣）の起こる原因ははっきりしていないが，腓腹筋の筋肉疲労，下肢静脈血のうっ滞，血中カルシウムの減少などが関連しているといわれている．妊娠中期から末期にかけて起こりやすく，夜間に頻繁に起こる場合は睡眠を妨げることにもなる．

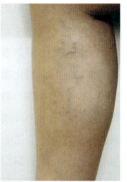

皮下静脈の拡張・怒張・蛇行がみられる．
〈写真提供：宮崎大学・金子政時先生〉
図1-37　下肢静脈瘤

用語解説*
下肢静脈瘤
左右下肢に多く表在静脈，特に大伏在静脈が80％とされる[2]．最も多い症状としては下肢のだるさ，重さ，疲れやすさ，下肢の浮腫，疼痛（鈍痛・重圧感）である．他覚的に皮下静脈の怒張，拡張，蛇行があり，重症化すると皮膚の色素沈着や皮下出血，血栓性静脈炎を伴う場合もある．

2 実施前の留意点
症状の観察や情報収集，予防行動や現在行っている対処法を確認する．

a 下肢静脈瘤
①発症の危険因子に高年齢，経産婦，多胎，静脈疾患の家族歴が挙げられる．リスクの有無を確認する．
②立位になり，表在静脈を緊満させ，静脈の拡張・怒張・蛇行が認められるか否かを確認する．健側と患側の下肢を比較することにより，明らかになる所見も多い．血栓性静脈炎などの合併症の観察も重要である．

b 浮腫
①心疾患，腎疾患，肝疾患，深部静脈血栓症などがないこと，妊娠高血圧症

候群に随伴する浮腫でないことを確認する．
②左右差，浮腫の程度を確認する．

3 実施方法

予防は，静脈還流の促進，下肢の筋肉のポンプ作用の維持が原則である．

①長時間の立位・歩行・座位を避け，座ったり動き回ったりするなど，姿勢や体位を変える工夫をする．起座時間が長い場合は，適度に足の曲げ伸ばし，つま先立ち，かかとの上げ下げなどを行う．

②下肢の静脈還流量をよくするために横になる．体位は仰臥位よりシムス位のほうが静脈の還流がスムーズである．横になる場合は，下肢を挙上するとよい．特に就労妊婦の場合は，横になって休息がとれる時間を積極的に確保するよう説明する．

③鼠径部を圧迫する下着の着用を避ける．

④急激な体重増加を避ける．

⑤マタニティー用の弾性ストッキングを着用する（図1-38）．適切なサイズやタイプを選択し，朝から就寝前まで着用する．

⑥マッサージやツボ押し（図1-39），保温を行う．

⑦食生活の改善：過度な塩分の摂取を控え，ナトリウムを過剰摂取しないようにする．小魚や乳製品など，カルシウムを多く含む食品を摂取する．

⑧こむらがえりが起きた場合の対処：けいれんした足の指を足背のほうに反らし，筋肉を伸ばす．腹部の増大により足の指に届かない場合は，タオルなどで引っ張ってもよい（図1-40）．

> **plus α**
> **浮腫の程度**
> 母指で脛骨上を圧迫し，へこみの程度を観察する．
> －：圧痕がない
> ±：圧痕不鮮明，触診でくぼみを触知する
> ＋：圧痕鮮明，指頭の1/2程度のくぼみ（約2mm）
> 2＋：圧痕鮮明，指頭の全部が埋まる程度のくぼみ（約4mm）

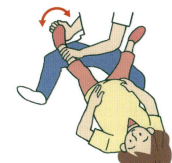

合併症なく十分な効果を得るためには，正しい適応，ストッキングの圧迫圧・タイプ・サイズの適切な選択，着用時および着用後の注意深い観察が大切である[3]．弾性ストッキングを使用する際は足関節部，腓腹部を計測し，個々に合ったサイズを判断する．

図1-38 マタニティー用の弾性ストッキング

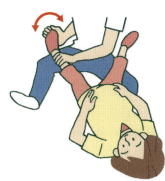

> **パートナーとスキンシップを図りながら行うマッサージ**
> ①妊婦は楽な姿勢で横になり，パートナーは座位になる．
> ②パートナーは妊婦の下肢を自分の大腿部に置き，右手で足指，左手で足関節を持つ．
> ③パートナーは，妊婦の足関節をゆっくりと左右に回転させる．
> ④妊婦の腓腹筋（ふくらはぎ）を末梢から中枢に向かって手掌でさすったり，やさしくもんだりする．

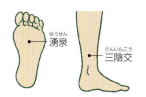

湧泉　三陰交

> **ツボ押し**
> 1回につき3回程度押す．
> 足浴や入浴時にツボ押しやツボ付近をマッサージするのもよい．

図1-39 マッサージとツボ押し

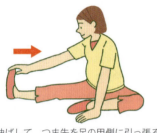
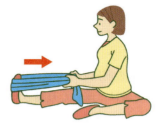

ひざを伸ばして，つま先を足の甲側に引っ張る．　　タオルなどで引っ張ってもよい．

図1-40　こむらがえりへの対処法

4 評価
①妊婦は，妊娠の経過に伴い下肢静脈瘤，浮腫，こむらがえりが起こりやすい状態であることを理解し，予防行動をとることができる．
②下肢静脈瘤，浮腫，こむらがえりが起きた際に自身で対処行動をとり，日常生活に支障を来さない．
③異常症状や日常生活に支障が生じた際には，受診行動をとることができる．

3 腰背部痛の予防

1 目的・適応
　妊娠中は，エストロゲンやリラキシンにより骨盤諸関節の可動性が増す．加えて増大する子宮により胸椎・腰椎の生理的弯曲が増強し，体幹を後方に反らした姿勢になりやすく，腰背部の筋肉の緊張が強まるため腰痛が起こりやすい．腰痛は，妊娠末期に起こりやすい．

2 実施前の留意点
以下の疾患や症状の有無を確認する．
- 妊娠前からの疾患（椎間板ヘルニア，尿路結石）
- 流産や切迫早産による子宮収縮による痛み
- 下肢のしびれの有無，急激な痛みの増強

3 実施方法：腰背部痛の予防・対処行動の指導
①運動は腰痛や骨盤痛の改善に役に立つ可能性があることを，妊娠期の女性に伝える．適度な運動として，妊婦体操（骨盤の体操）やマタニティースイミング，マタニティーヨガなどがある．
②姿勢の工夫：正しい姿勢の保持，同一姿勢を長時間続けないようにする．長時間の立位は，妊婦の腰椎や骨盤輪への負担を増強させる．
③体重のコントロール：過度な体重増加は，腰部の筋肉に持続的な負担をかける．
④腰部・骨盤の固定：妊婦用ガードル・腹帯・骨盤ベルトなどを着用する．
⑤血行改善：腰を冷やさないように，背部のマッサージや入浴・シャワー，使い捨てカイロなどを使用する．

> **plus α**
> **腰痛と運動に関するエビデンス**
> 運動が腰痛を軽減させるという結果を示した報告はいくつかみられるが，妊娠週数やそれぞれの運動などが違うため，現段階ではエビデンスが強いとはいえない[6,7]．今後効果的な運動介入プログラムの内容や時期，その安全性や効果を検討する必要がある．

> **plus α**
> **コルセットや骨盤ベルト**
> 腰痛診療ガイドライン2019[8]では，腰痛に対するコルセットなどの腰椎サポートに関するエビデンスは限定的であり，加えて，コルセットには腰痛に対する直接的な予防効果はないとされている．
> 　骨盤ベルトの使用については研究が少なく，腰痛・骨盤痛に有効であるとは言い難いのが現状だが，着用し効果があった[7]とする妊婦もいることから，対処法の一つとして骨盤ベルトを紹介することもある．

4 評価

①妊婦は，妊娠の進行に伴う腰背部痛の出現を理解し，腰背部に負担の少ない姿勢の保持や予防行動をとることができる．

②日常生活に支障が生じない．

③腰背部痛が生じた際は，対処行動により症状が緩和する．

引用・参考文献

1) Cunningham,F.G., Leveno,K.J., Bloom,S.L. et al."Gastrointestinal Disorders". Williams Obstetrics. 23rd ed. McGraw-Hill Companies, Inc, New York, 2010, p.1049-1062.

2) 杉村基. 下肢静脈瘤はなぜ起こるのか？ ペリネイタルケア. 2007, 26（11）, p.1090-1091.

3) 日本静脈学会. 弾性ストッキング・コンダクター養成委員会 より. https://js-phlebology.jp/wp/?page_id=455,（参照2021-08-14）.

4) 小林昌義. 特集，産婦人科医が知っておきたい女性内科疾患外来 プライマリ・ケア：下肢静脈瘤，静脈炎，深部静脈血栓症. 産科と婦人科. 2004, 71（11）, p.1489-1495.

5) 日本助産学会編. エビデンスに基づく助産ガイドライン：妊娠期・分娩期・産褥期2020. 2020, p.51-54.

6) 堀内成子ほか. エビデンスをもとに答える妊産婦・授乳婦の疑問92. 南江堂, 2015, p.52-54.

7) 安藤布紀子. 妊娠に関連した腰痛と骨盤痛への介入方法における国外文献の検討. 甲南女子大学研究紀要. 6号. p.77-83.

8) 日本整形外科学会・日本腰痛学会監修. 腰痛診療ガイドライン2019 改訂第2版. 南江堂, 2019, p.50, 84. https://minds.jcqhc.or.jp/docs/gl_pdf/G0001110/4/Low_back_pain.pdf,（参照2022-11-14）.

9) 安田李香ほか. 妊娠期の体重増加と腰痛発症時期との関連及び対処法. 日本助産学会. 2017, 31（1）, p.44-53.

11 切迫早産入院中のケア

1 目的・適応

　入院が必要となる切迫早産では，医師と協働し，妊娠継続と元気な状態で児が誕生することを目指した治療・管理・支援を行う．母体と胎児の状態を総合的にアセスメントし，妊娠継続の可否を評価する．切迫早産の治療は，子宮収縮抑制薬による薬物療法が基本となる．

　子宮収縮抑制薬を投与するにあたり，入院安静とする場合は，制限された入院環境においてもその人らしく妊娠を継続できるような支援，入院や安静による心理的苦痛の軽減，妊婦の頑張りを保証する支援，母親役割獲得を育む支援，安静によるリスク出現の予防，急激な状態変化への対応が挙げられる．

2 実施方法

1 母体・胎児の状態の観察

a 母体の状態の観察

❶切迫徴候　子宮収縮と腹痛・腰痛，性器出血の有無，子宮頸管長の把握．

❷感染徴候　体温，腟分泌物（性状，悪臭の有無，細菌培養）の観察，CRP，白血球．

❸全身状態の観察　バイタルサイン，食欲・排泄・睡眠などの状況．

❹こころの適応状態　妊娠の受け入れ状態，胎児への思い，早産に対する不安．

❺家族の状況　家族間の役割調整，面会時の様子，入院・治療に対する理解度．

b 胎児の状態の観察

　胎児心拍モニタリング，バイオフィジカルプロファイルスコア，妊娠週数に

---

plus α

絨毛膜羊膜炎

早産の主な原因に絨毛膜羊膜炎がある．細菌による感染が上行性に進行し，それによって炎症反応も上行性に波及していく．顆粒球エラスターゼやがん胎児性フィブロネクチンなどを用いた腟分泌物検査による早期発見，早期診断が重要である．治療は抗菌薬の投与が行われる．

plus α

早産マーカー

子宮頸管炎の評価には，腟・頸管粘液中の顆粒球エラスターゼやがん胎児性フィブロネクチンが臨床的に用いられている．

見合った胎児発育，羊水量などを把握する．

c 的確な薬剤の管理

①輸液ポンプを用いて，指示内容に沿った子宮収縮抑制薬（リトドリン塩酸塩，硫酸マグネシウム）を正確に投与する．
②点滴刺入部位を観察する．
③薬剤の効果と，有害反応（副作用）の有無を観察する（表1-6）．

表1-6 リトドリン塩酸塩・硫酸マグネシウムの主な副作用

リトドリン塩酸塩	硫酸マグネシウム
動悸，頻脈，顔面紅潮，手指の振戦，頭痛，眩暈，嘔気．重篤な副作用として，肺水腫，顆粒球減少症などがある．	体熱感，口渇，顔面紅潮，脱力感，頭痛．重篤な副作用として，膝蓋腱反射低下や呼吸抑制などがある．

2 制限された環境においても妊婦の基本的ニーズを満たす支援

❶**食事** 安静度によって，臥床したまま，ベッド上での食事など状況はさまざまである．安静や長期の入院によって食欲が低下することもある．食事環境を整え，食べやすい食事や妊婦の好みに応じて食事内容を工夫する．

❷**睡眠** 妊娠継続への不安や環境の変化によって，十分な休息や睡眠を得られない妊婦もいる．環境を整え，妊婦の気持ちを受け止めるなどのサポートを行う．薬剤の副作用による体熱感に対しては，頭部を冷やすなどの対応を行う．

❸**排泄** 安静度によっては，ポータブルトイレや床上排泄となるため，換気や消音などのこまやかな配慮を行う．

❹**清潔** ベッド上安静の場合は，清拭，足浴，手浴，洗髪を行い，爽快感が得られるように支援する．持続点滴中のシャワー浴の場合は，点滴刺入部を保護して行う．清潔援助の前後に，切迫徴候の観察を行う．

3 入院や安静による心理的苦痛の軽減・妊婦の頑張りを保証する支援

①現在の状態や今後について，心配や不安に思っていることを聞く機会を設ける．
②治療方針や今後の見通し，予測される胎児の状態について説明する．
③家族や友人と一緒に過ごせる時間をもてるよう，面会時間や場を調整する．
④長期の入院の場合は，単調な入院生活や先の見通しが立たないことによる心理的ストレスを感じやすいため，安静を妨げない範囲で行えることを提案する（読書，DVDの視聴など）．
⑤安静度が本人の状況に合っているか，不必要な安静になっていないかを検討する．

4 母親役割獲得を育む支援

①妊婦の母親役割獲得の状況をアセスメントし，子どものケアや養育のイメージづくりに向け，出産準備教育や育児準備教育の機会を個別に設ける．
②胎児の成長を確認できる機会を設ける（胎児心拍モニター装着や，超音波

顆粒球エラスターゼ
炎症時に顆粒球から放出される酵素．頸管や卵膜を構築するコラーゲン線維を分解し，頸管熟化や破水に関与する．陽性であれば頸管炎または絨毛膜羊膜炎の存在を意味し，早産や前期破水の3～4週間前から高くなる．

がん胎児性フィブロネクチン
細菌感染や物理的要因による卵膜の損傷や脆弱化，子宮収縮があると腟分泌中に漏出される．早産発生の約1～2週間前から高値を示す．

硫酸マグネシウム投与時の注意
投与時には，血中マグネシウム濃度を適宜測定しながら，過剰投与に注意する．血中マグネシウム濃度によっては，胎児に胎動低下が出現することもある．アメリカ食品医薬品局（FDA）より，「7日以上の投与は児に低カルシウム血症や骨減少症の危険がある」との警告が出された[1]．長期投与が必要な場合には，高次施設で管理し，妊娠継続による有益性が投与のリスクより上回るかを慎重に判断する[2]．

経母体ステロイド投与
妊娠24週から33週での早産が1週間以内に予想される場合，新生児の呼吸窮迫症候群，頭蓋内出血の予防を目的として，母体にベタメタゾン12mgを24時間ごとに計2回，筋肉内投与する．

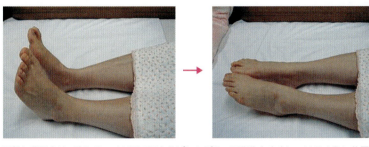

足首を背屈させ,次にゆっくり足の甲を伸ばしながら,足指先を床上につけるように伸展する.

図1-41　足の背屈運動

診断時など).

③妊婦が希望した場合は,NICUスタッフから**産前訪問**＊(入院環境や治療,ケアの内容,母乳分泌の経過や搾乳方法など)を受けられるように連絡・調整を行う.NICUに子どもが入院することへの心の準備を促す.

5 安静によるリスク出現の予防

安静が長期に続く場合は,下肢の筋力の低下,静脈還流の低下による静脈血栓塞栓症の発症に留意する.切迫徴候の程度にもよるが,理学療法士とともに腹部への負担にならない下肢の挙上,ひざの屈伸,足の背屈運動(図1-41)などを実施する.弾性ストッキングの着用も,下半身からの静脈還流に好影響を与えるため有効とされる.

6 急激な状態変化への対応

①状態が悪化したり,治療方針が変更になった場合は,NICUに連絡し,新生児の受け入れ態勢を整える.
②緊急帝王切開に対応できる態勢や術前準備(胸部X線,心電図,血液データなど),新生児の蘇生器具の準備等を行っておく.

3 評価

①妊婦は,現在の切迫早産の状態や治療方針を理解し,妊娠を継続できる.
②心身の苦痛を表出することができ,より良い環境で入院生活を送れる.
③子宮収縮抑制薬の副作用を理解し,症状を最小限に抑えることができる.
④役割行動の変容が理解でき,家族と共に対処行動がとれる.

> **用語解説＊**
> **産前訪問**
> 子どものNICU入院が予測される妊婦に,産科から依頼を受けたNICUスタッフが妊婦の病室を訪問し,出生前から子どもが受ける治療や入院生活をイメージし,不安を和らげられるよう支援する.妊娠期からの継続的な支援の始まりとなるよう,両親との信頼関係を築くことも重要な支援である.

引用・参考文献
1) FDA. Recommends Against Prolonged Use of Magnesium Sulfate to Stop Pre-term Labor Due to Bone Changes in Exposed Babies.
2) 日本産科婦人科学会/日本産婦人科医会.産婦人科診療ガイドライン:産科編2020. p.138.
3) 田中幹二."切迫早産".周産期医学必修知識.周産期医学.46巻増刊号.東京医学社,2016, p.220-223.
4) 前掲書2), p.8-12.

2 産婦の看護にかかわる技術

学習目標

◉ 入院までの産婦と胎児の状態をアセスメントし，必要な援助を実施できる.

◉ 分娩中の産婦と胎児の状態を観察し，必要な援助を実施できる.

◉ 産痛緩和および産婦の不安を取り除くための援助を理解し，実施できる.

◉ 分娩後の産婦の状態を観察し，必要な援助を実施できる.

◉ 産婦と家族の意向を尊重した分娩，早期母子接触に必要な援助を理解し，実施できる.

◉ 帝王切開を受ける産婦に必要な援助を理解し，実施できる.

1 入院までのケア

1 目的・適応

①電話での問診により，分娩開始の判断，入院の必要性のアセスメントを行い，産婦が適切な時期に安全な入院ができるよう援助する．

②産婦自身が現在の状況および今後の対処について正しく理解でき，入院（来院）できるよう援助する．

③正常な経過を逸脱していると判断される場合（出血が多い，持続する腹痛，胎動の減少・消失，妊娠中の異常の指摘がある場合など）は医師に報告し，適切な対応をとる．

2 準備

「産婦からの電話応対時の確認項目」記録用紙（図2-1）．

> **plus α**
>
> **分娩開始時期**
>
> 日本産科婦人科学会では，陣痛周期が10分以内，または1時間に6回の頻度になった時点としている[1]．

担 当 者	
日 　時	年　　　月　　　日　　　時　　　分
産婦氏名	
ID 番 号	
□主訴	□陣痛発来 □破水 □出血 □その他（　　　　　　　　　　）
□分娩予定日	月　　　日
□現在の妊娠週数	週　　　日
□初経別	□初産 □経産（今回　　　回目）
□陣痛の状態	陣痛周期　　　分 陣痛発作時間　　　秒
□陣痛が10分間隔になった時刻	日　　　時　　　分ごろ
□破水	□なし □あり（　　　時　　　分ごろ） 　　　　（量　　色　　流出状況　　）
□出血	□なし □あり（　　　時　　　分ごろ） 　　　　（量　　性状　　）
□経産婦の前回分娩経過 （特に早かった産婦）	
□妊娠中の異常・医師からの指摘事項	□なし □あり（　　　　　　　　　　）
□病院までの交通手段・所要時間	□自家用車　（　　　　　　　分） □タクシー　（　　　　　　　分） □その他　　（　　　・　　　分）
□特記事項	

図2-1 産婦からの電話応対時の確認項目の一例

3 実施方法

1 電話による問診とアセスメント

一般的に産婦は分娩開始徴候（陣痛周期が10分以内，または1時間に6回）を自覚した際には，施設へ連絡するよう妊娠中に説明されている．産婦から電話がかかってきたら，記録用紙（図2-1）に記入する．問診項目および情報収集の目的を表2-1に，電話応対の場面の例と応答時の留意点を図2-2に示す．

2 入院までのケア

a 来院を促す場合

①問診の結果から，分娩が開始している，破水している，または来院のうえ

> **plus α**
> **電子カルテによる情報収集**
> 近年では電子カルテが導入されている医療機関が増加している．正確なアセスメントをするためにも，電話による問診時に，電子カルテから基本プロフィール，妊婦健診結果，特記事項の内容を確認しながら対応する．

表2-1 問診項目と情報収集の目的

問診項目	情報収集の目的
①主訴	「10分ごとにお腹が張って痛い」「破水した」「出血があった」など，分娩が開始しているのか，正常・異常な経過なのかを判断する．
②分娩予定日・現在の妊娠週数	早産・正期産・過期産かを判断する．
③初産か経産か	同じ陣痛周期でも分娩進行が異なるため，ゆっくり準備して来院してもらうのか，急いで来院してもらうのかを判断する．
④陣痛の状態	陣痛発来時間，陣痛周期，陣痛発作時間を把握し，急いで来院を促したほうがよいかどうかを判断する．
⑤破水の有無	破水している場合，破水時間，羊水量，色，流出状況によって，来院までの適切な保健指導，異常の有無を判断する．
⑥出血の有無	陣痛の状態や妊娠中の異常の有無を確認し，異常出血（前置胎盤，常位胎盤早期剝離など）はないか判断する．
⑦経産婦の前回分娩経過	前回の分娩所要時間，異常分娩の有無から今回の分娩経過を判断する．
⑧妊娠中の異常の有無	骨盤位，妊娠高血圧症候群，多胎，胎盤位置異常など，主治医に妊娠中から異常や注意事項を指摘されていないか把握する．
⑨病院までの交通手段と所要時間	特に早い進行が予測される場合は把握する．

> **こんな場合はすぐに来院してもらう**
> ・分娩が開始している
> ・破水している
> ・出血が持続する，または多い
> ・母児の状態の確認が必要

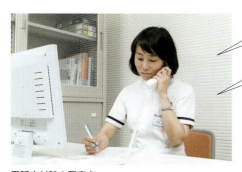

（吹き出し）産科病棟看護師の〇〇です．どうされましたか？
（吹き出し）お腹の張りは今何分おきですか？破水や出血はありますか？

電話応対時の留意点
・産婦の話すときの息づかい，声の調子，陣痛発作時にどのように対処しているかなどにより，陣痛の状態や心理状態をアセスメントするため，可能な限り産婦本人に電話してもらう．
・わかりやすい言葉で説明するとともに，産婦や家族の不安，緊張の緩和にも努める．

図2-2 産婦からの電話応対の場面例

母児の健康状態の把握が必要と判断された場合は，入院の準備をして来院するように促す．
②破水時の対応：清潔なナプキンを当て，安静にして来院するよう促す．シャワー，入浴は禁止する（臍帯の脱出，子宮内感染を予防するため）．
③来院予定時間を過ぎても産婦が来院しない場合は，こちらから連絡をとる．
④産婦の来院までに，カルテから詳細な情報を収集し，来院の際に必要な物品を準備して環境を整えておく．

b 自宅待機を促す場合
①自宅での過ごし方について：分娩までに時間を要することが予測され，母児ともに健康であることが確認できた場合は，自宅で待機し，リラックスして過ごすように伝える．破水していなければ，入浴やシャワー浴は可能である．
②再連絡の説明：陣痛間隔の短縮，痛みの増強，出血，破水，胎動の減少がみられた場合は，再度連絡するように伝える．

4 評価
①産婦は分娩開始徴候を理解・自覚し，入院する施設へ電話連絡ができる．
②産婦は適切な時期に入院できる．

引用文献
1) 日本産科婦人科学会編．産科婦人科用語集・用語解説集．改訂第4版，日本産科婦人科学会事務局，2018，p.325.

2 入院時の観察とケア

1 目的・適応
①入院時の産婦の一般状態や分娩進行状態を把握し，分娩が安全に進行するよう観察とケアを行う．
②分娩が急激に進行している場合や異常が予測される場合は，産婦を分娩室に移送し，最小限の情報収集とオリエンテーションを行いながら分娩準備を行う．
③入院時の産婦，家族の不安や緊張を緩和する．

> **不安や緊張の緩和はなぜ必要？**
> 不安や緊張は痛みを増強させる．スムーズな分娩進行のためにも，リラックスした状態でいることが大切となる

2 準備（図2-3）
①外来カルテ，②入院時の情報収集用紙（図2-4），③体温計，④時計またはストップウオッチ，⑤メジャー，⑥血圧計，⑦分娩監視装置，⑧ドプラ胎児診断装置など．

3 実施方法
①診察券，母子健康手帳を預かる．
②バイタルサイン，腹囲，子宮底長，陣痛の発作・

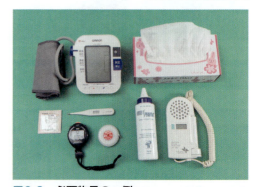

図2-3　必要物品の一例

産婦のプロフィール

氏名		年齢　　　歳	身長　　　cm	非妊時体重　　　kg	職業　　　（内容　　　　　）
初診日　　　年　　月　　日　　週		分娩予定日　　　年　　月　　日		現在妊娠　　　週　　　日	

住所

夫氏名	年齢　　　歳	職業

初経　　　歳，月経周期：順（　　　日型）・不順		結婚　　　歳（　　　年　　月）
血液型　妊婦　　型 Rh（　），夫　　型 Rh（　）	不規則抗体　無・有	
既往歴 アレルギー　無・有　（　　　　　　）	家族構成　（年齢・職業・健康状態）	家族歴：（無・有，誰が　　）

既往妊娠・分娩歴

分娩年月日	妊娠週数	妊娠・分娩・産褥の状態	児の体重	性別	健・否	栄養方法	分娩場所

今回の妊娠経過

妊娠経過	検査データ：最終検査結果　　　年　　月　　日（　　週　　日）		
不妊治療　　　：　無・有（　　　　　）	血液：		HBsAg
最終月経　　　：　　年　　月　　日から　　日間	WBC		HBsAb
胎動初覚　　　：　　年　　月　　日（妊娠　　週　　日）	RBC		HBeAg
つわり　　　　：　無・有	Hb		HBeAb
貧血　　　　　：　無・有	Ht		ATL
切迫流早産　　：　無・有	PLT		HCV
妊娠高血圧症候群：無・有	Wa-R		HIV
妊娠糖尿病（GDM）：無・有	Toxo		GBS
その他の異常　：　無・有	Rube		クラミジア
	超音波：　　年　　月　　日（　　週　　日） 　推定体重 　AFI 　胎盤の位置	NST　　年　　月　　日（　　週　　日）	

心理・社会的状況

妊娠の受け入れ　： 計画妊娠の有無：　無・有	喫煙：無・有（妊娠中　　本／日，非妊時　　本／日）
分娩・育児の準備状況	飲酒：無・有（　　　　　　　　　　）
母親教室　　：　未受講・受講（　　　　　　　　） （両親）	購読雑誌・図書　：　無・有（　　　　　　　　　）
	必要物品の準備　（出産・育児用品）：
	上の子どもたちのための準備（経産婦の場合）：
妊婦体操　　：　実施せず・実施（　　　　　　　　）	退院直後の支援者：　無・有（　　　　　　　　）
乳房手入れ　：　実施せず・実施（　　　　　　　　）	出産への思い：本人 　　　　　　　　夫および家族
乳房タイプ　：　Ⅰ型・Ⅱa型・Ⅱb型・Ⅲ型	
乳頭　　　：　形状（扁平・陥没・突出） 　　　　　伸展度（良・不良） 　　　　　副乳〔有（部位　　　）・無〕 　　　　　初乳分泌（有・無）	バースプランの要約：

入院時の所見

腹囲：　　　cm　子宮底長：　　　cm	体温：　　　℃　脈拍：　　　回／分　血圧：　　　／　　　mmHg			
児心音：　　　／分　胎動自覚：有・無	Bishop score　　　点	0	1	2	3
陣痛開始　　　年　　月　　日　　時　　分	外子宮口開大度　　cm	0	1～2	3～4	5～6
陣痛周期　陣痛間欠　　分　発作　　秒	頸管展退率　　　％	0～30	40～50	60～70	80～
血性分泌物　無・有（　年　月　日　時　分）	先進部下降度　　cm	−3	−2	−1±0	＋1～
破　水　　　無・有（　年　月　日　時　分）	頸管の硬度	硬	中	軟	
羊水漏出　　　無・有　混濁：無・有（　　）	外子宮口の位置	後方	中央	前方	
浮　腫　　　−　±　＋　＋＋　　部位：					
尿所見　　　尿蛋白（　　）・尿糖（　　）					

図2-4　情報収集用紙の一例

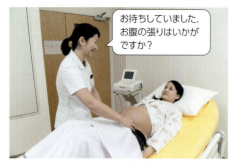

お待ちしていました．お腹の張りはいかがですか？

産婦の緊張を緩和するよう配慮しながら，腹部を露出する．

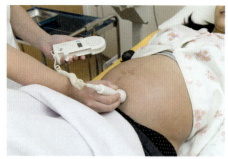

ドプラで胎児心拍数を観察する．

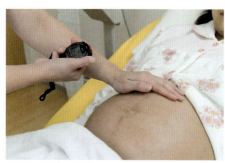

陣痛の観察．手を温め，子宮底を触診する．

図2-5　母児の状態の観察・問診

＜バースプランについて＞

バースプランとは，妊婦さんやご家族の皆様の，出産や出産前後のすごし方に対する要望や希望を盛り込んだ出産計画書です．バースプランをもとに，どのようなお産をしたいか，イメージしてみましょう．妊婦さんやご家族の皆様が安心して出産に臨めるようにできるだけサポートいたします．
※医療上の理由などで，ご希望に添えない場合もあります．ご了承ください．

1．お産に対するイメージ
　　赤ちゃんが無事生まれるか心配．陣痛がどのような痛みなのかわからないのですごく怖い．
2．立会いについて
　　夫には分娩室まで入ってほしい．
3．医療処置について
　　できれば会陰切開はしたくない．
4．陣痛室・分娩室でどのように過ごしたいですか
　　呼吸法がうまくできるか心配なので，看護師・助産師さんにリードしてほしい．進み具合をそのつど教えてほしい．
5．出産直後の赤ちゃんとの接触について
　　夫にも赤ちゃんを抱っこさせてほしい．産声を録音したい．
6．授乳について
　　できるだけ母乳でがんばりたい．
7．入院中はどのように過ごしたいですか
　　個室希望．夫にも沐浴の仕方を練習させたい．
8．その他ご意見・ご要望があればお書きください．
　　産後，育児で困った時の相談先を教えてほしい．

お名前（　○○　○○　）出産予定日（○年○月○日）

図2-6　バースプランの記載例

間欠，ドプラによる胎児心音，心理状態など，母児の状態の観察・問診を行う（図2-5）．
③内診の介助を行う．
④分娩監視装置を装着する．
⑤バースプランを確認する（図2-6）．
⑥分娩進行状況と今後の経過について説明する．
⑦カルテに記録する．

4　評価

産婦，家族は入院時，看護者のケアによって不安と緊張を緩和できる．

参考文献
1) 石村由利子編．根拠と事故防止からみた母性看護技術．第3版，医学書院，2020．

---

plus α　分娩が切迫していると予測された場合

電話による問診で得られた情報から，分娩が急激に進行していることが予測される場合は，車いすやストレッチャー，分娩室の準備を行う．

plus α　産婦入院時の注意点

入院時，産婦や家族は入院や分娩に対する不安や緊張を抱えている．これらを緩和できるような声かけとともに，分娩進行状況や胎児の健康状態，今後の見通しなどについて丁寧に説明することが重要である．

3 胎児の健康状態の観察：ドプラ法，分娩監視装置

1 目的・適応

分娩監視の目的は，子宮収縮を評価し，胎児心拍数を観察することで胎児に切迫する危険な徴候をいち早くとらえることにある．全産婦が対象となり，分娩第1期から第2期にかけて，定期的または持続的に行われる．

2 準備

a ドプラ法（間欠的に胎児心音を聴取）

ドプラ胎児診断装置，ゼリー（超音波検査用），ストップウオッチ，ティッシュペーパー．

b 分娩監視装置

分娩監視装置，ドプラ胎児診断装置，ゼリー（超音波検査用），固定用ベルト，記録紙，ティッシュペーパー．

3 実施方法：分娩監視の方法

すべての産婦において，分娩第1期（入院時を含む）には分娩監視装置を一定時間（20分以上）使用して，正常胎児心拍数パターン（心拍数基線，基線細変動が正常で，一過性頻脈があり一過性徐脈がない）であることを確認する．胎児心拍数波形レベル分類で判定し，正常胎児心拍数パターン（レベル1）が確認できた場合，次に分娩監視装置を使用するまでの一定時間（6時間以内）は，ドプラを用いた間欠的胎児心拍数聴取（15～90分ごと）を行い監視する．

このとき，①破水，②羊水混濁あるいは血性羊水，③間欠的胎児心拍数聴取で（一過性）徐脈，頻脈を認めたとき，④分娩が急速に進行，排尿・排便後など，胎児の位置の変化が予想される場合（一時的な胎児心拍数聴取でもよい）は，一定時間（20分以上）分娩監視装置を装着する．

第1期を通じて分娩監視装置を用いた連続モニタリングを行ってもよい．間欠的胎児心拍数聴取の具体的な間隔については，例えば潜伏期30～90分間隔，活動期15～60分間隔など，各医療施設で管理マニュアルを決めておくことが推奨されている．

ドプラ法による胎児の健康状態の観察を図2-7に，分娩監視装置によるものを図2-8に示す．

4 評価

① 看護者は，必要物品を準備できる．
② 看護者は，産婦の準備を整えることができる．
③ 看護者は，正しい方法でドプラ胎児診断装置・分娩監視装置を使用できる．
④ 看護者は，胎児の健康状態と陣痛のアセスメントができる．

NSTとの違い

NSTが胎児の状態が良好であるかどうかを確認するための検査であるのに対し，分娩時の胎児心拍数モニタリングでは，胎児だけでなく，子宮や胎盤などの異常を評価することも重要となる．

---

plus α

連続モニタリングが勧められる場合

①分娩第2期
②子宮収縮薬使用中
③産婦が38℃以上の発熱中
④容量41mL以上のメトロイリンテル挿入中
⑤無痛分娩中
⑥分娩第1期の胎児心拍数パターンで異常波形が認められた場合
⑦ハイリスク妊娠
〈母体側要因〉糖尿病，妊娠高血圧症候群，妊娠・分娩中の低酸素状態が原因と考えられる脳性麻痺児・子宮内胎児死亡既往，子癇既往，子宮体部への手術歴，TOLAC
〈胎児側要因〉胎位異常，推定児体重が2,000g以下，胎児発育不全，多胎妊娠
〈胎盤や羊水の異常〉低置胎盤
⑧その他，ハイリスク妊娠と考えられる症例（コントロール不良の母体合併症など）

➡胎児心拍数波形のレベル分類については，『母性看護の実践』5章6節1項参照．

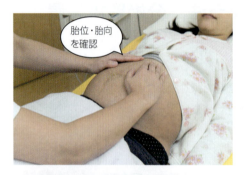

①産婦の情報を得る.
　□カルテ, パルトグラムなどから産婦の情報を得る.
　　(名前, 妊娠週数, 今回の妊娠・分娩経過についてなど)
②必要物品をそろえる.
③産婦を仰臥位または約45°のセミファウラー位にする.
④レオポルド触診法の第1段, 第2段を用いて胎位・胎向を確認し, 最良聴取部位(多くは児背側)を予測する.

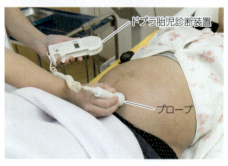

⑤ドプラ胎児診断装置のプローブにゼリーをつけ, 最良聴取部位と予測した部位にプローブを当て, 胎児心音を探す.
⑥胎児心拍数を1分間数える.

図2-7 ドプラ法による胎児の健康状態の観察

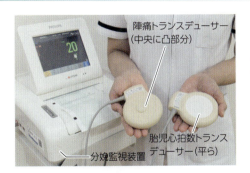

①産婦の情報を得る.
□カルテ,パルトグラムなどから産婦の情報を得る.
　(名前,妊娠週数,今回の妊娠・分娩経過についてなど)
②必要物品をそろえる.
③産婦を仰臥位または約45°のセミファウラー位にする.
④レオポルド触診法の第1段,第2段を用いて胎位・胎向を確認し,最良聴取部位(多くは児背側)を予測する.
⑤陣痛トランスデューサー,胎児心拍数トランスデューサーを分娩監視装置に接続する.
⑥記録紙をセットする.

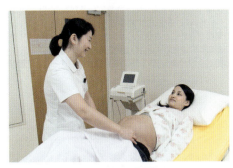

⑦産婦の準備
□検査の目的と方法,装着時間の目安を説明する.
□排尿をすませる.
⑧検査の実施
□産婦をセミファウラー位にする.
　(仰臥位低血圧症候群を予防するため.p.41参照)
□産婦の腰の下に固定用ベルトを2本合わせて通す.

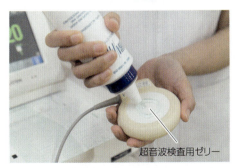

□分娩監視装置の電源を入れる.
□分娩監視装置の胎児心拍数トランスデューサーの表面(平ら)に検査用ゼリーをつける.
　(トランスデューサーと皮膚の間に空気の隙間ができると超音波がうまく伝わらないため,ゼリーで空気が入らないようにする)
□最良聴取部位と予測した部位にトランスデューサーを当て,胎児心音を探す.
□最良聴取部位にトランスデューサーを当て,ベルトで固定する.
□分娩監視装置の胎児心音の音量を調整する.

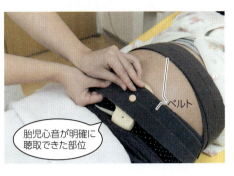

□ベルトがきつくないか産婦に確認する.

図2-8　分娩監視装置による胎児の健康状態の観察①

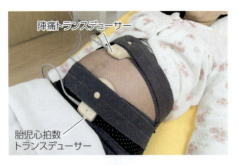

□子宮底最高部より少し下の平らな部分に陣痛トランスデューサーを当て,ベルトで固定する.

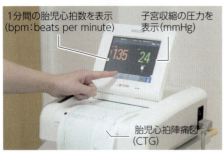

□紙送り速度が3cm/分にセットされているかを確認し,記録開始ボタンを押し,記録を開始する.
□腹部の緊張がないことを確認し,陣痛計のゼロセットボタンを押して陣痛計の波形が0点より少し上になるよう設定する.
□胎児心拍および陣痛波形が正確に記録されていることを確認する.

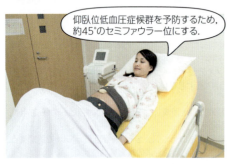

⑨所見の判読と胎児の健康状態の評価
□胎児の健康状態,陣痛の発作と間欠をアセスメントする.
□産婦の様子を併せて観察する.
(陣痛の自覚や痛みの部位・程度,陣痛への適応状態など)
□検査中,仰臥位低血圧症候群の症状の有無の観察や,正確に記録されていることを確認する.

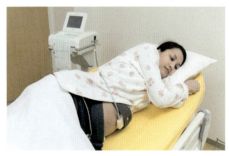

□仰臥位低血圧症候群を予防するには,左側臥位で検査すると効果的である.
(下大静脈は腹部の右側,腹部大動脈は左側に位置する.左側臥位をとることにより,腹部大動脈は増大した子宮の圧迫を受けることになるが,下大静脈に比べて平滑筋や弾性線維に富むため,比較的圧迫の影響を受けにくい)

⑩検査の終了
□分娩監視装置の電源を切り,固定用ベルトを外してトランスデューサーを取り外す.
□腹部に残ったゼリーをティッシュペーパーで拭き取る.
□産婦の着衣を整える.
□胎児心拍数トランスデューサーのゼリーを拭き取り,分娩監視装置を片付ける.

図2-8 分娩監視装置による胎児の健康状態の観察②

■ 引用・参考文献
1)日本産科婦人科学会/日本産婦人科医会編.産婦人科診療ガイドライン:産科編2020.日本産科婦人科学会事務局,2020.

4 分娩進行状態の観察と記録

1 目的・適応

　分娩進行状態の観察と記録では，分娩経過記録（**パルトグラム**；partogram）による方法が広く普及している．パルトグラムは，内診所見や陣痛，胎児心拍数に関する情報などを，観察と同時に記録用紙に経時的に記入することにより，分娩の進行状況を一目で把握できるようにした図である．人間の視覚によるパターン認識力を利用した簡便な分娩管理方法である．

　パルトグラムの目的は，分娩進行に伴う母児の状態や変化を連続的に記録することで，異常を早期に発見し，速やかな対応を可能にすることである．

2 準備

　パルトグラム（図2-9）．

3 実施方法

　以下の内容について，分娩第1期から第4期の観察時に合わせてパルトグラムを記録する．

a 分娩進行に関する情報

①陣痛の状態：周期，発作・間欠時間．

②内診所見：子宮口開大度（全開大を確認した時間を必ず記録する），子宮頸管展退度，児頭下降度，子宮頸部の硬さ，子宮口の位置，児頭の回旋，先進部の状態（産瘤の有無など）．

③腟分泌物と出血の状態：帯下の量・性状・色，出血の有無と色・性状．

④破水している場合には，羊水流出の状態，羊水量，羊水混濁の有無など．

⑤児頭の排臨・発露時間，児娩出・胎盤娩出時間．

b 産婦の状態

①母体バイタルサイン．

②産婦の状態：食事や水分の摂取と排泄の状況，分娩への適応状態（表情，言動，陣痛発作時の様子と対処方法など）．

③陣痛の状態：産痛部位と程度およびその変化，努責感出現の有無，努責の開始時間，努責の方法など．

④分娩終了から分娩後2時間までのバイタルサイン，子宮復古状態，出血量など．

c 胎児の状態

①ドプラ胎児診断装置による胎児心拍数所見．

②分娩監視装置による胎児心拍モニタリング所見．

d ケア・処置

①助産師・看護師がアセスメントに基づき行ったケア（体位変換，休息の促し，食事・水分摂取の促し，努責の誘導など）．

②分娩監視装置の装着時間と所見．

何のために記録する？

母児の状態を経時的に記録することで，分娩の進行状態を一目で把握し，その後の予測を立てやすくする

---

plus α

フリードマンの子宮頸管開大曲線

分娩所要時間については，アメリカ産婦人科学会が平均分娩時間と分娩遷延の診断指標としているフリードマンの子宮頸管開大曲線を，日本でも予測の指標として使用してきた．しかし，フリードマン曲線は，遷延分娩の早期発見のために使用するのが本来の目的であり，分娩時間の予測指標ではないことや日本における自然分娩の経過曲線の実態とは異なることから，正常分娩の所要時間の指標とはならないことが指摘されている．

名前　○○　○○○　（初産／経産 1回 ）（ 34 ）歳　妊娠（ 40 ）週（ 5 ）日　　特記事項：前期破水（4/10 9:00ごろ）

月　日	4/10							
時　間	10:00	11:00	12:00	13:00	14:00	15:00	16:00	17:00
誘導・促進								

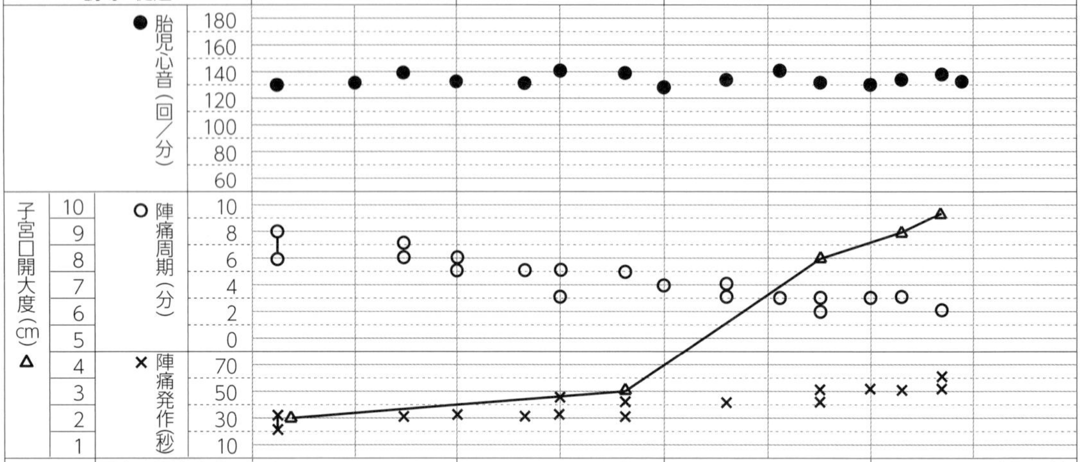

胎児心音（回／分）●：10:00付近から140前後で推移（180/160/140/120/100/80/60目盛）

子宮口開大度（cm）△、陣痛周期（分）○、陣痛発作（秒）×

内診所見	子宮口開大度 (cm)	2cm		3cm		8cm	9cm	10cm（全開大）
	子宮頸管展退度(%)	40～50%		70%		80%	ほぼ100%	100%
	児頭下降度	−1		−1		0	0～+1	+1
	子宮頸部の硬さ	中		中～軟		軟		
	子宮口の位置	中		中～前		前		
	児頭回旋	矢状縫合		小泉門／大泉門				

排　泄	排尿	排尿	排尿	

経　過

10:10
車いすにて入院. 内診時, 羊水流出少量あり. 羊水混濁（−）. 主治医指示にて抗菌薬内服. T36.5℃, P70回／分, BP124/68mmHg.
「9時ごろ洗濯物を干していたら流れる感じがあったので, すぐに外来に電話し受診しました. お腹は不規則に張っているかな」
10:20～11:00
CTG装着. 実母面会中 reassuring fetal status 確認.
「お腹は張るけど痛みは弱いです」
11:30
ベッド上であぐらをかいている.
「陣痛の間隔が10分おきになってきました. 羊水は動いたときに時々流れます」リラックスして過ごされている様子.

12:10
「陣痛間隔は少しずつ短くなってきた. 腰が重たい感じ. 食事はなんとか食べられそう」歩行でトイレへ. 羊水流出軽度（+）, 羊水混濁（−）, 胎児心音良好.
12:40
昼食8割摂取. T36.7℃, P68回／分, 胎児心音良好, 抗菌薬内服.
13:00
「食事の後からだんだん陣痛が強くなってきている. 陣痛のときに腰をさすってもらうと楽です」
発作時, ゆっくりとフーフー呼吸. アクティブチェアを促す. 「これだと腰をさすってもらいやすくていいですね」
13:40
「痛みが強くなってきた」軽度発汗（+）, 発作時, 顔をしかめフーフー呼吸. ベッドへ移動し内診実施.

14:00
CTG装着. FHR130 bpm. 側臥位. 発作時, 実母が腰をさすっている. 「結構痛くなってきました」発作時, 苦悶様表情（+）. 水分摂取良好.
14:30
FHR基線135bpm, 基線細変動10bpm, FHR90bpmまでの変動一過性徐脈あり. 体位変換で回復良好. 一過性頻脈あり.
14:45
CTG除去. ベッド上でクッションにもたれて四つんばい姿勢. 「腰が痛い～. さすって」夫来院. 「間に合ってよかった」
15:00
発作時, 手に力が入っている. 内診実施. 羊水混濁（−）. 歩行で分娩室へ移室する.
15:50
CTG装着.

16:00
「力が入ります. いきみたくなってきた」発汗著明, 肛門哆開（−）.
16:20
発作時努責感増強. 内診実施.
16:30
分娩体位, 外陰部消毒, 清潔野の準備.
16:40
子宮口全開大. FHR90～100bpmまで低下あり, 深呼吸で回復良好. 発作時の自然な努責で胎児の下降良好.
17:00
排臨
17:08
発露
17:10
胎児娩出
17:21
胎盤娩出.
シュルツェ様式, 子宮底臍下3横指, 硬度良好.
BP134/72mmHg, P82回／分, 気分不良（−）.

図2-9　分娩経過記録（パルトグラム）の一例

③分娩室入室時間.

④投薬（内服・輸液・注射）.

⑤医師による処置（会陰切開，吸引分娩など）.

⑥酸素投与（開始・終了時間，流量）.

⑦分娩後の早期母子接触（産婦・新生児・立ち会い家族の様子など）.

e 立ち会う家族について

立ち会っている家族と産婦の関わり.

4 評価

看護者は，パルトグラム活用の目的と記載内容について理解し，説明できる.

📗 参考文献

1) 日本産科婦人科学会編. 産科婦人科用語集・用語解説集. 改訂第4版, 日本産科婦人科学会事務局, 2018.
2) 荒木勤. 最新産科学：正常編. 改訂第22版, 文光堂,

2008.
3) 池ノ上克ほか編. NEWエッセンシャル 産科学・婦人科学. 第3版, 医歯薬出版, 2004.

5 産婦のニーズへのケア

1 目的・適応

分娩進行とともに変化する産婦の基本的ニーズ（食事，活動と休息，排泄・清潔），心理的ニーズを満たし，分娩進行を助け，産婦にとって安心で快適な出産となることがケアの目的である.

分娩第1期の潜伏期は比較的陣痛周期が長く，子宮収縮（陣痛）に伴う痛み（産痛）も軽いため，多くの場合，基本的ニーズをセルフケアによって充足することができる．しかし，分娩進行とともに心理的にも身体的にも余裕が失われ，セルフケア能力が低下してくるため，基本的ニーズの援助が必要となる.

分娩は，初産婦にとっては未知の経験であり，経産婦にとっては前回の記憶が呼び覚まされ，ネガティブな感情が起こりやすい．そのため，産婦が孤独感を抱かず，安心して過ごせるよう関わることが大切である．また，子宮筋（平滑筋）の収縮とともに骨格筋の活動も伴うため，エネルギー消費が著しく，発汗等による蒸散の増大などによって水分不足やエネルギー不足となる．加えて，産痛によって安楽が損なわれやすく，活動の制限も生じ，快適性が失われやすい状況となり，分娩進行にネガティブな影響を与える．そのため，エネルギーと水分の補給，疲労の軽減，産痛緩和，快適性の維持と感染予防，精神的安寧の確保など，分娩進行に応じた産婦のニーズを充足させるためのケアが重要となる.

➡️産痛緩和については，p.82参照.

2 準備（図2-10）

❶**食事** 産婦の好む食品（消化のよいもの），吸い飲みやストロー.

❷**活動と休息** アロマオイル，CD，クッションなどの安楽枕.

❸**排泄** パッド，導尿セット一式（必要時），浣腸セット一式（必要時）．

❹**清潔** パッド，寝衣，温タオル，ガーグルベースン．

3 実施方法

|1| 食事（飲食）

①基本的には，産婦の好むものを陣痛の間欠時に摂取することを勧める．

②陣痛間欠の長い時期には固形物をとり，分娩進行に伴ってのどごしのよいものに変更するのもよい．空腹感や食欲を感じにくいことも多いため，最終食事時間を考慮しながら，一口サイズのおにぎり（塩むすびや梅むすび）やサンドイッチ，フルーツなど，食べられそうと思ってもらえるような見た目の工夫も必要である．アイスクリームやシャーベット，プリンやゼリー飲料も分娩期には勧めやすい（図2-11a）．

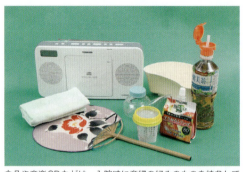

食品や音楽CDなどは，入院時に産婦の好みのものを持参してもらうとよい．

図2-10 産婦の基本的ニーズのケアに必要な物品の一例

③水分補給とエネルギー補給を同時に期待できる飲料として，ココアやミルクティーなどがある．しかし，水やお茶など比較的味のない飲料を好む産婦も多いため，スポーツドリンクを薄めたり，梅干しを入れた白湯やお茶などクエン酸を含むさっぱりした飲料を選択すると，疲労回復にも効果が期待できる．

|2| 活動と休息

①分娩の初期や分娩進行が緩やかな場合には，産婦が自由に動けるように支援する．状況（未破水，産婦や胎児の健康が維持されている）に応じて歩行やスクワット，骨盤の前後運動などを促すことは，分娩進行の助けともなる．活動を好まない産婦には，3～4時間ごとに促す排尿は，歩行のきっかけとなる．未破水の場合は，入浴を勧めると活動とリラクセーションにもつながり，分娩促進効果が期待できる．

②破水後や誘発・促進分娩では，分娩監視装置を装着したままのフルモニタリングが必要であり，活動が制限される．このような場合には，体位の工夫によって分娩進行を助ける．あぐらなどの座位や前傾座位（アクティブチェアやバランスボール，ベッド上ではストッパー付きのオーバーテーブルを利用する）は，重力による効果が期待できる（図2-11b）．

③休息は，心身を休めて，くつろぐことである．筋緊張を緩和させ，心身ともにリラックスした状態をもたらし，疲労の軽減や回復に役立つ．睡眠不足や疲労がある場合には，体位や環境を整え，陣痛間欠の長さにかかわらず，間欠時には脱力を促す（図2-11c）．歩行などの活動を行っているときでも，陣痛発作後に吐く息とともに脱力すると休息となる．

④睡眠は，産婦の睡眠状況や眠気に応じて勧める．分娩第1期の潜伏期では，

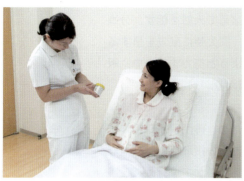 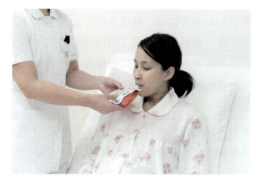

a. エネルギーや水分補給には，のどごしのよい食品（シャーベットやゼリー飲料など）が利用しやすい．分娩の初期には陣痛間欠時に産婦自身で摂取することが可能であるが，分娩第2期など筋疲労が著明で物をつかむ動作が十分に行えない場合は，摂取を介助する．

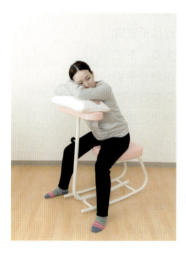

b. アクティブチェアを使用しているところ．前方にもたれながら使用する．無理な姿勢にならないよう産婦の身長に合わせて高さを調整する．前後に軽くスイングするのでリラックスしやすいが，急速な眠気をもよおした場合には転落の危険があるため，使用の際には注意が必要である．

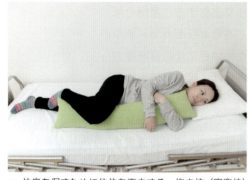 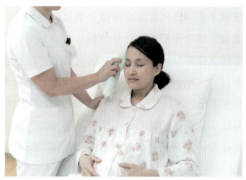

c. 休息を促すために体位を工夫する．抱き枕（安楽枕）を利用し，産婦の好む体位を整える．眠気の強い産婦や睡眠を促したい産婦には，ベッド上の休息が適している．
（実際にはベッド柵を使用し，転落防止に努める）

d. 発汗は不快感を伴いやすいため，こまめに清拭を行う．分娩衣やシーツが湿潤したり，血液や羊水などで汚染した場合には，可能な限り更衣やシーツ交換を行い，感染予防や快適性の維持に努める．

図2-11　産婦の基本的ニーズのケア

夜間の睡眠状況や時間帯によって，分娩進行を促す方法を考慮し，入眠を選択した場合には，照度を落とした静かな環境を整えて入眠を促す．分娩第1期の活動期から第2期への移行期であっても，間欠時に眠気を呈することがある．多くの産婦は眠気に逆らって覚醒しようと努力するので，眠気に逆らわず脱力し，一瞬でも眠ってよいことを伝える．

3 | 排泄

① 膀胱や直腸の充満は分娩進行の妨げとなる．そのため，排便習慣や最終排便時間などから直腸充満の程度を，最終排尿時間と水分摂取や不感蒸泄などから膀胱充満の程度をアセスメントし，排便・排尿のケアを行うことが重要である．

② 児頭が下降してくると，尿意が頻回になったり便意として感じることもある．特に，分娩第1期後半の便意は分娩第2期への移行のサインでもあり，便意の出現から急速に分娩進行することがあるため，トイレ歩行は子宮口開大や先進部（正常分娩では児頭）の下降を確認した上で判断する．トイレでの姿勢は，先進部の下降を促したり，陣痛発作時に努責がかかりやすくなるため，安全を考慮して床上排泄や導尿を選択する．トイレ歩行を選択した場合には，必ず付き添い，破水や急速な分娩進行などの急変に備える．

③ 排便は，できるだけ自然排便を促すが，入院までの排便状況などから必要と判断される場合には，浣腸を行うこともある．

④ トイレ歩行による排尿は，活動の機会にもなり，膀胱充満を回避するとともに分娩進行を促進する．そのため，3～4時間を目安に排尿を勧める．排尿後は尿量や色調を観察し，水分の過不足や児頭下降による尿道圧迫を推測する．自然排尿が期待できない場合には，導尿を実施する．産婦の尿道は児頭で圧迫されたり伸展したりしているため，通常よりもカテーテルの挿入深度は長くなる．膀胱充満感がはっきりしない場合には超音波検査を行い，不要な導尿を避ける．尿漏れを訴えた場合には，破水や破水後の羊水漏出の可能性があるため，鑑別が必要である．

⑤ 分娩第2期は胎児の娩出期であるので，基本的にトイレでの排泄を促すことはない．膀胱充満のある場合には，導尿または分娩台での排泄を選択する．

4 | 清潔

① 産婦は発汗しやすく，破水や分泌物の増加によって清潔が保たれにくい状況になる．入院時や分娩進行が緩やかな場合には，最終入浴時間を確認し，産婦の状況（分娩時期，破水や出血，疲労状況など）に応じて，入浴やシャワー浴を勧めるとよい．分娩中は，適宜，清拭や更衣によって皮膚の清潔を保持する．出血や分泌物，羊水の漏出状況に応じてパッド交換や外陰部の清拭も考慮し，全身ならびに外陰部を清潔に保ち，感染予防に努める．

plus α
環境調整の必要性
室温や湿度が高いと皮膚からの不感蒸泄は発汗として自覚されるため，不快感を伴いやすい．室内環境の調整とともに，頭頸部への冷罨法（冷却枕）や産婦の好むアロマオイルによる芳香浴，音楽，ゆっくりとした呼吸や安楽な体位の工夫を行い，リラクセーションを促進する．

②破水や発汗などでシーツの湿潤，汚染を認める場合にはシーツを交換し，快適性の維持と感染予防に努める（図2-11d）．

③呼吸法の実施，発汗や水分補給不足による口渇や唾液の濃縮，嘔吐などにより口腔内の清潔も保たれにくいため，含嗽や歯磨きを勧める．含嗽には冷水や緑茶を用いるのもよい．

| 5 | 心理的ニーズ

①分娩期は，産婦が孤独感を抱かず，安心して過ごせるように関わることが大切である．比較的余裕のある分娩第1期の潜伏期では，家族や自分と向き合える静かな環境を提供するとともに，次の訪室時間の目安や，ナースコールの使い方など連絡の方法とタイミングを説明する．また，産痛の訴えや緊張感が強いなど産婦に余裕がない場合は，産婦ができるだけ一人にならないように配慮する．

②分娩満足度には，産婦が分娩に関してコントロールができていると感じるかどうかが大きく影響する．分娩第1期の潜伏期では，産婦は自らの考えや選択を示しながら過ごす余裕がある．しかし，分娩第1期の活動期以降の陣痛が頻回な状況では，陣痛に向き合うことに集中し，自らの考えや選択を示すことが困難になる．そのため，「身体の向きをどうしたいですか？」といったオープンクエスチョンは多用せず，できるだけ「横向きがおすすめですが，できそうですか？」といったクローズドクエスチョンを用いて，産婦が自ら選択しやすいように工夫する．選択やケアの受け入れの可否など，産婦が思いや考えを十分に表現できるよう，傾聴や見守りの姿勢で接することが重要である．

③伝えたいことは，できるだけ平易で具体的な言葉や視覚情報を用いて説明する．また，緊張や不安の強い時期，分娩期後半の陣痛が頻回に繰り返される状況では，産婦がうなずいたことで説明を理解した，と判断しても，十分に伝わっていないことがあるため，その後の反応を確認し，支援することが大切である．

| 6 | 家族

分娩に立ち会う家族は，産婦の精神的支えとして重要な役割を担うが，緊張感を伴う非日常的な環境の中，急速な状況の変化や経過の見通しがつかないことにより，状況・状態への適応が困難になりやすい．そのため，産婦と同様に，できるだけ平易で具体的な言葉や視覚情報を用いて，産婦の状況や対処方法について説明する．特に，分娩進行とともに変化する産婦の反応に戸惑いを感じ，何をすればよいかわからないといった混乱状況に陥り，分娩後に無力感を覚える場合もあるため，具体的な役割を意識できるような支援やねぎらいの気持ちを伝えることが大切である．

また，産婦以上に緊張したり，医療者への遠慮から，自身のセルフケアがおろそかになる場合もあるため，食事や休息を促すなどの配慮が必要である．

4 評価

①産婦は基本的ニーズを充足できる．

②産婦は快適性を感じられる．

③産婦は安心・安楽を感じられる．

参考文献

1) 武谷雄二ほか監修. プリンシプル産科婦人科学2：産科編. 第3版, メジカルビュー社, 2014, p.274-276.
2) 日本産科婦人科学会／日本産婦人科医会編. 産婦人科診療ガイドライン：産科編2020. 日本産科婦人科学会事務局, 2020, p.202-203.
3) 北川眞理子ほか編. 今日の助産. 改訂第4版, 南江堂,

2019, p.435-454.
4) 石村由利子編. 根拠と事故防止からみた母性看護技術. 第3版, 医学書院, 2020, p.174-197.
5) 鈴木志保子. スポーツ栄養マネジメント. 日本医療企画, 2011, p.68-75.

6 産痛緩和のケア

1 目的・適応

産痛は，分娩第1期から第3期における子宮収縮，軟産道開大，骨盤壁や骨盤底の圧迫，会陰の伸展などによって生じる疼痛の総称であり，下腹部の皮膚や軟部組織，腰部，仙骨部などに痛みを感じる．

産痛を緩和することによって，産婦ができるだけ安楽な分娩期を過ごせ，産婦と家族にとって満足度の高い分娩体験となるよう援助する．

> **産痛緩和の重要性とは？**
>
> 痛みは不安や恐怖で増大し，筋肉を緊張させる．恐怖－緊張－痛みの循環が順調な分娩進行を妨げるため，産痛の緩和が重要となる

2 必要物品

❶**体位の工夫**　アクティブチェアやクッション，バランスボール．

❷**温める**　足浴（足浴器または足浴バケツ，バスタオル，足し湯用ピッチャーまたは洗面器，防水シーツ，アロマオイルなど），温湿布．

❸**冷やす**　冷却枕，タオル．

3 実施方法

産痛緩和法には，産痛そのものの緩和法と不安の緩和法がある．産痛の緩和法には，①分娩経過を知らせる，②体位を工夫し身体を動かす，③補助動作を行う：呼吸法，リラックス法，圧迫法とマッサージ法，④温める・冷やす，⑤アロマセラピー，⑥指圧，⑦音楽などがあり，産婦の安心を促し，痛みの緩和につながる．

不安の緩和法には，①出産の認識を修正する（予想していたイメージと現実のずれを修正する），②付き添う，③温かい雰囲気のある環境をつくる（金属音が少ない，壁の色，医療機器は最低限にする），④医療従事者の言動に注意する（不安に思うような言動は慎む，そばに付き添い温かく受容的な態度で接する）などが挙げられる．

> **plus α**
>
> **ゲートコントロール説**
>
> メルザック（Melzack, R.）とウォール（Wall, P.D.）が提唱した説. 痛み刺激は，脊髄にあるゲートが開くと脳に伝わり痛みを認知するが，ゲートが閉じれば感じないというもの. 産痛緩和法として痛い部分を圧迫，マッサージすることは，ゲートを閉じさせ痛みを緩和する.

a 体位の工夫（図2-12）

①産婦自身が安楽と感じる姿勢や体位をとれるようにする．

抱き枕を利用した安楽な体位

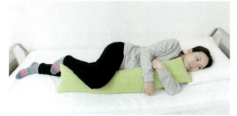
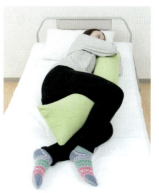

抱き枕やクッションを利用して，リラックス体位である側臥位やシムス位をとる．

膝手位（四つんばい）

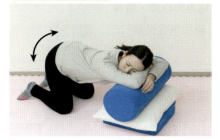

クッションなどを利用．腰を自由に動かす．

立位

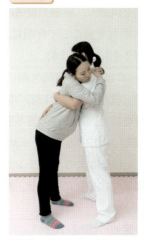
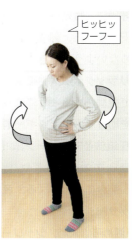

看護者やパートナーが支える．　腰を自由にまわす．

バランスボールを利用した座位

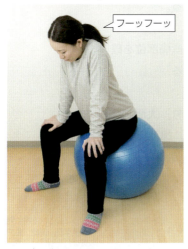

骨盤がほぼ垂直になり，子宮収縮方向と胎児の重力が一致し，胎児は下降しやすくなる．腰を前後左右に自由に動かす．見守りなど十分注意する．

座位

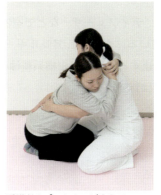

看護者やパートナーが支える．

図2-12　体位の工夫による産痛緩和

②できるだけ仰臥位を避け，立位や座位，側臥位を勧める．仰臥位を避けることは仰臥位低血圧症候群の予防につながり，立位や座位は重力の作用により分娩進行を促しやすくなる．
③破水後で児頭が骨盤内に嵌入していない場合は，臍帯脱出の可能性があるため立位や座位を避ける．
④側臥位・座位・立位・四つんばい・しゃがむなど，さまざまな体位を産婦に確認し，工夫する．アクティブチェアやクッション，バランスボールなども利用する．陣痛が弱い場合は歩行，疲労感が強い場合は側臥位，胎児の回旋を促す場合は四つんばいなど，分娩状況に合わせて選択する．
⑤家族にも参加を促す．

b 補助動作

❶ **呼吸法** 胎児へ十分な酸素を供給し，産婦の疲労の予防・痛みの軽減・精神の安定を図る．陣痛発作時は呼気を長くして呼吸に集中し，過換気症候群*にならないように注意する（図2-13，図2-14）．

❷ **リラックス法（弛緩法）** 産婦自身が陣痛間欠期に全身の筋肉の緊張を意識して弛緩させることによって，軟産道や骨盤底筋の緊張を軽減させて胎児の下降を助ける．エネルギー消費を抑え，心理面の落ち着きを図る．

❸ **圧迫法とマッサージ法**〔圧迫（図2-15），マッサージ（図2-16），タッチリラックス（看護者やパートナーによるタッチング，図2-17）〕 不安の軽減，痛みの緩和を図る．産痛部位の変化に合わせ，産婦に確認しながら圧迫やマッサージを行う．

c 温める（入浴，シャワー，足浴）（図2-18）

血液循環を促すことで筋緊張を緩和し，産痛緩和に効果的である．

d 冷やす

感受性を低下させ，産痛を感じにくくする効果がある．産婦に産痛部位を確認して，ソフトタイプの保冷剤などをタオルで覆ったものを当てる．

e アロマセラピー

リラックス効果がある．ディフューザーなどで室内に香らせたり，入浴・足浴時に滴下したりして用いる．ただし，アレルギー症状（発赤，腫れ，瘙痒感）がみられた場合は中止する．また，柑橘系精油の一部には光毒性*があるため，使用後12時間程度は紫外線を避ける．

f 指圧（ツボ）（図2-19）

産痛緩和，分娩進行を促す効果がある．

4 評価

①産婦は産痛を緩和できる．
②産婦は不安を緩和できる．
③産婦は主体的に分娩に取り組み，満足度の高い分娩ができる．

---

plus α 恐怖－緊張－痛みの関連性

リード（Read, D.）は，恐怖－緊張－痛みの関連性を指摘した．分娩時の不安や恐怖が緊張を引き起こし，それにより痛みが増し，さらに身体的緊張を引き起こし痛みが増強する．この悪循環を断ち切り，分娩が正常に経過するためには，産痛緩和法によって恐怖や不安を取り除き，筋肉の緊張を弛緩させ，精神的にリラックスさせることが大切である．

用語解説* 過換気症候群

機序：呼吸法→過呼吸→血中の二酸化炭素低下→pH上昇→呼吸性アルカローシス．
症状：呼吸困難，しびれ感，めまい，動悸など．

用語解説* 精油の光毒性

柑橘系の精油に含まれるフロクマリン類は紫外線に当たると，皮膚に発赤や瘙痒感，炎症，色素沈着などを引き起こす．ベルガモットやレモン，グレープフルーツなどには光毒性があるが，オレンジスイートやマンダリンにはない．

凡例: 吸う / 吐く / 子宮収縮の波

基本呼吸（ワルツ式）

分娩第 1 期：準備期（子宮口開大 0〜3cm）
子宮収縮がはっきり感じられ，リラックスしにくくなったら開始．

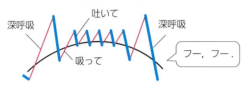

- ワルツのリズムで行う（3 秒で吸い，3 秒で吐く）．
- 鼻から吸って口から「フー」とゆっくり静かに吐く．

ヒッフー呼吸

分娩第 1 期：進行期（子宮口開大 3〜8cm）
今までの深い呼吸が子宮収縮の強さに乗りにくくなったら開始．

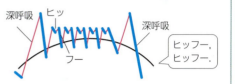

- 「ヒッ」と 1 秒で短く吐き，すばやく吸って「フー」は少し長めに 2 秒で吐く．
- 「フー」と吐く息に意識を集中して行う．

ヒッヒッフー，ヒッヒッフーウン呼吸

分娩第 1 期：極期（子宮口開大 8〜10cm）
努責感を感じるようになったころ．

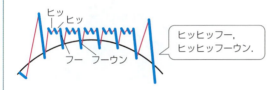

- 「ヒッ」「ヒッ」と短い呼吸を 2 回，「フー」は長くゆっくり吐く．
- 「ヒッ」は 1 秒，「フー」は 2 秒のリズムで吐く．
- かなり強い努責感を感じるようになったら，「ヒッ」「ヒッ」「フー」＋「ウン」を入れ，腹圧を逃す．

フーウン呼吸

分娩第 1 期：極期（子宮口開大 10cm）
かなり強い努責感を感じるようになったころ．

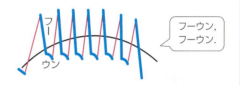

- 深呼吸は省いても可．
- 初めのころの「ウン」はのどで，次第に横隔膜のあたりから腹圧に変えるようにしていくと，乗り越えやすい．

図 2-13 呼吸法（分娩第 1 期）

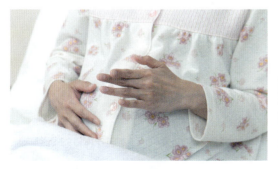

過換気症候群による手のしびれが起こることもある．過換気症候群は，過呼吸によって血中の二酸化炭素濃度が低下して生じる症状である．そのため，二酸化炭素濃度を増加させる必要がある．対応としては，「ゆっくり」と「浅い」呼吸を促す．ペーパーバッグ法（ビニール袋や紙袋などを使って呼吸する）は，二酸化炭素濃度を上げすぎることがあるため，現在では推奨されていない．

図 2-14 過換気症候群時の対応

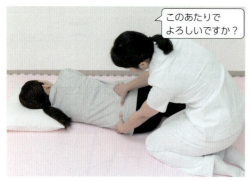

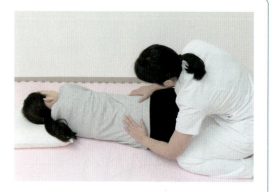

分娩第1期の圧迫法のポイント
分娩第1期の痛みは胸髄（T_{10}）～腰髄（L_1）に支配され，胎児の下降に伴い腰痛が強くなるため，腰部の圧迫法が効果的である．痛みの強い部分を産婦に確認し，母指をあて圧迫する．陣痛発作時に強く圧迫すると効果的である．側臥位，シムス位，座位など産婦の好む体位をとる．

看護者は手首を曲げ，手のひらに体重をかけるようにして圧迫する（決して指先でしない）．呼吸のリズムに合わせ，痛みの部位を確認しながら水平方向，垂直方向や円を描くように行う．安産を祈りながら，気持ちをこめて行うことが大切である．

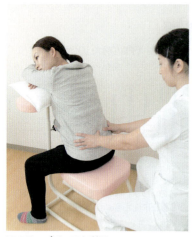

アクティブチェアを利用

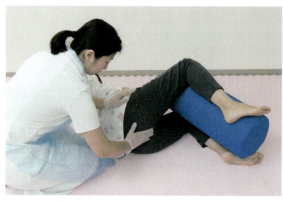

分娩第2期の圧迫法のポイント
分娩第2期の痛みは仙髄（S_2～S_4）に支配されるため，仙骨・尾骨部の圧迫法が効果的である．手首を曲げ，手のひらに体重をかけて圧迫する．

図2-15 圧迫法

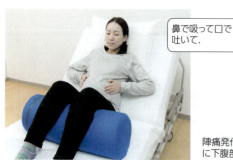

陣痛発作時に，呼吸法に合わせて両手同時に手のひらで左右に円を描くように下腹部をマッサージする．

図2-16 産婦自身による腹部の輪状マッサージ

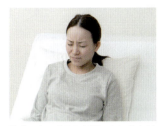
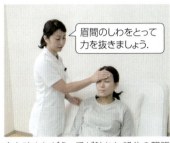
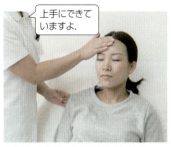
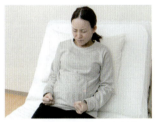
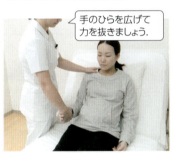
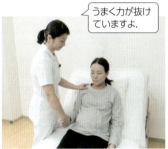

図2-17 タッチリラックス法

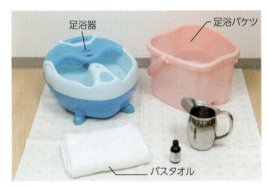
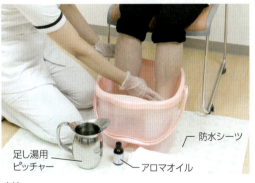

準備：
①足浴器または足浴バケツ，バスタオル，防水シーツ．
②産婦の好みにより40〜42℃のお湯を用意する（皮膚血流量に40〜42℃の間で差はない）．ピッチャーなどに足し湯を用意する．
③アロマオイルや入浴剤を使用するとリラックス効果が高まる．

方法：
①15分程度，外踝まで足をつける（加温約10分後に足背部，大腿部，上腕部，胸部などの皮膚温も上昇する[2]）．
②湯温が低下したら足し湯して湯温を保つ．
③終了後，バスタオルで水分を拭き取る．

図2-18 温める（足浴）

三陰交（さんいんこう）のツボ押し	
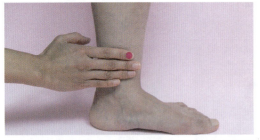	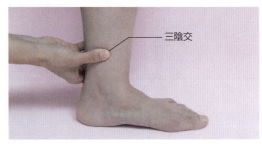 三陰交

内踝から上に約4横指の部位を探す．子宮収縮を促進する効果が期待される．

合谷（ごうこく）のツボ押し	腎兪（じんゆ）のツボ押し
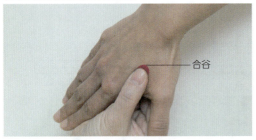　合谷	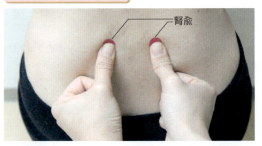　腎兪
手背側の第1中手骨と第2中手骨の基底部の間．子宮収縮を促進する効果が期待される．	第2，3腰椎棘突起の間から外側に指2本の部位．産痛緩和効果が期待される．

図2-19　分娩進行に効果的なツボ

■ 引用・参考文献

1) 永井宏ほか．分娩体位と分娩管理．金原出版，1995，p.13-23．
2) 小松浩子ほか編．看護実践の根拠を問う．南江堂，1998，p.1-11．
3) 本間佐衣子．写真で見る最新アロマオイルマッサージ．ペリネイタルケア．2016，35（2），p.51-59．

7 破水の観察

1 目的・適応

破水により胎児と外界を隔てている卵膜のバリア機能が失われると，子宮内感染を起こす危険性が高くなり，破水から分娩までの時間が長くなるほど感染率は高くなる．また，胎児先進部と子宮下部との間隙（かんげき）が広い場合，破水後に臍帯が子宮口から脱出（臍帯脱出）することがあるため，注意が必要である．臍帯脱出は，全分娩の0.5～1%に起こるとされている．

破水により子宮内環境は変化する．破水の有無を診断することは胎児の健康状態を把握する上で重要である．羊水流出が多いときは，目視（もくし）で診断は明らかである．羊水か尿か腟分泌物かが疑わしい場合には，問診，視診，内診，腟内pHの測定等の方法で診断する．

> **破水後に心配なことは？**
> ・感染
> ・臍帯脱出
> 子宮内環境が変化するため胎児の状態を把握する上でも，破水の有無を確認することは重要

破水の分類

▶ 破水時期による

適時破水	子宮口全開大のころに破水するもの.
早期破水	分娩開始後,子宮口全開大前に起こる破水.
前期破水	分娩開始前に卵膜の破綻を来したもの. 臨床的には妊娠37週未満における前期破水が特に問題となる.
遅滞破水	子宮口が全開大し先進部が深く骨盤腔に進入した時点で,なお卵膜の破綻をみないもの.

▶ 卵膜の破綻部位による

高位破水	子宮口あるいは胎児先進部よりも高い部位で卵膜が破綻した場合.前期破水でみられることが多い.
低位破水	胎児先進部の胎胞の部位で卵膜が破綻した場合,完全破水ともいう.

a 腟内pH測定法 (図2-20)

腟内がアルカリ性を示せば,破水している可能性が高い.出血やトリコモナス腟炎,精液,石けんなどにより偽陽性になることがあるため注意する.

2 準備

ディスポーザブル手袋,滅菌手袋,腟鏡,検査物品〔pH試験紙(リトマス紙,BTB試験紙),エムニケーター®〕など.

3 実施方法

①破水している感じがあるかどうかを聞く.自覚がある場合には,尿もれや帯下（たいげ）の増量との鑑別が必要となる.

②産婦が使用していたナプキンを観察し,羊水の吸着が疑われる場合には色,量,性状,においを確認する.

③リトマス紙,BTB試験紙,エムニケーター®などを,ナプキンの羊水が染み込んだ部位に当てる.

④ナプキンの吸着物の量が少なく,羊水と腟分泌物や尿との鑑別が困難な場合は,医師や助産師に診察(腟鏡診,内診)を依頼する.

⑤腟鏡診によって腟内の羊水貯留や外子宮口からの羊水流出があれば,破水の診断が確定する.また,内診指によって卵膜や胎胞に触れないことや,児頭の頭髪に直接触れることなどでも破水が確認できる.ただし高位破水の場合は,胎児先進部よりも高い部位で卵膜が破綻（はたん）しているため,卵膜や胎胞に触れる.

⑥破水確定時は,産婦に排尿時のナプキン交換,排尿前後の手洗い,ナプキンの清潔操作について説明し,上行感染を予防する.児頭が高い場合は,四肢・臍帯の脱出予防のため体動の制限(立位や歩行を避ける)についても説明する.

⑦破水が確認され,分娩まで時間を要する場合は,医師の指示により抗菌薬

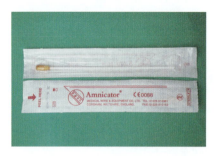
エムニケーター®
(羊水のpH検査用検査薬)

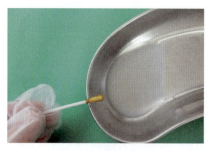
羊水に浸透する前：黄色

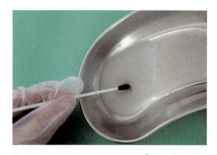
羊水に浸透中：エムニケーター®の場合，青緑から濃い青色に変化すれば陽性，色調変化がなければ陰性．pH試験紙の場合，青色に変化したら陽性．

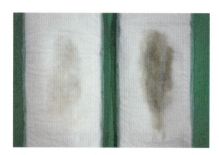
正常な羊水（左）と混濁した羊水（右）
胎児が低酸素状態になると，反射的に胎児の腸管運動は亢進，肛門括約筋も弛緩し，胎便が羊水中に排泄される．羊水混濁*の色は，胎便が羊水に混ざる程度によって黄色，薄緑色，緑色，濃緑色などがみられる．

> **用語解説***
> **羊水混濁**
> 胎児が子宮内で胎便を排泄して起こる羊水混濁は，平均14％の分娩で認められる．羊水混濁を認めた場合は，胎児の低酸素状態発見のため，分娩監視装置を一定時間（20分以上）装着し，胎児well-beingを確認する．

図2-20 破水確認と羊水の観察

の内服や注射を行うことが多い．
⑧破水時刻，観察結果，処置，保健指導について記録する．

4 評価

①看護者は，破水の診断に必要な物品を準備できる．
②看護者は，破水の診断と対処ができる．
③産婦は感染予防行動，適切な体位の保持ができる．
④産婦は子宮内感染を起こさない．

参考文献
1) 荒木勤．最新産科学：正常編．改訂第22版，文光堂，2008．
2) 日本産科婦人科学会．産科婦人科用語集・用語解説集．改訂第4版，日本産科婦人科学会事務局，2018．
3) 日本産科婦人科学会／日本産科婦人科医会編．産婦人科診療ガイドライン：産科編2020．日本産科婦人科学会事務局，2020．
4) 池ノ上克ほか編．NEWエッセンシャル 産科学・婦人科学．第3版，医歯薬出版，2004．

8 陣痛室・分娩室の準備

1 目的

分娩時の母子の安全（緊急事態への対応），および産婦と家族の安楽を保つために行う．

2 準備

①母子の安全を確保するための環境を整える．
②産婦と家族の安楽・満足な分娩のための環境を整える．
③設備や物品を準備する．

3 実施方法

a 環境

❶温度　陣痛室は25℃前後，分娩室は25～28℃に調整する．

❷湿度　50～60％に調整する．

❸採光　間接照明とする．

❹換気　分娩室は準清潔区域であり，感染予防のため空調システムを備える必要がある．在室者の制限，フィルターの交換（管理者による）などによって，適切な環境を保つ．

❺騒音　医療者の話し声・足音，鉗子・鑷子などの金属音，機器の操作音は最小限にする．

❻感染防止　医療者・家族は手洗いを行い，清潔環境を保つ．

❼プライバシー　羞恥心を伴う処置・ケアを安心して受けられるよう，また，夫や家族と過ごすことができるようカーテンなどで配慮する．

❽リラックスできる環境　産婦の好むBGMやアロマオイルの使用などにも配慮する．

b 設備・物品

図2-21のように設備や物品を準備し，点検する．

❶陣痛室　ベッド，分娩監視装置，酸素・吸引，ナースコール，洗面所，トイレ．

❷分娩室　分娩台，分娩監視装置，酸素・吸引，点滴台，吸引器，インファントラジアントウオーマー，分娩セット，無影灯，ベースン．

4 評価

①看護者は，陣痛室・分娩室の安全な環境整備ができる．
②産婦・家族は，安全・安楽・満足な環境で分娩期を過ごすことができる．

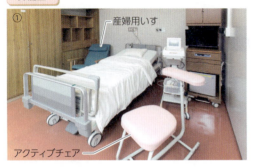
陣痛室
産婦用いす
アクティブチェア

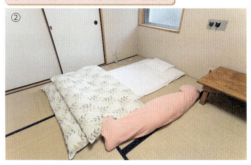
分娩第1期を過ごす分娩室隣の畳部屋

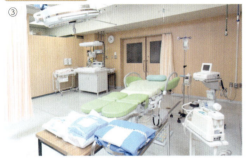
分娩室（分娩前）
カーテン，壁の色，分娩台の色もできるだけ産婦の緊張を増強しないよう配慮されている．

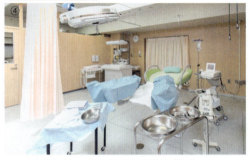
分娩室（分娩準備時）
母子の安全を守るために最新の医療機器が準備されている．

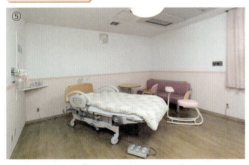
LDR*（分娩前）
医療器具に囲まれず，リラックスした中で過ごせる．

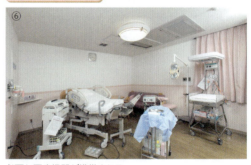
LDR（分娩準備時）
必要な医療機器が準備される．

〈撮影協力：①③④大阪医科薬科大学附属病院．②⑤⑥大阪府済生会茨木病院〉

図2-21　陣痛室と分娩室の設備・物品の一例

用語解説 *
LDR
陣痛 (Labor)，分娩 (Delivery)，回復 (Recovery) の略語で，陣痛・分娩・回復期を過ごすシステムをいう．LDRでは，陣痛時と分娩時，分娩後の回復期に部屋を移動する必要がないため，産婦の移動に伴う負担が軽減される．

9 分娩時の使用物品の準備

1 目的
母子の安全・安楽な分娩および，緊急時にすぐに対応できるように，分娩時の必要物品を整えておく．

2 準備

a 産婦用物品
分娩衣（必要時），お産セット（ナプキン・産褥ショーツまたは産後パッド・腹帯など），分娩後用前あきの寝衣．

b 夫・家族用物品
ガウン，マスク（必要時）．

c 介助者用物品（図2-22）
❶**分娩介助者** 滅菌手袋，ガウン，マスク，キャップ，フェイスシールド，足袋．

❷**間接介助者** マスク，ディスポーザブル手袋，プラスチックエプロン．

d 設備・機器（図2-23）
①分娩台：足台の高さと角度を産婦に合わせておく．
②分娩監視装置．
③インファントラジアントウオーマー．
④吸引器．
⑤血圧計，聴診器，体温計．
⑥点滴スタンド（輸液バッグ，輸液セット，留置針，アルコール綿，テープ類）．
⑦記録関係（パルトグラム，助産録，電子カルテの場合は入力用パソコン）．
⑧救急カート．

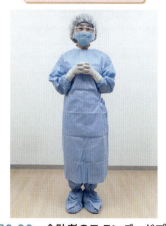 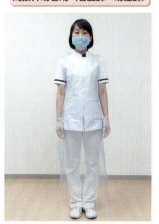

図2-22 介助者のスタンダードプリコーション

> **plus α**
> **分娩時のスタンダードプリコーション（標準予防策）**
>
> 分娩時は，血液，羊水，尿，便などに触れる機会が多い．特に，破水時や児娩出時には羊水，血液が飛散する場合もある．このため，①分娩介助者は，滅菌手袋，ガウン，マスク，キャップ，フェイスシールド，足袋を着用し，厳重に防備する，②間接介助者は，マスク，ディスポーザブル手袋，プラスチックエプロンを着用し，防備する，③汚染されたものに触れたあとは，手袋を外して手洗いをする．

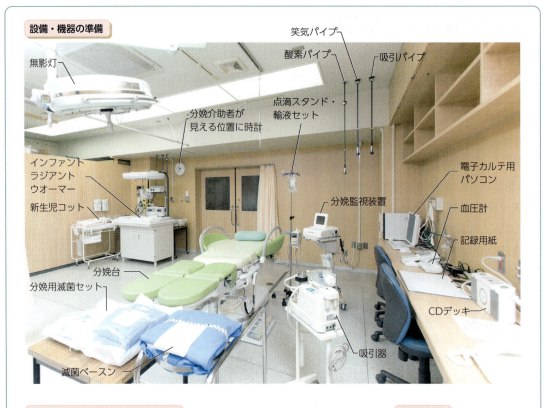

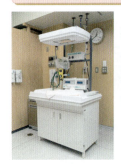
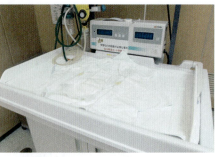

バスタオル，衣類，おむつを娩出予測時刻の30分ほど前から温めておく．

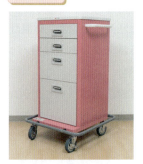

必要物品，薬液の定数・期限切れを毎日確認しておく．

〈撮影協力：大阪医科薬科大学附属病院〉

図2-23　設備・機器

ⓔ 清潔物品 （図2-24）

①分娩セット〔臍帯せん刀, コッヘル止血鉗子2本, 会陰切開用せん刀（必要時)〕, 大膿盆（胎盤受け用）, 小または中膿盆（羊水受けまたは導尿用）, 分娩シーツ, 足袋, 児受けシーツ, 滅菌ガウン, 滅菌手袋, 臍帯クリップ, 新生児用吸引カテーテル, 導尿カテーテル（必要時のみ）, ガーゼ10〜20枚, 綿花, 消毒用綿球, 消毒液, ベースン.

②縫合セット（持針器, ピンセット2本, せん刀, 縫合糸, 消毒用綿球, 0.5％リドカイン注射液, 麻酔用注射器, ジモン式腟鏡, ガーゼ10枚).

ⓕ 新生児観察・計測用物品 （図2-24）

①母子標識用ネームバンド（母子が同じ番号）.

②衣類（バスタオル, おむつ, 長着）, 点眼薬（抗菌薬）.

③計測用具：体重計, 児頭計測器, メジャー.

④観察用：聴診器, 体温計, ストップウオッチ.

⑤SpO_2モニター, プローブ.

⑥蘇生用：アンビューバッグ, 喉頭鏡（ライトを確認）, 気管チューブ, 気管カテーテル, テープ類.

3 実施方法

①毎日, 点検する.

②分娩時は再度点検し, 機器類は作動を確認する.

4 評価

①看護者は, 分娩時必要物品について説明できる.

②看護者は, 分娩時必要物品の準備ができる.

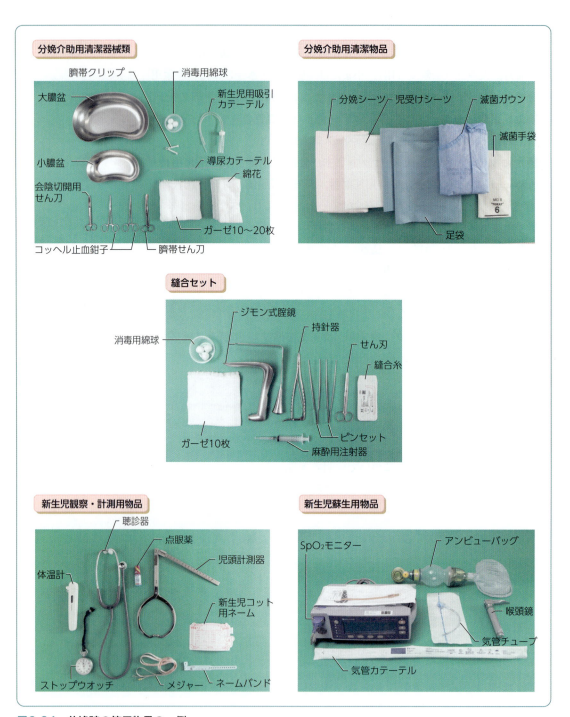

図2-24 分娩時の使用物品の一例

10 分娩体位

1 目的・適応

　産婦が安全・安楽に分娩できるよう，分娩体位の援助を行う．

　分娩時に産婦が仰臥位をとると，子宮と腰椎が腹部大動脈，下大静脈を圧迫し，子宮の血流量が減少して，胎児が低酸素状態に陥ることがある．これらを予防するためには，理論的には仰臥位をとらないことが勧められている[2]．

　垂直位（座位，蹲踞位，立位）は骨盤誘導線の方向，および重力の方向とも一致することで児頭が下降しやすくなる．また，立位をとり大腿を開くことにより，骨盤底筋群が伸展しやすくなる．さらに，自然な軽い努責と児頭娩出速度を調整するための呼吸法により，児頭がゆっくりと下降し，負荷を腟口全体に分散させやすくなり会陰裂傷が少なくなる．

　フリースタイル分娩（アクティブバース）とは，産婦の意思に任せた自由な出産方法のことである．近年では，このような方法を取り入れる施設も少しずつ増えている．産婦が自由な姿勢をとれることは，産婦の快適性や満足度を高くすることが報告されている[3]．

2 準備

　分娩台，クッション，マット（ヨガマットなど）．

　看護者は，プラスチックエプロン，ディスポーザブル手袋．

3 実施方法

　具体的な分娩体位として，仰臥位，セミファウラー位，側臥位，座位，膝手位（四つんばい），蹲踞位，立位などが挙げられる（図2-25）．産婦が，より安楽と感じた体位を自由に選択できるようにする．それぞれにメリット，デメリットがあるため，それらを把握した上で産婦にアドバイスやケアを行う．

　フリースタイル分娩を実施するには，産婦が母親教室などの分娩準備教育で，フリースタイル分娩の写真やイラスト，デモンストレーションを通してイメージづくりをしておくことが重要である．一方，フリースタイル分娩を希望している産婦が実施できない場合もある．分娩は母児の安全が最優先となるため，異常分娩の可能性が生じた場合や無痛分娩の場合は実施が困難であることも説明し，理解を得ておく．

4 評価

①産婦は安全・安楽な分娩体位をとることができる．
②産婦の分娩満足度が高い．

主な分娩体位の種類

・仰臥位
・側臥位
・膝手位（四つんばい）
・蹲踞位（スクワット）
・立位

---

plus α

『WHOの59カ条』

1997年にWHO（世界保健機関）によって出された，正常産のケアのスタンダードが書かれた実践ガイド．科学的根拠に基づいており，ケアの指針として用いられている．

---

plus α

ガスケアプローチ

フランスの医師ベルナデット・ド・ガスケによって提唱された，姿勢と呼吸を整え，腹圧をコントロールすることによって骨盤底筋群を保護・強化する方法．骨盤底筋群を保護することで，周産期を含む女性の一生を通じて，尿失禁や子宮脱などの骨盤底機能不全症の予防につながるという考え方．

2

産婦の看護にかかわる技術

セミファウラー位

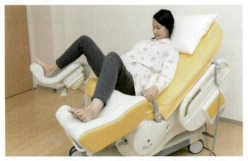

メリット：分娩介助と分娩後の診察が容易．緊急時の対応がしやすい．
デメリット：仰臥位低血圧症候群を起こしやすい．重力のかかる方向が胎児の下降方向に一致しないため，努責をかけにくい．

側臥位

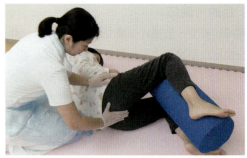

メリット：休息がとりやすい．仰臥位低血圧症候群を予防できる．急速遂娩を予防できる．
デメリット：挙上した片足を支える必要がある．努責をかけにくい．

膝手位（四つんばい）

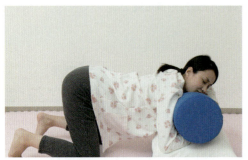

メリット：努責がかけやすい．骨盤誘導線に沿って児が下降しやすい．股関節痛や開排制限のある産婦にも負担がかかりにくい．
デメリット：モニターが装着しにくい．産婦と介助者が目を合わせて会話しにくい．長時間になるとひざが痛くなったり発赤することがある．

蹲踞位（スクワット）

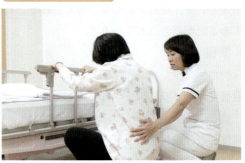

メリット：立位より大腿がさらに開くことで骨盤底筋群が伸展しやすくなる．
デメリット：努責をかけやすいため，腟壁や会陰の裂傷を起こしやすい．

図2-25　分娩体位の種類

引用・参考文献

1) 戸田律子訳．WHOの59カ条：お産のケア実践ガイド．農山漁村文化協会，1997．
2) 進純郎ほか．正常分娩の助産術：トラブルへの対応と会陰裂傷縫合．医学書院，2010，p.28．
3) 島田三恵子ほか．科学的根拠に基づく快適で安全な妊娠出産のためのガイドライン（改訂版）．平成23～24年度厚生労働科学研究．http://sahswww.med.osaka-u.ac.jp/~osanguid/index.html，（参照2022-11-07）．
4) 喜多里己ほか．妊娠期からの骨盤底筋機能不全予防アプローチ（ド・ガスケアプローチ）の日本女性への活用性の検討．日本赤十字看護大学紀要．2010，24，p.77-86．

11 分娩に向けた産婦の準備とケア

1 目的・適応

娩出期（分娩第2期）には，子宮口が全開大しており，産婦は陣痛発作時に自然に努責が入るようになる．産婦は自然な努責を有効に利用し，子宮収縮のピーク時に腹圧をかけ児を娩出する．この時期，産婦の身体的疲労はピークに達する．

産婦が正常な経過で出産できるためには，心身ともに安全・安楽・安心な状態であり，安全性と快適性が保障され，分娩に主体的に取り組めるような関わりが必要である．主体的に取り組むことで，出産への満足感，達成感を得ることができる．

分娩第2期にあるすべての産婦が対象となる．

娩出期（分娩第2期）に注意することは？
- 陣痛室から分娩室への安全な移動
- 破水・出血の有無，性状の観察
- 分娩監視装置による胎児心拍数連続モニタリング
- 努責のタイミングの支援

2 準備

ドプラ胎児診断装置，分娩監視装置，基本的ニーズに関するケアに必要な物品（水分，タオル，うちわなど）．

コンテンツが視聴できます（p.2参照）

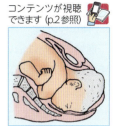

● 分娩機転
〈アニメーション〉

3 実施方法

1 基本的ニーズへのケア（図2-26）

a 水分補給

この時期は，陣痛の増強により食事ができる状態ではない．発汗が著明であり，体温の上昇や呼吸によって口渇を感じやすい．産婦に口渇がないか観察し，水分摂取の意向を確認しながら水分補給を行う．

b 排泄

児頭の下降によって尿道や膀胱が圧迫・伸展されることで尿意を感じにくく，排尿が困難になっている．視診および触診により膀胱充満が認められる場合には導尿を行う．

c 休息

次の陣痛発作時に有効な努責がかけられるように，陣痛間欠時には身体の力

水分補給

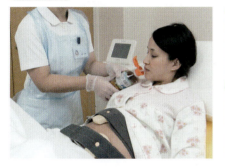

汗を拭く

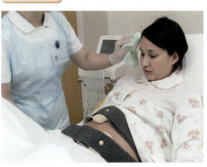

図2-26 基本的ニーズへのケアの一例

を抜き，リラックスして休息がとれるよう促す．間欠時にも身体に力が入ったままになっていることがあるので，力が入っている部分をさすったり，タッチングすることで力を抜けるよう援助することも効果的である．

d 清潔

強い陣痛に呼吸法で対応したり努責をしたりすることで体力を消耗し，発汗が多い時期である．汗を拭いたり，うちわであおぐことで発汗による不快感を最小限にする．

2 産婦の準備

a 陣痛室から分娩室への移動

分娩室へは，入室後1時間程度で児が娩出されると予測される時期に移動する．一般的には，初産婦では子宮口が全開大後，肛門・会陰部の抵抗感や努責感が増強し，陰裂から胎胞や児頭が見え始めた時期，経産婦では子宮口が7～8cm開大し，肛門・会陰部の抵抗感や努責感の増強が認められた時期が適している．安全に配慮し，歩行または車いすで移動する．

b 体位の調整

産婦の意向に沿いながら，分娩進行に効果的な体位をとれるようにする．分娩進行を促す場合には，産婦に必要性を説明した上で座位や蹲踞位を勧めることもある．

c 清潔野の準備（図2-27）

助産師は清潔野を準備する．外陰部消毒に消毒薬を使用する必要はなく，分娩終了後にガーゼや綿花で会陰の血液を拭き取るのと同じように，分娩前も血液や便などの目立った汚れがある場合のみ，分娩室内の水道水（微温湯）で拭き取るケアで十分と考えられている．

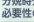
分娩時外陰部消毒の必要性の見直し

分娩時外陰部消毒とは，助産師が産婦の外陰部，会陰部，大腿内側，肛門周囲をポビドンヨード，塩化ベンザルコニウムなどの消毒液や微温湯で洗浄，清拭によって清潔にすることをいう．
近年，消毒液の使用は水道水と比較して感染予防に効果がないというエビデンスが出されていることや，分娩時の清潔野保持の困難さ，消毒薬による母児への悪影響からその必要性が見直されている．

胎児機能不全

胎児が子宮内において，呼吸ならびに循環機能が障害された状態を胎児機能不全という．
母体合併症など潜在性の胎児機能不全が考えられる場合は，胎児の健康状態の観察を厳重に行う．リスクが低い場合でも，分娩経過中には臍帯圧迫などにより急激に胎児機能不全を生じることもあるため，分娩進行状況と合わせて胎児の健康状態を観察する必要がある．

胎児機能不全の原因

臍帯因子：臍帯巻絡，臍帯真結節など
胎盤因子：妊娠高血圧症候群，過期妊娠に伴う胎盤機能不全など
母体因子：母体低血圧，母体低酸素血症，重症貧血など
子宮因子：過強陣痛，子宮破裂など
胎児因子：染色体異常，血液型不適合妊娠など

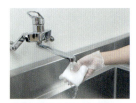
綿花を水道の湯でぬらす．

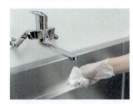
綿花をしぼる．

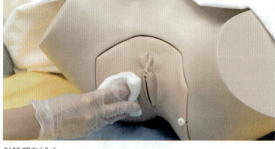
外陰部を拭く．

図2-27　清潔野の準備

3 児の娩出に関わるケア

a 努責の誘導

①児の下降を促すために意図的に努責をかける場合には，分娩介助を行っている助産師の誘導に合わせて声をかける．

②仰臥位分娩の場合では，分娩台の側方についているレバーを握り，あごを引いて背中を丸め，臍部分をのぞき込むような姿勢で努責するとよい（図2-28）．

③努責の後は，産婦の頑張りを認め，勇気付け，進行具合を伝えたりしながら，前向きな気持ちで取り組めるように励ます．

④1回の努責が長時間になると胎盤の血流量を減少させ，胎児機能不全の原因になるため，途中で息つぎをしながら，短時間で数回の努責をかけるようにする．

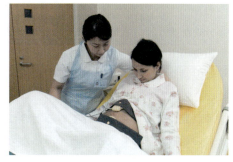

図2-28　セミファウラー位での努責誘導

b 呼吸法の誘導

①陣痛発作後にはゆっくりとした深呼吸を促すなどして，胎児への酸素供給に配慮して呼吸を誘導する．

②児頭の後頭結節が恥骨結合弓下を滑脱したら，児の急激な娩出を防ぐために，分娩介助を行っている助産師の誘導に合わせて努責を止め，短速呼吸に切り替える（図2-29）．

③仰臥位分娩の場合は，分娩台のにぎり棒を把持している手を外して胸の上に置き，「ハッ，ハッ，ハッ」と言葉で誘導するとよい．

c 胎児心拍数モニタリング

①分娩第2期は，胎児が最もストレスを受ける時期である．この時期は分娩監視装置で連続モニタリングが行われていることが多い（➡p.71 plus α 参

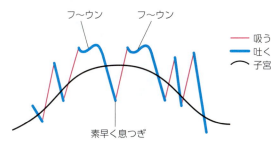

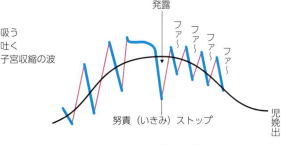

- 自然な努責感に合わせ，息を整え，「フ〜ウン，フ〜ウン」と5秒程度，骨盤誘導線に沿って努責する．
- 長い努責は産婦が息を止めることにより胎盤絨毛間腔への血流が減少し，胎児の血中酸素分圧低下につながる．

- 急な娩出による会陰の損傷を避け，児頭を最小周囲径で娩出させるため「いきみストップ」の合図で，努責途中でもすぐにやめる．
- 胸に手を置いて，「ファ〜ファ〜ファ〜」と全身の力を抜く．

図2-29　努責時の呼吸，短速呼吸

照).
②分娩が進行し，胎児の第2・第3回旋が進むと，頭位第1胎向の場合，胎児心音の最良聴取部位は左臍棘線の中央から下方正中線上へ移動していく（図2-30a）.
③陣痛発作時や努責をかけているときには胎児心音の聴取が難しくなることがあるため，胎児心拍数トランスデューサーの角度を調整するなどして聴取に努める（図2-30b）.

d 徐脈出現時の対応

①この時期，胎児が頭位の場合は先進部の圧迫により早発一過性徐脈が出現することがあるが，児頭圧迫による生理的な心拍低下であることが多い.
②分娩中はさまざまな要因により，胎児心音が低下し胎児機能不全が生じることがあるため，注意が必要である.
③胎児心拍モニターで胎児の低酸素状態への進展が懸念される場合，陣痛促進薬を使用中であれば投与中止の検討や，母体の体位変換（仰臥位から側臥位へ），母体への酸素投与などによって，胎児血の酸素化に有利に働く可能性がある（図2-31）.
＊正常妊婦において，母体への酸素投与が胎児血の酸素飽和度を上昇させることが報告されている．10〜15L/分で酸素を送る.

e 家族の発達を促すケア

①家族の立ち会い時には，分娩進行に伴う家族の言動・表情などを観察し，心理状態をアセスメントする.
②家族へも適宜分娩進行状態を説明し，家族が産婦を支援（汗を拭く，うちわであおぐ，水分摂取を促す，産痛部位のマッサージ等）できるよう促す.

4 評価

①看護者は基本的ニーズに必要な物品を準備できる.
②産婦は安全・安楽に分娩第2期を過ごすことができる.

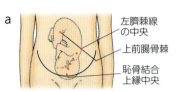

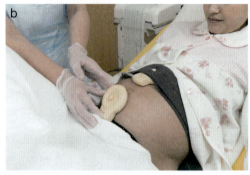

胎児心音の最良聴取部位の変化に合わせて，下方正中線上に胎児心拍数トランスデューサーをずらす.

図2-30　胎児心音の最良聴取部位

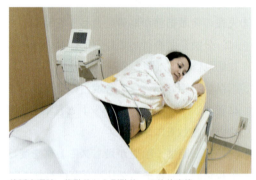

徐脈出現時，仰臥位から側臥位への体位変換

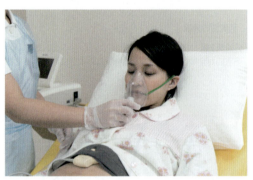

母体への酸素投与

図2-31　徐脈出現時の対応

参考文献

1) 池ノ上克ほか編. NEWエッセンシャル 産科学・婦人科学. 第3版, 医歯薬出版, 2004.
2) 石村由利子編. 根拠と事故防止からみた母性看護技術. 第3版. 医学書院, 2020.
3) 日本産科婦人科学会編. 産科婦人科用語集・用語解説集. 改訂第4版, 日本産科婦人科学会事務局, 2018.
4) 日本産科婦人科学会／日本産婦人科医会編. 産婦人科診療ガイドライン：産科編2020. 日本産科婦人科学会事務局, 2020.
5) 瀬戸知恵. 分娩時の外陰部消毒のあり方：水道水を用いた方法の効果と提言. 助産雑誌. 2011, 65 (12), p.1061-1066.
6) 瀬戸知恵ほか. 産婦のQOL向上を目指した分娩時の外陰部消毒に関する基礎的研究：わが国の外陰部消毒の実態とその関連因子. 日本母性看護学会誌. 2009, 9 (1), p.9-18.
7) 日本助産学会. エビデンスに基づく助産ガイドライン：妊娠期・分娩期・産褥期2020. 2020, p.117-118.

---

12 分娩直後の母体の観察

1 目的・適応

　分娩直後は，胎盤剝離による子宮体内面の血管破綻や，軟産道の損傷による出血を伴う危険性が高い．胎盤娩出後は速やかに子宮筋が収縮し，胎盤剝離面に露出している破綻血管が絞扼され止血されるが，子宮収縮が十分に得られない場合（子宮収縮不全）には，出血量の増加を認める．また，それまでの苦痛や緊迫した状況から解放され，わが子の誕生による安堵感や幸福感とともに，疲労感や寒気などの不快症状を感じることもある．

　分娩直後の母体のケアには，異常出血に対する細心の注意と処置の準備，快適性の確保が必要である．

2 準備

　血圧計，体温計，ストップウオッチ，産褥パッド，産褥ショーツ，大パッド，ガーゼまたは綿花，微温湯，清拭用温タオル，ディスポーザブル手袋，寝衣一式，保温用掛け物などリネン類，飲料水，導尿セット一式．

3 実施方法

①バイタルサイン（主に循環動態を把握するために血圧，脈拍）の測定と問診・視診により，一般状態を観察する（図2-32a）．

②胎盤娩出後，出血状況の確認とともに子宮の外縁を探り，子宮底の位置・硬度・傾きを確認する．子宮底部の位置（高さ）は，臍からの横指の幅で測定する（通常，直接介助の助産師が実施する）．

③良好な子宮収縮を確認した後，医師または助産師によって産道精査が実施される．軟産道損傷（頸管，腟部，会陰など）を認める場合には，医師による縫合術などの処置が行われる．処置に関する説明を行い，保温や室温調整など環境を整え，褥婦の安楽に配慮する．

④産道精査や創傷部縫合などの処置中には，一般状態の変化に注意する．膀胱充満がある場合には，子宮収縮促進のために導尿を実施する．

⑤分娩時の発汗などにより悪寒を生じることもあるため，掛け物などを用いて保温に努める．発汗や羊水などによって衣類の湿潤が高い場合には，乾いたタオルを衣類の間に挟んだり，湯たんぽなどを用いて上半身を加温するの

分娩直後はなぜ危険？
分娩時裂傷や子宮収縮不全による異常出血が起こる可能性がある

---

plus α
弛緩出血

分娩第3期または胎盤娩出直後に，子宮筋の収縮不全を原因として起こる異常出血のこと．子宮筋の収縮・退縮不良により，胎盤剝離部での止血機序が阻害されて起こる．胎盤娩出後に，凝血を含む暗赤色の出血がみられ，子宮底が高い位置に軟らかく触知される．

---

plus α
胎盤娩出直後の膀胱充満の観察

事前に，最終排尿時間や飲水量等を把握しておき，胎盤娩出直後の膀胱充満の程度を予測しておく．肥満妊婦や妊娠期の体重増加による下腹部の脂肪蓄積が多いときは，膀胱充満の確認が難しい場合がある．その際には残尿測定あるいはハンディタイプの超音波診断装置を利用すると正確な判断が可能となる．

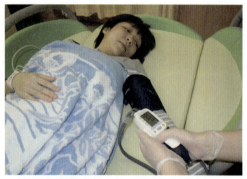

a. 分娩直後の血圧測定
循環動態を把握するために，主に血圧，脈拍を測定し，問診・視診により一般状態を観察する．

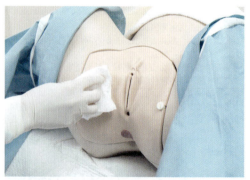

b. 分娩直後の外陰部の清拭
外陰部とその周辺は，微温湯で湿らせたガーゼまたは綿花などを用いて血液や羊水，分泌物等を拭き取る．

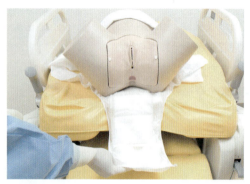

c. 産褥用ショーツとパッドを当てる
殿部の清拭を済ませ，分娩シーツを取り去り，産褥用ショーツやパッドをひとまとめにしたものを差し込む．

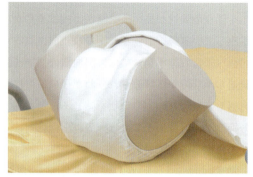

d. 体位を整える
産褥用ショーツを整えたあと，分娩台の補助台を上げ，足台から足を下ろすよう促す．

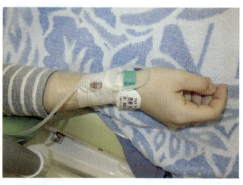

e. 血管確保
分娩後2時間は出血への対応のため，血管確保を続けておく．

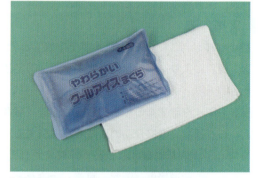

f. 子宮収縮不良時に使用する冷罨法用冷却枕
タオルを巻き，冷えすぎないよう注意する．

図2-32 分娩直後の母体へのケア

もよい.

⑥産道精査や縫合終了後は，褥婦に祝福やねぎらいの言葉をかけ，希望に応じて飲水を勧める.

⑦外陰部周辺の清拭とパッドの装着，清拭・更衣について説明する.

⑧分娩直後にパッドや産褥用ショーツ等（ディスポーザブルショーツを用いることが多い）を褥婦の殿部に差し込めるよう，ひとまとめにしておく.

⑨外陰部は清潔なガーゼで血液を拭き取る（図2-32b）.

⑩産褥用ショーツとパッドを当てる（図3-32c, d）.

⑪全身清拭と更衣を行う（分娩2時間後に行う場合もある）. 安楽な体位を整え，掛け物を用いるなど保温に注意する.

⑫今後の予定と膀胱充満感や出血が多いなどの異常を感じたら，看護者を呼ぶよう説明する. 以降の母体のアセスメントとケアについては，➡p.117「16節 分娩後2時間の観察」参照.

⑬分娩後2時間は，異常出血時の処置（輸液，子宮収縮薬の使用）に備え，血管確保はしたままにしておく（図2-32e）.

⑭子宮収縮不良時は，子宮底に収縮を促すための冷罨法（冷却枕）を行う場合がある（図2-32f）.

4 評価

①分娩直後の産婦の観察に必要な物品を準備できる.

②分娩直後の産婦へのケアが実施できる.

③分娩直後の一般状態（バイタルサインなど）が異常なく経過する.

④分娩直後の退行性変化が異常なく経過する.

---

plus α

分娩直後の出血や痛みの訴え

多くの場合，会陰部を血液が流れる感触として訴えるが，パッドが重たく感じたり，冷たく感じることもある. 血腫（ヘマトーマ）形成の場合には，拍動痛や持続する痛み，排便感として訴えることもある.

plus α

分娩直後のエネルギー補給

分娩期には筋活動性も高く，エネルギーの消耗と筋肉疲労を生じている. 産褥期に向けて速やかに疲労回復を促進するためには，分娩直後のエネルギー補給が重要となる. 水分補給も兼ねた100％果汁などがよい.

📖 参考文献

1) 武谷雄二ほか監. プリンシプル産科婦人科学2：産科編. 第3版，メジカルビュー社，2014，p.276-277.
2) 前掲書1），p.278.
3) 鈴木志保子. スポーツ栄養マネジメント. 日本医療企画，2011，p.68-75.
4) 石村由利子編. 根拠と事故防止からみた母性看護技術. 第

3版，医学書院，2020，p.232-235.
5) 日本産婦人科医会. 臍帯動脈血ガス分析の重要性. https://www.jaog.or.jp/lecture/1-臍帯動脈血ガス分析の重要性/，（参照2022-11-07）.
6) 河野寿夫ほか編著. ベッドサイドの新生児の診かた. 第3版，南山堂，2016.

13 早期母子接触

1 目的・適応

　早期母子接触（early skin-to-skin contact）とは，出生直後に分娩室で行われる母子の早期接触のことをいう．正期産新生児においても，母子関係や母乳栄養確立のために，早期母子接触が推奨され，WHO/UNICEFの「**母乳育児成功のための10カ条**」の広がりに伴い，1993年以降急速に普及した．早期母子接触はどのような新生児にとっても，保温，母乳哺育，母と子のきずなの形成のために効果的であることが示されている[1]．

2 準備

a 必要物品および準備

①分娩室の温度設定（25℃前後またはそれ以上）．

②インファントウオーマーでバスタオル，衣類，おむつ，帽子を温めておく．

③SpO$_2$モニター・センサー．

④記録用紙．

b 実施の留意点（ガイドラインからの抜粋）（表2-2）

①出生直後の新生児は，全身状態が急変する可能性があるため，注意深い観察と十分な管理が必要である．

②分娩施設は，「早期母子接触」実施の有無にかかわらず，新生児蘇生法（NCPR）の研修を受けたスタッフを常時配置し，突然の児の急変に備える．また，「新生児の蘇生法アルゴリズム」を分娩室に掲示してその啓発に努める．

③各施設の実情に応じた「早期母子接触」の「適応基準」「中止基準」「実施方法」を作成する．

④妊娠中から，「早期母子接触」の十分な説明を妊婦へ行い，夫や家族にも理解を促す．その際に，有益性や効果だけではなく，児の危険性についても十分に説明する．

⑤分娩後に「早期母子接触」希望の有無を再度確認した上で，希望者にのみ

> **安全第一の早期母子接触**
>
> 実施中は，急変しやすい分娩直後の母子であることを念頭に置き，看護者は母子の近くで見守りながら観察する

> **plus α**
> **カンガルーケア**
>
> NICUで早産児に従来から実施されてきた母子の皮膚接触．1979年，コロンビアの首都ボゴタで始まった．

> **plus α**
> **早期母子接触と初回哺乳**
>
> WHO/UNICEFの「母乳育児成功のための10カ条」（2018年，「母乳育児がうまくいくための10のステップ」に改訂）の第4条では，「出産直後からのさえぎられることのない肌と肌との触れ合い（早期母子接触）ができるように，出産後できるだけ早く母乳育児を開始できるように母親を支援する」としている．

➡新生児の蘇生法アルゴリズムについては，p.175 図4-1参照．

表2-2　早期母子接触の適応基準と中止基準（経腟分娩を対象）

	適応基準	中止基準
母親	・本人が「早期母子接触」を実施する意思がある． ・バイタルサインが安定している． ・疲労困憊していない． ・医師，助産師が不適切と認めていない．	・傾眠傾向 ・医師，助産師が不適切と判断する．
児	・胎児機能不全がなかった． ・新生児仮死がない（1分・5分アプガースコアが8点以上）． ・正期産新生児 ・低出生体重児でない． ・医師，助産師，看護師が不適切と認めていない．	・呼吸障害（無呼吸，あえぎ呼吸を含む）がある． ・SpO$_2$：90％未満となる． ・ぐったりし活気に乏しい． ・睡眠状態となる． ・医師，助産師，看護師が不適切と判断する．

日本周産期・新生児医学会理事会内「早期母子接触」ワーキンググループ．「早期母子接触」実施の留意点．2012を参考に作成．

実施し，そのことをカルテに記載する．

3 実施方法 （表2-3，図2-33，図2-34）

①バースプラン作成時に，「早期母子接触」について説明する．

②出生後できるだけ早期に開始する．30分以上，もしくは児の吸啜（きゅうてつ）まで継続することが望ましい．

③継続時間は上限を2時間以内とし，児が睡眠したり，母親が傾眠状態となった時点で終了する．

④分娩施設は早期母子接触を行わなかった場合の母子のデメリットを補うために，産褥期およびその後の育児に対する何らかのサポートを講じることが求められる．

表2-3　早期母子接触の実施方法（経腟分娩を対象）

	実施方法
母親	・「早期母子接触」希望の意思を確認する． ・上体を挙上する（30°前後が望ましい）． ・胸腹部の汗を拭う． ・裸の赤ちゃんを抱っこする． ・母子の胸と胸を合わせ，両手でしっかり児を支える．
児	・ドライアップする． ・児の顔を横に向け鼻腔閉塞を起こさず，呼吸が楽にできるようにする． ・温めたバスタオルで児を覆う． ・パルスオキシメータのプローブを右手に装着するか，担当者が実施中付き添い，母子だけにはしない． ・以下の事項を観察，チェックし記録する． 　呼吸状態：努力呼吸，陥没呼吸，多呼吸，呻吟，無呼吸に注意する． 　冷感，チアノーゼ，バイタルサイン（心拍数，呼吸数，体温など）． 　実施中の母子行動． ・終了時にはバイタルサイン，児の状態を記録する．

日本周産期・新生児医学会理事会内「早期母子接触」ワーキンググループ．「早期母子接触」実施の留意点．2012 を参考に作成．

4 評価

①看護者は早期母子接触に必要な物品を準備できる．

②看護者は安全に早期母子接触の援助ができる．

③産婦と新生児が早期母子接触中，安全・安楽に過ごせる．

④早期母子接触中，産婦に愛着行動（声かけ，見つめる，触れるなど）がみられる．

---

plus α

早期母子接触中の事故例

急変例の発症率について，全国の「赤ちゃんにやさしい病院」を対象とした実態調査が2010年に行われた．その結果42施設から回答を得られ（回答率87.5％），23施設（54.8％）で原因不明のチアノーゼや心肺停止のほか，転落しそうになった事例があった（早期母子接触中の児の転落事故も報告されている）[2]．

2

産婦の看護にかかわる技術

● 早期母子接触にみる出生直後の新生児行動〈動画〉

早期母子接触中の注意事項

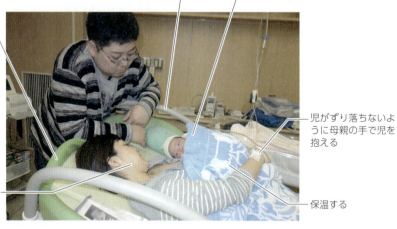

- 30°前後のセミファウラー位にする
- 児の転落防止のため両方のベッド柵を上げておく
- 鼻腔閉塞防止と窒息防止のため児の顔を横に向ける
- 児がずり落ちないように母親の手で児を抱える
- 保温する
- 異変に気がつきやすいように母親から児の顔が見えるようにする

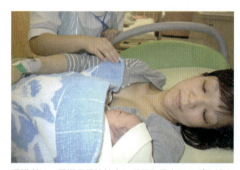

看護者は，早期母子接触中も母子を見守りながら観察を行う．

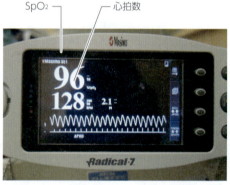

SpO₂／心拍数

SpO₂モニターで継続観察する．正常正期産新生児の出生10分のSpO₂は90％以上である[3]．この新生児は96％なので，正常である．

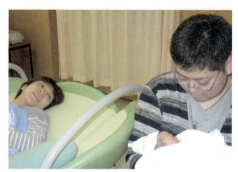

早期父子接触を促す．

図2-33 早期母子接触の実施方法

生後時間	10 分	30 分	60 分	90 分	120 分
時 刻	20：30				
皮膚色	（ピンク） 紅潮 暗紫色 蒼白	ピンク 紅潮 暗紫色 蒼白	ピンク 紅潮 暗紫色 蒼白	ピンク 紅潮 暗紫色 蒼白	ピンク 紅潮 暗紫色 蒼白
チアノーゼ	口唇 顔面 （四肢） 全身	口唇 顔面 四肢 全身	口唇 顔面 四肢 全身	口唇 顔面 四肢 全身	口唇 顔面 四肢 全身
多呼吸 （呼吸数 60 以上）	有 （無）	有　無	有　無	有　無	有　無
呼吸障害	有 （無）	有　無	有　無	有　無	有　無
SpO₂	96%				
HR	128 回/分				
BT （直腸）	37.0℃				
児の覚醒状態	高度に眠りがち 眠りがち （安静覚醒）（母親の 上にいる） 動的覚醒 啼泣	高度に眠りがち 眠りがち 安静覚醒（母親の 上にいる） 動的覚醒 啼泣	高度に眠りがち 眠りがち 安静覚醒（母親の 上にいる） 動的覚醒 啼泣	高度に眠りがち 眠りがち 安静覚醒（母親の 上にいる） 動的覚醒 啼泣	高度に眠りがち 眠りがち 安静覚醒（母親の 上にいる） 動的覚醒 啼泣
顔の位置	（側方） 正面	側方 正面	側方 正面	側方 正面	側方 正面
母親の覚醒状態	（覚醒） 傾眠 睡眠	覚醒 傾眠 睡眠	覚醒 傾眠 睡眠	覚醒 傾眠 睡眠	覚醒 傾眠 睡眠
授乳行動	（なし） お乳を吸わせよう としている	なし お乳を吸わせよう としている	なし お乳を吸わせよう としている	なし お乳を吸わせよう としている	なし お乳を吸わせよう としている
ケア （具体的に）	観察のみ				
担当者サイン	看護師○				

日本周産期・新生児医学会理事会内「早期母子接触」ワーキンググループ．「早期母子接触」実施の留意点．2012 を参考に作成．

図2-34　分娩直後の早期母子接触観察票（記載例）

■ 引用・参考文献

1) 日本ラクテーション・コンサルタント協会編．母乳育児支援スタンダード．第2版，医学書院，2015，p.149-151.
2) 日本周産期・新生児医学会理事会内「早期母子接触」ワーキンググループ．「早期母子接触」実施の留意点．2012.
3) 田村正徳監修．日本版救急蘇生ガイドライン2015に基づく新生児蘇生法テキスト．改訂第4版，メジカルビュー社，2021，p.80.

14 出血量の観察

1 目的

　出血量の測定は，異常出血，出血の原因のアセスメント，医師への報告，出血状況を踏まえた産褥期のケア計画のために行う．日本産科婦人科学会では，分娩中および分娩後2時間までの出血量を分娩時出血量とし，500 mL以上を分娩時異常出血と定義していた．しかし，臨床現場で計測される出血量は，衣類への漏出や羊水混入分を正確に差し引くことが難しいため，実際の出血量より少ない場合もあり，出血量のみでは評価できない．分娩時異常出血は，計測された出血量に加え，バイタルサインの異常（頻脈，低血圧，尿量低下，四肢冷感など）を考慮し，判断しなければならない[1]．

　分娩時異常出血のリスク因子としては，多胎分娩，前置・低置胎盤，癒着胎盤，既往帝王切開術，羊水過多，巨大児，誘発分娩などが挙げられる[2]．

> **ここに留意する！**
> ・分娩時異常出血は出血量だけでなく，バイタルサインの測定，観察と合わせて判断する
> ・血液汚染のリスクがあるため，スタンダードプリコーションで実施する

2 準備（図2-35）

　マスク，ディスポーザブル手袋，プラスチックエプロン，ゴーグル，はかり（アナログまたはデジタル），分娩後の分娩シーツ，ガーゼ，膿盆，記録用紙．

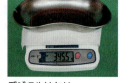
デジタルはかり

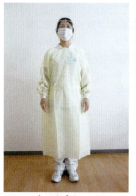
スタンダードプリコーション

図2-35　出血量測定の準備

3 実施方法

　測定の際は血液汚染しないよう，十分に注意する．

①血液汚染されたシーツ，ガーゼ，血液を入れた膿盆を各施設で決められた場所に運ぶ．

②血液汚染のシーツをはかりで測定し，汚染前の重さ（一覧を掲示してあることが多い）を引き算する．羊水を含む場合は正確ではないが，妊娠末期の羊水量約500 mLを引き算する．

③ガーゼは枚数をカウントし，3g×枚数分の重さを引き算する．

④出血量を合計する．出血量1 mLは1 gに相当する（図2-36）．

⑤医師に報告する．

⑥分娩後2時間（分娩第4期）のナプキン（パッド）は，血液汚染ナプキンをはかりで測定し，汚染前の重さを引き算する．

⑦汚染したシーツ，ナプキンは医療廃棄物専用容器に入れる．

⑧使用した手袋は医療廃棄物専用容器（図2-37）に入れる．

⑨手洗いをする．

⑩出血量を記録する．

a 留意点

①分娩直後に異常出血がみられた場合は，通常は分娩介助した助産師がその

> **plus α**
> **ショックインデックス**
>
> shock index（SI）．
> 出血量，ショックの重症度の評価法，輸血の判断の重要な指標．
>
> $$SI = \frac{心拍数}{収縮期血圧}$$
>
> ショックインデックス1.5以上，産科DICスコア8点以上の場合は，産科危機的出血への対応指針に基づき，直ちに輸血開始や高次施設への搬送などの対応が行われる[2, 3]．

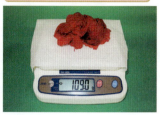
ガーゼの出血量を測定する場合
ガーゼは1枚3g，10枚使用の場合，出血量は109g−（3g×10枚）=79g

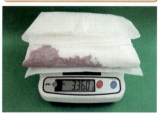
吸収シーツの出血量を測定する場合
吸収シーツは1枚140g，出血量は336g−140g=196g

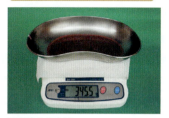
膿盆の出血量を測定する場合
膿盆は1枚300g，出血量は約346g−300g=46g

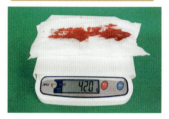
分娩後1時間出血量
ナプキンは1枚20g，出血量は42g−20g=22g

分娩時出血量		
第1期		0g
第2期		10g
第3期		321g
	(79g+196g+46g)	
第4期	1時間値	22g
	2時間値	15g
合　計		368g

図2-36 出血量の測定方法

時点で計測し，医師に報告する．それ以外の場合は，縫合が終了した後に計測する．

②分娩後30分ごと，または1時間ごとに子宮収縮と出血量を観察する．施設によるが1時間に50g以上の出血がある場合は医師に報告し，30分後に再度観察する．

4 評価

①看護者は分娩時出血量の測定に必要な物品を準備できる．
②看護者は分娩時出血量のアセスメントができる．

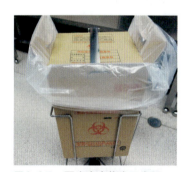

図2-37 医療廃棄物専用容器

> **plus α**
> **分娩時異常出血の評価**
> 分娩時出血量の90パーセンタイル値（産婦の9割が収まる値）は，単胎・経腟分娩800mL，単胎・帝王切開1,500mLである[1]．これは正常の上限という意味であり，分娩時異常出血の診断の参考となる．

引用文献

1) 日本産科婦人科学会編．産科婦人科用語集・用語解説集．改訂第4版，日本産科婦人科学会事務局，2018，p.326.
2) 日本産科婦人科学会／日本産科婦人科医会編．産婦人科診療ガイドライン：産科編2020．日本産科婦人科学会事務局，2020，p.260-267.
3) 久保隆彦．分娩時異常出血量の新しい考え方．日本産科婦人科学会雑誌．2010，62（9），p.121-125.

15 胎児付属物の観察

1 目的・適応

　胎児付属物とは，**胎盤**，**卵膜**，**臍帯**，**羊水**の四つをいう（**図2-38**）．また，卵膜は母体由来の**脱落膜**，胎児由来の**絨毛膜**と**羊膜**の3層から構成される．これらを観察することは，胎児の子宮内環境を把握し，新生児が子宮外での生活に適応できるかどうかのリスク因子を判断する材料となる．胎児付属物の観察で最も重要なことは，胎盤や卵膜が子宮内に遺残していないかどうかを確認することである．胎盤や卵膜が遺残していると，子宮収縮不良や子宮内感染の原因となりうるため，完全に娩出されたことを確認し，母体の子宮復古不全や感染リスクの有無を判断する．すべての分娩の胎盤が適応となる．

> **最も重要なことは？**
> 子宮内に胎盤や卵膜の遺残がないかどうかを確認すること．胎盤や卵膜が遺残していると，子宮収縮不良や子宮内感染の原因となる

2 準備

a 必要物品

　胎盤計測用定規，はかり，膿盆，胎盤用ビニール袋，ディスポーザブル手袋，プラスチックエプロンなど血液汚染を防ぐもの，記録用紙．

b 準備

①血液汚染を防ぐため，スタンダードプリコーション（標準予防策）に基づき，ディスポーザブル手袋，プラスチックエプロンなどを装着する．

②胎盤を明るく平らな場所に広げ，観察および計測を行う．

3 実施方法

①胎盤母体面→胎児面→卵膜→羊水→胎盤の重さの順で観察，計測する．計測者自身の血液曝露，周囲への飛散に十分に注意して行う（**図2-39**〜**図2-42**）．

②計測後の胎盤を所定の場所に保管する（一時的に保管する場合は分娩室の近くに設置された冷蔵庫または冷凍庫，保管しない場合は感染性廃棄物容器に入れる）．

③観察，計測結果を記録する（**図2-43**）．

4 評価

①看護者は系統立てて，安全な方法で胎児付属物の観察と計測ができる．

②看護者は胎児付属物の観察と計測を通して，母児のリスク因子の有無や程度について判断できる．

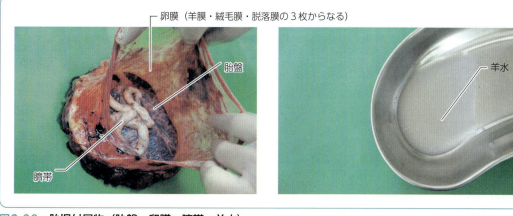

図2-38 胎児付属物（胎盤，卵膜，臍帯，羊水）

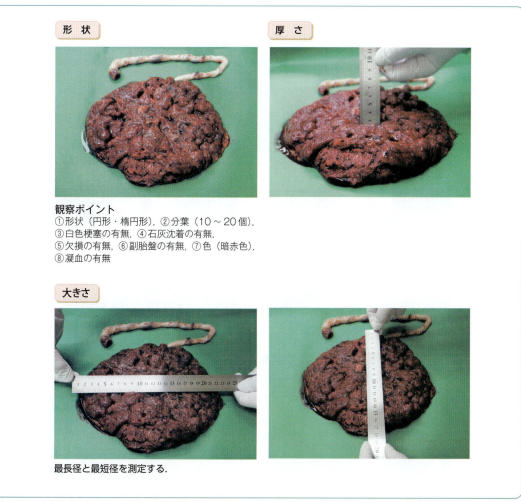

観察ポイント
①形状（円形・楕円形），②分葉（10～20個），
③白色梗塞の有無，④石灰沈着の有無，
⑤欠損の有無，⑥副胎盤の有無，⑦色（暗赤色），
⑧凝血の有無

最長径と最短径を測定する．

図2-39 胎盤の観察ポイント（母体面）

113

胎盤の胎児面	卵膜の裂口部位	卵膜の強さ
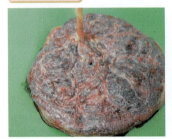	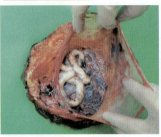	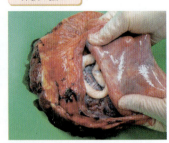
観察ポイント ・血管の走行（放射状・樹枝状） ・卵膜（羊水混濁による着色の有無）	観察ポイント ・色（羊水混濁による着色の有無） ・欠損の有無	観察ポイント ・容易に破れないかどうか

図2-40　胎盤の観察ポイント（胎児面）

臍帯の長さ

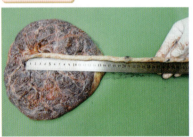

長さは約50〜60cm，新生児側に4cmほど残して切断するため，臍帯の測定値に4cmほど加え，長さを記載する．

臍帯の太さ（横径）	臍帯の太さ（縦径）
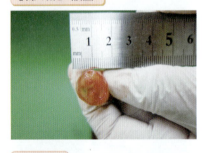	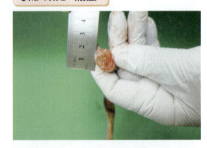
真結節	付着部位
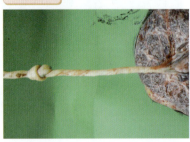	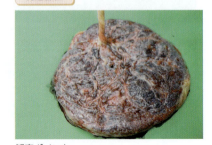

観察ポイント
・側方・中央・辺縁・卵膜

図2-41　臍帯の観察ポイント

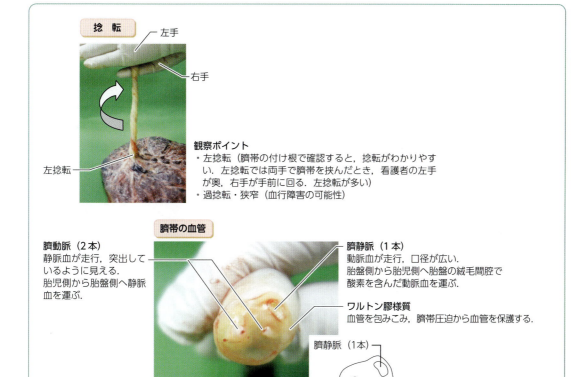

図2-41 臍帯の観察ポイント（つづき）

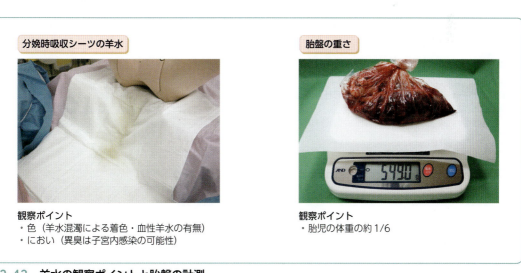

図2-42 羊水の観察ポイントと胎盤の計測

胎児付属物	観察項目	計測記録
胎 盤	娩出状態	⨀シュルツェ・ ダンカン ・ 混合
	形 状	円形 ・ ⨀楕円形
	大きさ	20 × 15 cm
	厚 さ	2.5 cm
	分 葉	⨀著明・ 不著明
	白色梗塞	⨀無 ・ 有, 多・少
	石灰沈着	⨀無 ・ 有, 多・少
	欠 損	⨀無 ・ 有（ × cm）
	副胎盤	⨀無 ・ 有（ × cm）
	色	暗赤色
	重 さ	549 g（胎児体重の 1/6）
卵 膜	性 状	⨀強 ・ 中 ・ 脆弱
	裂 口	辺縁 ・ 中央 ・ ⨀側方 ・ 不明
	欠 損	⨀無 ・ 有
	黄 染	⨀無 ・ 有
臍 帯	臍 長	50 cm
	太 さ	1.5 × 1.5 cm
	巻 絡	－ ・ ＋（ 部 回）
	結 節	⨀－ ・ ＋（ 真結節 ・ 偽結節 ）
	付 着	⨀側方・ 中央 ・ 辺縁 ・ 卵膜
	捻 転	⨀左 ・ 右
	着 色	⨀無 ・ 有（ 黄染 ・ 緑染 ）
	血管分布	⨀放射状 ・ 樹枝状
	血 管	臍帯動脈 2 本
		臍帯静脈 1 本
羊 水	量	多 ・ ⨀中 ・ 少
	混 濁	⨀無 ・ 有（ 黄 ・ 緑 ・ 血性 ）
	色	無色 ・⨀白濁・ 透明
	異 臭	⨀無 ・ 有

図2-43 胎児付属物の観察項目と記載例

---

plus α

胎盤娩出様式

シュルツェ式：胎児面から娩出.
ダンカン式：母体面から剝離し，胎児面から娩出.
混合式：一部母体面から娩出され，残りは胎児面から娩出.

---

plus α

白色梗塞と石灰沈着

白色梗塞（白い塊のような感触）：絨毛組織が壊死したもの.
石灰沈着（粒状のざらざらした感触）：絨毛組織の凝固壊死. 妊娠高血圧症候群（HDP），慢性腎炎，過期産にみられる. 高度になると胎児の発育を妨げる.

■ 参考文献

1) 中山雅弘. 目でみる胎盤病理. 医学書院, 2002.
2) 石村由利子編. 根拠と事故防止からみた母性看護技術. 第3版, 医学書院, 2020.

16 分娩後2時間の観察

1 目的・適応

　分娩後2時間は，産道の裂傷や子宮の弛緩により異常出血がみられる場合があり，注意が必要な時期である．産褥復古が順調であることを確認し，子宮復古不全などの異常の早期発見と予防に努めるとともに，身体の回復を促す援助を行う．

　褥婦は家族と出産の喜びを分かち合い，児への愛情を深める時期でもあるため，これらに対しても同時に援助を行う．すべての褥婦が対象である．

2 準備

　体温計，血圧計，聴診器，ストップウオッチ，マスク，ディスポーザブル手袋，ナプキン，はかり，掛け物．

3 実施方法

a 留意点

①妊娠，分娩経過，新生児の状態について情報収集する．

②褥婦に観察の目的と方法を説明し，承諾を得る．

③家族との面会中である場合も多いため，プライバシーに配慮し，不必要な露出は避ける．

④悪露に触れる可能性があるため，スタンダードプリコーションに基づき，ディスポーザブル手袋を装着する．

⑤観察は，30分から1時間ごとに行う．ただし，妊娠・分娩経過，合併症，出血量に応じて，適宜観察を行う．

⑥観察時は出血量のみならず，バイタルサインの異常（頻脈，低血圧，乏尿），ショックインデックスに注意して対応する．

⑦大出血を伴う場合は，産婦（褥婦）は気分が不快になり，血圧が低下し，ショック状態に陥る危険性がある．原因や出血部位の鑑別と迅速な対応が必要である．

b 全身状態の観察

　バイタルサインの測定，産婦の顔色，表情，疲労の程度．

c 産褥復古の観察

①子宮収縮状態（図2-44，表2-4）：子宮底の高さ・硬さ（子宮収縮状態は，悪露や出血の貯留，膀胱充満の状態に影響を受ける）．

②腹部の観察：腹直筋の離開，膀胱充満の有無．

③悪露の観察：量，性状，混入物の有無（卵膜遺残・胎盤遺残が排出されていないか）．

④子宮底の触診の際に悪露が排出されるかどうか，またその程度をあわせて観察する．

⑤悪露は，ナプキンの重量をはかりで計測し，正確な出血量を算出する．

分娩後2時間はなぜ注意が必要？

産道の裂傷部からの出血や，子宮収縮不良による出血（弛緩出血）など，異常出血が起こりやすいため

➡ 子宮収縮不良については，p.135図参照．

---

plus α

会陰裂傷と会陰切開

会陰裂傷：分娩時に，会陰の伸展が不良な場合や，急速な伸展，巨大児などによって生じる会陰部の裂傷．会陰裂傷はその損傷の程度により第1度から第4度までに分類される（➡ p.139参照）．

会陰切開：腟入口部から会陰の皮膚および腟壁を切開することによって，児の娩出を容易にするとともに，重度の裂傷を防ぐために行われる．

---

plus α

早期授乳は子宮収縮を促進する

授乳によって乳頭を刺激することで，下垂体後葉からオキシトシンが分泌される．オキシトシンは平滑筋を収縮させるため，子宮の収縮も促す．

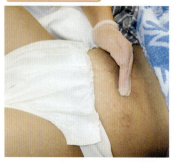
子宮底の硬さの観察
子宮の外縁を探り，硬さの感触をみる．

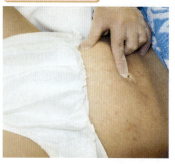
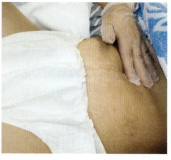
子宮底の高さの観察
左は分娩後1時間：臍下1横指，右は分娩後2時間：臍高．

図2-44 子宮底の観察

表2-4 子宮底の硬度のめやす

子宮収縮状態	子宮底の硬度（ボールの硬さに例える）
良好	腹壁と子宮の境界が明瞭で，硬く触れる（硬式テニスボール）
やや不良	境界は明瞭であるが，子宮は軟らかく触れる（硬めのゴムボール）
不良	境界が不明瞭で，子宮が軟らかく触れる（軟式テニスボール）

⑥会陰部（縫合部）の観察：発赤・浮腫・皮下出血・血腫の有無（膨隆，拍動性疼痛，肛門痛，肛門圧迫感），疼痛の有無と程度，創傷がある場合は部位・程度・創痛の程度．
⑦肛門部の状態：脱肛，痔核．
⑧膀胱充満の有無．
⑨後陣痛の有無・程度．
⑩血管が確保され，子宮収縮薬が投与されている場合は，正確な投与と管理を行う．

d 進行性変化の観察と援助

母子ともに状態が安定している場合は，早期母子接触や授乳の援助を行う（➡p.106参照）．

e 身体回復への援助

①食事：特に異常がない場合は，温かい食事や水分摂取を促してもよい．
②排泄：安静中はトイレ歩行ができないため，尿意の訴えや膀胱充満が認められた場合は，尿器を使用して排尿を促すか，排尿がみられないときには導尿を行う．
③休息・睡眠：母子の状態に応じて，休息や睡眠がとれるように環境を調整する．
④清潔：全身清拭，寝衣を交換する．
⑤分娩後の初回歩行：分娩経過および分娩後の状態が安定している場合は，分娩後2時間以上経過してから，状態を確認した後に歩行を促す．

plus α

血腫

ヘマトーマ（hematoma）．会陰・腟壁粘膜下の血管が破綻・断裂し，血液が貯留した状態．
症状：腟壁・会陰の膨隆，拍動性疼痛，肛門痛，肛門圧迫感
原因：急速な分娩進行，過度の伸展，伸展力が不十分
対応：保存的処置（経過観察，腟内タンポン），外科的処置（切開縫合，ドレーン留置など），感染予防（抗菌薬療法）

plus α

母親のケアと新生児のケア

児娩出後は，母親のケアとともに，出生直後の新生児のケアも並行して行われる．それぞれの援助者は互いに連携をとりながら行動する．

f 外陰部の疼痛へのケア

疼痛に対する観察および問診をした上で援助を行う.

❶冷罨法　急性期の痛みでは，アイシングによって組織の代謝を抑え，酸素消費量を抑えることでフリーラジカルの発生を予防でき，組織の損傷を防ぐことができるといわれている．また，分娩後早期の創部の痛みや腫脹には，保冷剤などでの冷罨法によって軽減できるといわれている.

❷温罨法　温罨法によって血液循環をよくすると，発痛物質の局所濃度が低下し，痛みを軽減させるといわれている.

g 観察結果に異常が認められた場合

胎盤娩出直後の子宮底高は臍下2〜3横指（子宮底長：恥骨結合上11〜12cm），分娩時出血量は500mL未満が正常である．異常が認められた場合は，直ちに医師に報告し，対応する.

4 評価

①褥婦の一般状態が安定している.

②褥婦の退行性変化が順調に経過する.

③褥婦は安全・安楽に分娩後2時間を過ごすことができる.

参考文献

1) 池川明ほか. 特集：回復は育児を快適にする 産褥復古への支援. 会陰縫合部痛. ペリネイタルケア. 2006, 25 (3), p.16-17.
2) 山田美也子. 特集：「Do」と「Do Not」を見極め，秘訣を学ぶ！ 会陰保護技術 徹底マスター. 産後の外陰部の痛みへの対応. ペリネイタルケア. 2011, 30 (6), p.34-38.
3) 平澤美惠子ほか監修. 新訂版 写真でわかる母性看護技術アドバンス. インターメディカ, 2020.
4) 櫛引美代子. カラー写真で学ぶ妊産褥婦のケア. 第2版, 医歯薬出版, 2014.

---

17 帝王切開時のケア

1 目的・適応

帝王切開術（cesarean section：CS）とは，子宮壁を切開して児を娩出する方法である．なんらかの理由で経腟分娩が困難な場合に，母児へのリスクを回避するために行われる．近年，その頻度は増加しており，2020年の厚生労働省の統計では，全分娩の約22%が帝王切開分娩（一般病院27.4%，診療所14.7%）であった[1]．帝王切開術は緊急度に応じて三つに分類される（**表2-5**）.

帝王切開術の適応には，①母体適応，②胎児適応，③社会的適応がある.

❶母体適応　心疾患や腎疾患などの母体合併症や，既往帝王切開術，前置胎盤などの産科合併症により，妊娠継続が困難な場合や，経腟分娩に耐えられないと判断される場合.

❷胎児適応　骨盤位・横位などの胎位異常や多胎妊娠，胎児機能不全などの場合.

❸社会的適応　母体や胎児に医学的適応はないが，妊婦の強い希望がある場合.

> **帝王切開術では**
> ・術中・術後の管理
> ・緊急の場面での対応
> など，経腟分娩とは異なるケアが求められる．帝王切開術の特徴や流れを理解し，母子のケアを行う

表2-5 帝王切開の緊急度分類

分　類	目　的	適　応	決定後の流れ	日ごろの準備
超緊急帝王切開術（グレードA）	帝王切開術の決定から30分以内に児を娩出する.	常位胎盤早期剝離, 子宮破裂, 前置胎盤による大量出血, 死戦期帝王切開術*, 臍帯脱出など	基本的には決定した産科医がリーダーとなる. マンパワーを確保し, 役割分担をして, 本人や家族へ状況を説明し, 麻酔科医・手術室・小児科へ連絡して手術の準備を行う.	グレードA決定後, 1分でも早く手術が行えるように, 手術室や物品を準備するとともに, シミュレーションを行っておくことが重要である.
準緊急（予定外）帝王切開術	グレードAほどの緊急性はないが, できるだけ速やかに児を娩出する.	分娩停止, 胎児機能不全, 子宮内感染, 選択的帝王切開術を予定している妊婦に陣痛発来や破水が起きた場合など	本人や家族へ状況を説明し, 麻酔科医・手術室・小児科へ連絡して手術の準備を行う.	
選択的（予定）帝王切開術	なんらかの理由で経腟分娩が困難な場合に, あらかじめ日程を決定し, 計画的に帝王切開術を施行する.	既往帝王切開術, 前置胎盤, 児頭骨盤不均衡, 胎位異常, 多胎など	術前検査, 出産前教室, バースプランの確認などを行う.	

2 準備

a 病棟

①術前の点滴：点滴スタンド, 輸液パック, 輸液セット, 留置針, アルコール綿, テープ類

②絶飲食の確認

③手術同意書などの必要書類の確認

④弾性ストッキングの装着

⑤帰室後のベッドの準備（図2-45a）

　体温計, 血圧計, パルスオキシメーター, 酸素流量計, 酸素マスク, 点滴スタンド, 電気毛布, 防水シーツ, 横シーツ, ガーグルベースン, 間欠的空気圧迫装置, ディスポーザブル手袋

⑥新生児の受け入れ準備

　搬送用クベース（図2-45b）, インファントラジアントウオーマー, ストップウオッチ, 聴診器, 体温計, メジャー, 体重計, 点眼薬, 母子標識用ネームバンド（母子が同じ番号）, 衣類（バスタオル, おむつ, 長着）

b 手術室

①手術室の受け入れ準備（図2-46a）

　点滴器具, 麻酔器具, 尿道カテーテル, 開腹時消毒キット, 手術器械, 産褥パッド, 寝衣

②新生児用物品の準備

　インファントラジアントウオーマー（図2-46b）, 保温タオル, 聴診器, パルスオキシメーター, 心電図モニター, 吸引器具, 臍帯クリップ, 臍帯せん刀

用語解説 *
死戦期帝王切開術

妊産婦が心肺停止となった場合に, 妊産婦の救命を目的に施行される帝王切開術のこと. 妊娠20週以降の子宮は大動静脈を圧迫し, 有効な蘇生が望めないため, 大動静脈の圧迫を解除し, 母体循環血液量を増加させるために行われる.

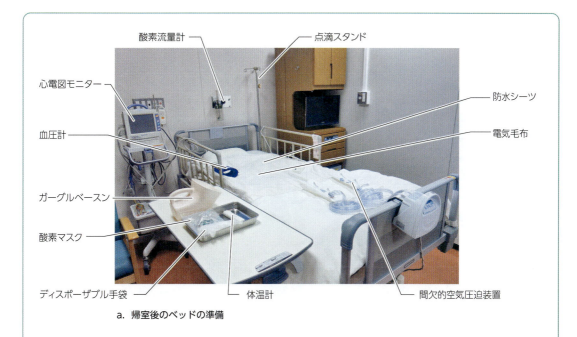

a. 帰室後のベッドの準備

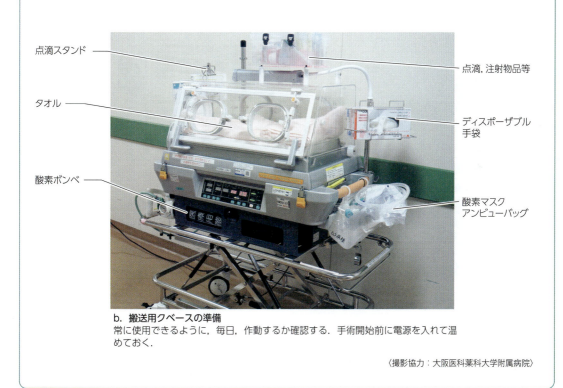

b. 搬送用クベースの準備
常に使用できるように，毎日，作動するか確認する．手術開始前に電源を入れて温めておく．

〈撮影協力：大阪医科薬科大学附属病院〉

図2-45 病棟の準備

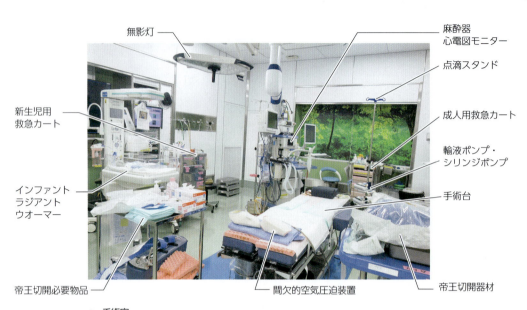

a. 手術室

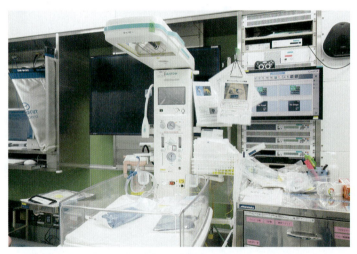

b. インファントラジアントウオーマーの準備
常に使用できるように，毎日，作動するか確認する．手術開始前に電源を入れて温めておく．

〈撮影協力：大阪医科薬科大学附属病院〉

図2-46　手術室の準備

蘇生用：アンビューバッグ，喉頭鏡（ライトを確認），気管チューブ，気管カテーテル，テープ類，緊急薬剤

3 実施方法

a 病棟から手術室まで

病棟を出る前に，胎児の健康状態をドプラまたはCTGで確認する（図2-47a）．手術室への移送方法は施設によって異なるが，ベッド，車いす，徒歩で行う．手術室に到着したら，手術室の看護師へ，①氏名，②妊娠週数，③帝王切開の適応理由，④胎児情報，⑤緊急度，⑥既往歴，⑦アレルギー，⑧投薬，⑨最終飲食などについて申し送る．

b 手術室

手術室の看護師は，産婦の全身状態を観察し，**静脈血栓塞栓症***（venous thromboembolism：VTE）を予防するために，間欠的空気圧迫法を実施する（図2-47b）．また，麻酔導入後も，ドプラで胎児の健康状態を観察する．

助産師は，キャップ，マスク，滅菌手袋を装着し，児が娩出されたら，ベビーキャッチをする（図2-47c）．インファントラジアントウオーマー上で，新生児の外表奇形やアプガースコアを評価するとともに，保温や，必要時には口腔や鼻腔の吸引を行う（図2-47d）．

母子の状態が安定していることを確認してから，母子対面や早期母子接触を行う（図2-47e）．可能であれば，父親や家族も対面し，新生児と触れ合ってもらう．早期母子接触中は，常に新生児の顔色やSpO2を確認する．看護師や助産師はその場を離れず，安全を確保する．

c 新生児の帰室

手術室から病棟に帰室し，家族と対面する（図2-47f）．出生直後は新生児の健康状態が変化しやすい時期であるため，新生児のバイタルサインや全身状態を観察したら，身長，体重，頭囲，胸囲を手早く計測して，クベースに収容する（図2-47g）．

d 母親の帰室

手術終了後，ベッドまたはストレッチャーで帰室する（図2-47h）．帰室後，①バイタルサイン，②悪露の量・性状，③子宮復古の状態（子宮底の位置，硬度），④創部の状態（発赤，腫脹，滲出液，出血），⑤麻酔の覚醒状態，⑥in-out（輸液量，排尿量，出血量），⑦疼痛などの全身状態を観察する．歩行を開始するまでは間欠的空気圧迫法を実施し，子宮収縮薬の投与や輸液など，薬剤・点滴の管理を行う．

用語解説 *
静脈血栓塞栓症

深部静脈血栓症（DVT：deep vein thrombosis）と肺血栓塞栓（PTE：pulmonary thromboembolism）を合わせたもの．
帝王切開術はVTEのリスクファクターとされており，緊急帝王切開ではさらにリスクが高まるといわれている．そのため帝王切開術では，弾性ストッキングを着用した上で，間欠的空気圧迫法を行う．なるべく手術が始まる前に開始し，手術後，歩行できるようになれば中止する．
手術前の問診・触診で下肢深部静脈血栓症が疑われる場合は，間欠的空気圧迫法を行わない．

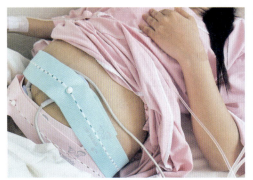
a. 術前CTG

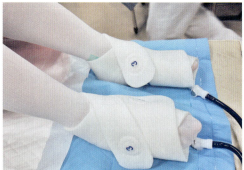
b. 弾性ストッキングと間欠的空気圧迫法

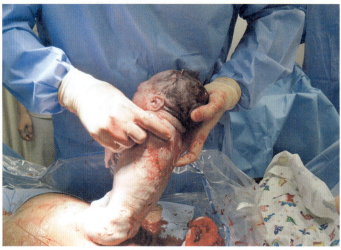
c. 児の娩出

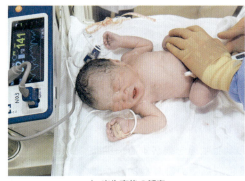
d. 出生直後の観察

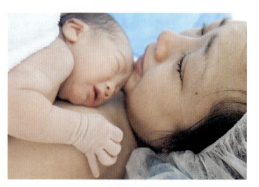
e. 早期母子接触

図2-47　術前・術中・術後のケア

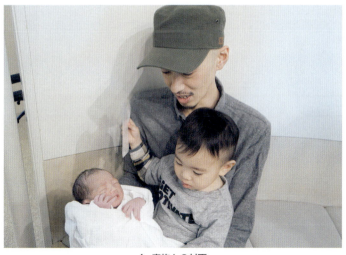
f. 家族との対面

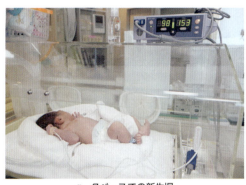
g. クベースでの新生児

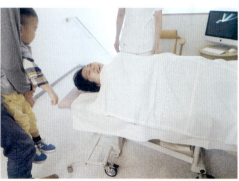
h. ストレッチャーでの帰室

〈撮影協力：神田マタニティクリニック〉

図2-47 術前・術中・術後のケア（つづき）

4 評価

①看護者は，帝王切開術に必要な物品を準備できる．
②看護者は，帝王切開術前・術中・術後の母子のケアができる．
③産婦が安全・安楽に帝王切開術を受けることができる．

参考文献

1) 厚生労働省．医療施設（静態・動態）調査（確定数）・病院報告の概況．2022．https://www.mhlw.go.jp/toukei/saikin/hw/iryosd/20/dl/09gaikyo02.pdf，（参照2022-11-25）
2) 日本産科婦人科学会／日本産科婦人科医会編．産婦人科診療ガイドライン：産科編2020．日本産科婦人科学会事務局，2020，p.13-17．
3) 村越毅編著．帝王切開バイブル：術前・術中・術後のアセスメント＆ケアを時系列で網羅！ ペリネイタルケア．2018年新春増刊，2018．

3 褥婦の看護にかかわる技術

学習目標

- 褥婦の全身状態，子宮復古過程，悪露，会陰部・肛門部の創傷のアセスメントとケアができる．
- 母乳育児確立のための基本的な授乳への援助を行い，セルフケアに向けて支援できる．
- 直接授乳が難しい状況にある褥婦に必要なケアを選び，適切に援助できる．

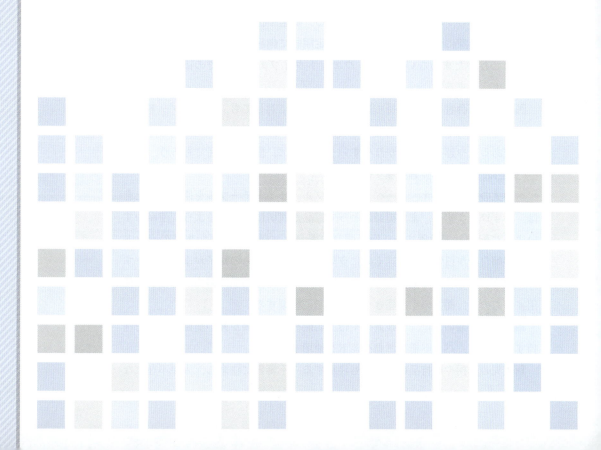

1 病室の環境調整

1 目的

褥婦の活動状況に配慮して，褥婦が過ごす部屋の環境を整える．分娩後24時間は分娩による疲労を軽減するための環境を，その後は授乳や育児に適した環境と，その合間に休息がとれるような環境に整える．

2 実施方法と留意点

a 温度や湿度を調節する

健康な人が快適に感じる程度の室温と湿度に調節する．分娩直後，一時的に悪寒や体熱感をもつことがあるため，室内環境と寝具で調整する．

b 換気を十分に行う

室内を換気することによって，汚染物質や悪臭，花粉や黄砂などの有害な空気を除去する．また快適な温度に調節できる．

c 十分かつ調整可能な採光と人工照明を準備する

採光は孤独感を和らげ，正常な日課を続けるために大切である．ただし，早期新生児期の授乳は昼夜を問わず，1日8回以上にわたる場合もあり，日中でも仮眠や休息が必要となる．そのため，褥婦が自由に採光を調節できるよう，清潔なブラインドやカーテン，夜間用の人工照明を用意する．母子同室の場合は，風や光が直接新生児に当たらないようにする．

d 清潔な環境を保つ

産褥期は悪露が排出される．また授乳が始まると，母乳や人工乳が室内や備品などに付着し，細菌が繁殖しやすくなる．病室や授乳室だけでなく，トイレや洗面所を清潔に保つために，1日1回定期的に備品を清掃する．病室の床などにほこりがたまらないように，ウエットタイプのモップでの清掃も1日1回行うようにする．

医療者や面会者によって持ち込まれる感染症に対しても，スタンダードプリコーションで対応する．面会者にも手洗いと，マスクを着用してもらう．感染症状がある人や感染症にかかりやすい子どもには，面会を控えてもらう．

e 安全に，快適に，整理整頓する

可動式のベッドやオーバーベッドテーブル，サイドテーブルを使用するときは，必ずロックする．また褥婦にとって備品が適切に機能するよう，使いやすいように配慮して設置する．母子同室の場合は，褥婦および新生児のベッドは，褥婦自身が日常生活を送るのに支障がなく，子どもの様子がよく見え，すぐに対応できる位置に配置する．ナースコール，育児用品，褥婦が普段よく使用するものは，褥婦の手の届きやすい場所に配置する．

鎮静中の褥婦の安全，分娩直後や帝王切開後で創傷痛が強い褥婦の安楽を保持するために，ベッド柵や電動ベッドを使用する．

新生児の誘拐や所持品の盗難にも注意する．不審者に注意し，人が不在にな

る場所には施錠する．

f プライバシーを保つ

プライバシーを侵害されると，不安が強くなり，快適な休息をとることができなくなる．個々の褥婦のペースに合わせた休息，自由な母子関係，母子と家族との対話を促進するために，プライバシーの保持は大切である．個室でない場合は，カーテンなどで褥婦自身が管理できるスペースを確保する．騒音がある場合はドアを閉める．

g 災害対策

災害大国の日本において，地震・台風・火事などのあらゆる災害で，母子を安全に救出するための備えが必要である．避難経路や避難方法は，目につきやすい場所に掲示しておく．

母親が子どもを連れて避難する際に，落下物から身を守り，安全に移動するための災害対策用品（レスキューママN®など）が，近年，産科施設に普及している（図3-1）．

3 評価

①褥婦は，病室環境によって休養や睡眠が阻害されない．
②褥婦の転倒事故や新生児の転落事故が起こらない．
③褥婦と新生児は，病室環境を原因とする感染症を発症しない．
④災害時，褥婦と新生児が安全に避難できる．

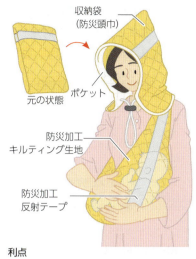

利点
①母親の頭部を保護する頭巾として使用する．
②新生児を包み，本体内部の固定ベルトで新生児を安全に固定して避難する．
③避難所などではマットとして使用でき，新生児を入れたままおむつ交換ができる．

図3-1 災害対策用品（レスキューママN®）

2 褥婦のヘルスアセスメント

1 目的

医学的な問題のない褥婦には早期離床を促し，セルフケアができるよう支援していく．そのためには，褥婦のヘルスアセスメントを適切に行うことが大切である．

褥婦のヘルスアセスメントとは，単なる健康上の異常の有無を判断することではない．産後の身体的変化や精神的変化に適応する能力をどの程度備え，どのようなペースで成長していくことができるかを判断することである．

家族にとっても，新しい家族が増えたことによって家族関係が変化・移行する時期である．その時期にうまく適応するためには，褥婦や家族が必要としていること（ニーズ）を把握することが重要である．

特に重要な観察ポイント
・感染症と出血の徴候の有無
・メンタルヘルスの状態

2 実施前の情報収集

褥婦のヘルスアセスメントを行う際は，健康上のリスクがないかどうか情報収集する．観察頻度は，産後1時間以内は15分ごと，2時間以内は30分ごと，その後24時間までは4時間ごと，24時間以降は8時間ごとに行う．

a 産褥期の感染症と出血のリスクアセスメント

主に感染症と出血の早期発見と予防に努める．産褥期の感染症と出血の危険因子を**表3-1**，**表3-2**に示す．これらの危険因子があるかどうかを把握する．

表3-1 産褥期の感染症の危険因子

- 分娩中の機械的操作
- 糖尿病の既往
- 遷延分娩
- 留置カテーテルの使用
- 貧血
- 分娩中の複数回の内診
- 分娩から24時間以上前の前期破水
- 胎盤用手剝離
- HIVなどの免疫系の異常

表3-2 産褥期の出血の危険因子

- 急速分娩
- 子宮弛緩
- 前置胎盤や常位胎盤早期剝離
- 陣痛誘発や陣痛促進の実施
- 機械分娩（吸引分娩，鉗子分娩，帝王切開）
- 胎盤遺残
- 分娩第3期の遷延（30分以上）
- 多産婦（3回以上）
- 子宮過伸展（巨大児，多胎児，羊水過多症）

b 母子関係のアセスメント

褥婦のメンタルヘルスの状態は，生まれた子どもに関心をもち，育てていく行動をとっているかどうかに反映される．褥婦と家族の関係，褥婦の自立度や活力，子どもを見るときの視線や抱くときの姿勢，睡眠や休息の程度を観察する．

褥婦（母親）の子どもへのアタッチメント行動に影響する因子には，①褥婦の成育歴，文化，家族関係，前の妊娠体験，産後うつ病の既往，②子どもの因子（子どもの気質や健康状態），③医療者の影響（医療者の言動，分娩中のケア，母子分離，分娩施設の規則）が挙げられる．

3 実施方法

実施手順として，バイタルサインの観察→乳房→子宮→膀胱→腸→悪露→会陰と会陰縫合部→四肢→精神状態の順に，頭部から足先までの全身を系統的に診察する．

表3-3に示す産褥期の異常徴候に注目しながら，アセスメントする．

a バイタルサインの測定

❶**体温** 正常値かどうか．産褥熱，感染時は上昇，出血時は下降する．

❷**脈拍** 脈拍数や強弱はどうか．出血後の早期は頻脈（100bpm以上）となり，その後，徐脈に変化する．感染時の徴候として頻脈が現れる．

❸**呼吸** 速さや深さはどうか．出血時には促迫し，浅く速くなる．

❹**血圧** 正常値かどうか．出血時は下降，妊娠高血圧症候群では上昇する．

❺**浮腫** 有無と部位や範囲．下肢の場合は踝部や足背，下腿とくに脛骨部，大腿に圧痕が残るなど．全身の場合は手指のこわばり，顔面の浮腫，腹部に圧痕が残る．

b 問診しながら観察し，アセスメントする内容

❶**排尿** 回数，尿意の減少・尿閉・排尿困難，排尿痛，残尿感，尿漏れの有無

❷**排便** 回数，性状，量，便秘や下痢の症状の有無

❸**栄養** 食欲や食事摂取量

---

plus α

産褥期の診察ポイント

乳房 (breast)，子宮 (uterus)，膀胱 (bladder)，腸 (bowels)，悪露 (lochia)，会陰縫合部 (episiotomy)／会陰 (perineum)，四肢 (extremities)，精神状態 (emotional status) の頭文字をとって"BUBBLE-EE"と記憶する．

表3-3 産褥期の異常徴候	表3-4 授乳時の褥婦の行動観察
・体温 38℃以上 ・悪露の性状（色やにおい）の異常 ・霧視や斑点が見えるといった視覚の変化や頭痛 ・足の背屈に伴う腓腹筋の痛み ・会陰縫合部の腫脹や発赤，滲出液 ・排尿障害や灼熱感，残尿 ・息切れや呼吸困難 ・うつ症状や激しい気分の揺れ	・褥婦は子どもに触れているか． ・褥婦は子どもを育てていこうとしているか． ・褥婦の言動は一致しているか． ・褥婦の子どもの世話は一貫しているか，子育ての情報を求めているか，適切な情報から解決しようとしているか． ・褥婦は子どもの振る舞いや反応を見極めているか，褥婦は喜んで子どもの反応に応えようとしているか． ・褥婦は子どもの表情や性を喜んでいるか，子どもに頻繁に話しかけているか．

❹ **休息** 睡眠や休息の状態，疲労・倦怠感の状態

❺ **行動** 早期離床しているか，授乳や育児行動の様子はどうか．

c 表情や対話の様子から心理状態をアセスメントする

　表情，会話の内容，声の調子，授乳や育児行動を通して，精神健康状態をアセスメントする（**表3-4**）．

4 評価

①褥婦は，感染症を発症しない．

②褥婦は，異常出血を起こさない．

③産褥期の感染症の危険因子がある褥婦は，感染症を悪化させない．

④産褥期の出血の危険因子がある褥婦が，異常出血に至らない．

⑤褥婦は異常徴候が早期発見され，適切な早期治療を受けることができる．

⑥褥婦が産褥期の精神的変化に適応し，親役割を遂行し始める．

⑦家族が，子どもが生まれたことによる変化に適応し始める．

3 子宮復古のアセスメントと子宮底の輪状マッサージ

1 目的・適応

　分娩後の子宮は，胎盤剝離面からの出血の止血機序として，子宮平滑筋が急速に硬く収縮する．この**子宮復古***を促進し，分娩後の出血量を最小限にとどめることは，褥婦の心身を回復させる上で重要である．

　子宮復古過程のアセスメントは全褥婦に行う．子宮復古と悪露の排出が順調に進行していくと判断できるまでは，1日最低1回はアセスメントを行う．

　子宮復古は，早期離床によって悪露を速やかに排出すること，乳頭への刺激によって下垂体後葉からのオキシトシンの分泌を促すことで促進される．また子宮収縮薬によって促進する場合もある．子宮復古が不良のときは子宮底の**輪状マッサージ**を行い，子宮復古を促進する．

> **用語解説***
> **子宮復古**
> 妊娠・分娩によって変化した子宮が妊娠前の状態に戻ること．胎盤剝離面からの出血を止め，元の状態に戻すために子宮は強く収縮する（後陣痛）．

2 実施前の留意点

|1| 事前の情報収集とアセスメント

a 分娩に関する情報

　分娩日時，出血量，分娩所要時間，分娩後2時間時の子宮収縮状態，分娩時

裂傷の有無と程度，破水から分娩までの時間，胎盤や卵膜の遺残の可能性，子宮復古不全のリスク因子の有無．

b 子宮復古促進・阻害因子の有無

全身状態，早期離床か離床遅延か，適当な生活労作か，排泄状態はどうか，授乳の状況，睡眠の状況，子宮収縮薬の内服の有無．

c 前回アセスメント時の子宮復古状態

子宮底高（図3-2）または子宮底長，子宮硬度，後陣痛の有無，悪露の性状と量．

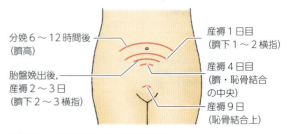

図3-2　産褥期の子宮底高の変化

2 診察前の褥婦への説明と配慮

①子宮復古の状態を確認する必要性と方法を伝え，了解を得る．
②正しくアセスメントするために，診察前に排尿を済ませておくよう協力を得る．
③病室（または処置室）へ第三者が入室しないように配慮し，プライバシーを厳守する．
④経日的変化を見るため，アセスメントの時間帯は一定にすることが望ましいが，褥婦の休息を妨げないように配慮する．

3 実施方法

a 下腹部を露出する

①褥婦の左側に立つ（利き手が右手の場合）．
②褥婦が身に着けている衣類，腹帯（または産後用ウエストニッパー）を外し，産褥ショーツを下げ，下腹部を露出する．ただし，不必要な露出は避ける（図3-3a）．

b 子宮の位置を確認する

①褥婦のひざを屈曲させ（ひざ下に枕を置くか，褥婦自身に屈曲してもらう），腹筋の緊張をとる．
②前回の子宮底高から子宮の位置を予測しながら触診し，子宮の位置と大きさを確認する．丸い子宮の形に合わせるように両手の指先を丸め，左右両側から触れる（図3-3b）．

c 子宮底の高さと硬さを確認し，子宮復古状態をアセスメントする

①子宮の位置を確認したら，子宮底の高さを確認する．軟らかい腹壁の上から，子宮底の位置に手を差し入れるようにして確認する（図3-3c, d）．
②そのまま，手のひらと指全体で子宮を触診し，子宮の硬さを確認する．子宮底が臍恥中央（臍と恥骨結合の中央）の高さの時期までは子宮は大きいため，手のひらから指全体で触診する．
③分娩後24時間以内は，子宮の硬さを確認する際に，悪露の排出状態も確認

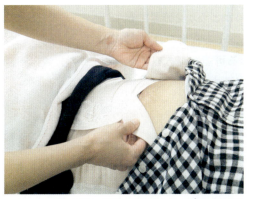

a. 褥婦の左側に立ち，衣類，ウエストニッパー（または腹帯）を外し，産褥ショーツを下げ，下腹部を露出する．

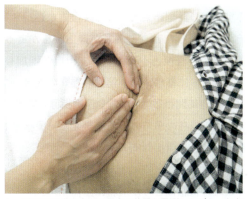

b. 前回の子宮底高から子宮の位置を予測しながら，左右両側から触診し，位置と大きさを確認する．両手は，丸い子宮の形に合わせるように指先を丸める．

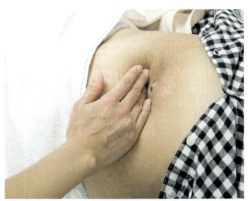

c. 腹壁の上から子宮底の位置に手を差し入れるようにして，子宮底の高さと硬さを確認する．

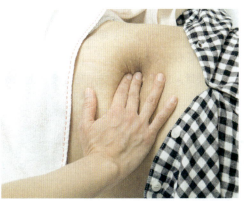

d. 臍下2横指の場合．

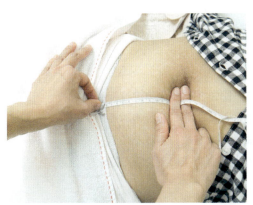

e. 左手で恥骨結合上縁を，もう一方の手で子宮底高を確認して測定する．

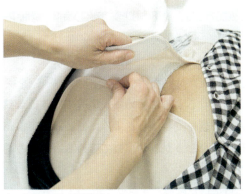

f. 腹帯（または産後用ウエストニッパー）は，妊娠分娩時に緩んだ骨盤を固定するため，大転子間から恥骨を固定して巻き，衣服を整える．

図3-3 子宮の位置・大きさの確認

する.

④必ず前回の計測結果と比較し，復古が進行しているかどうかを確認する.

⑤子宮底を押したときに悪露が排出するかどうかと，その程度を合わせて観察する．子宮復古不良によって出血が増加している可能性があるため，アセスメントに基づいて，褥婦の離床のステップを計画する.

d 子宮復古に関わる情報収集や保健指導をする

①褥婦に，現在の子宮の位置を伝える．直接触れてもらうとよい.

②悪露の性質や排出傾向の変化はどうか.

③後陣痛はどうか（特に産褥早期）.

④排尿時の状態はどうか（特に産褥早期）.

⑤授乳時の新生児の吸啜（きゅうてつ）の状況，母乳分泌の状況はどうか.

⑥アセスメントの結果を伝え，必要があれば保健指導を行う.

e 子宮底長を測定する

①子宮底長は褥婦のひざを伸展させた状態で測定する．屈曲させていたひざを伸展してもらう.

②子宮底長は，妊娠期と同様，恥骨結合上縁を基点として子宮底高までを測定する.

▶ **メジャーを使用する場合**（図3-3e）

・片方の手で恥骨結合上縁にメジャーを固定し，もう一方の手で子宮底高を確認して測定する.

▶ **臍部を基点として，そこから横指の幅で確認する場合**（➡p.118 図2-44 参照）

・臍部か恥骨結合上縁から，子宮底の部分までを1本の指の太さで測定して表記する.

・表記方法は，臍下○横指，臍上○横指，臍恥中央，恥骨結合上縁○横指など.

---

f 衣服を整える

①腹帯（または産後用ウエストニッパー）を締める（図3-3f）：子宮底を押さえられるように締める．腹帯の高さは骨盤腸骨の位置とし，分娩後の緩んだ骨盤を支持できるように締める．腹帯が緩まないように，腸骨を基点に腹帯をしっかり伸ばして締める．腹帯の端は巻かれた腹帯の下に差し込む.

②下げていた産褥ショーツを元に戻す.

③衣類を整える.

＊産褥ガードルの場合も，腹帯と同様に骨盤を支持できるように締める.

g 実施中の褥婦への配慮

①実施中は，看護師の行為について褥婦に説明しながら行う.

②子宮復古は褥婦の身体の自然治癒過程であるので，薬物による復古促進だ

けでなく，排尿や体動，授乳をするなど子宮復古を促進するセルフケア能力を高める．子宮復古が良好な場合は良好であることを伝え，これまでのセルフケア行動を評価する．不良である場合は，良好になるためのセルフケアの方法と医療ケアについて説明し，セルフケア行動を再評価する．

> **plus α**
> **子宮復古不良の原因**
> 遷延分娩，胎盤・卵膜の遺残，膀胱・直腸の充満，過度の安静，多産婦，感染，妊娠中の子宮過伸展，難産，麻酔の影響，子宮の位置異常など．

4 子宮収縮不良の場合：輪状マッサージを行う

① 子宮が軟らかく，子宮底長が前回と変わらないか上昇している場合は，子宮復古が不良であることを示している．子宮復古不良の原因をアセスメントする．

② 腹壁上の子宮底に手を置き，子宮底上で円を描くようにマッサージする（図3-4）．軽度の子宮復古不良の場合は，輪状マッサージによって直ちに子宮の硬度が増し，子宮底が下降する．輪状マッサージをしながら，悪露の排出状態を同時に観察する．

③ 褥婦に子宮復古の状態を説明する．

④ 褥婦に子宮復古の促進・阻害因子の有無を確認し，保健指導に生かす．

⑤ 褥婦自身が行える子宮復古を促進するための方法や，輪状マッサージを伝える．

⑥ 子宮復古が良好にならない場合は，医師と治療を検討する．分娩当日から1日目で出血が増量する可能性がある場合は，血管確保と褥婦の行動制限についても検討する．

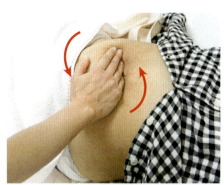

子宮底に手を置いたまま，円を描くようにマッサージする．子宮収縮を促す際に，後陣痛が強まることがあるため，褥婦に確認しながら行う．

図3-4 輪状マッサージ

5 評価

① 褥婦の子宮は，産褥日数相当に復古する．
② 褥婦自身が子宮を触知し，良好な硬さになっているかを確認できる．
③ 子宮収縮不良になる危険因子がある褥婦が，子宮復古不全を起こさない．

4 悪露のアセスメントとケア

1 目的・適応

悪露とは，産褥期に性器から排出される分泌物をいう．悪露の量と性状は，子宮内膜や軟産道の創傷治癒の過程に伴って変化することから，子宮復古過程をアセスメントする上で重要である．子宮復古と同様に，経日的に変化するため，自然に良好に子宮復古が進行すると判断できるまでは，毎日，観察が必要である．実際には，子宮復古のアセスメントと同時に行うことが望ましい．

> **悪露の変化**
> 分娩後の悪露には血液成分が多く含まれるが，子宮内の出血が徐々に止血され，子宮内膜が再生されると血液成分は減少し，白血球が主体となる．

2 実施前の情報収集と留意点

a 悪露の変化

悪露の変化を表3-5に示す．

表3-5 悪露の性状

日　数	名　称	色　調	性　状
1〜3日	赤色悪露	赤色〜暗赤色	血液が主成分である．鮮血性，流動性であり，凝血塊はみられない
4日〜1週間	褐色悪露	赤褐色〜褐色	血性成分は減少し，白血球が増加する．血色素が変色し褐色化する
2〜3週間	黄色悪露	黄色〜淡黄色	血漿成分の減少と白血球が増加するため，色調が薄くなる．悪露の量が著しく減少する
3週間	白色悪露	淡白色〜透明	子宮腺分泌成分が主体となる．血液成分はほとんどなくなる
4〜6週間	悪露の分泌は停止		子宮の創傷面の治癒が終了する

小林康江．"褥婦の看護"．母性看護の実践．第2版．小林康江ほか編．メディカ出版，2022，p.215.

b 悪露の観察

➡ 悪露については，『母性看護の実践』6章 褥婦の看護を参照．

　分娩後24時間以内の褥婦や，帝王切開後で安全に歩行ができるようになるまでは，悪露の観察は，子宮復古過程のアセスメントと合わせ，ベッド上で行う．実際には，産褥用（生理用）ナプキンに付着した悪露から，量や性状を観察することになる．

　産褥早期や帝王切開術直後の褥婦には，ナプキン交換や外陰部の診察時の負担を軽減するために，前側が開く産褥ショーツ，またはT字帯を使用することが多い．外陰部の露出を伴うため，看護師は褥婦の気持ちに十分配慮する．実施中は，看護師の行為について褥婦に説明しながら手際よく，丁寧に行う．

c 事前の情報収集とアセスメント

　子宮復古過程のアセスメントと同様である．

❶分娩に関する情報　分娩日時，出血量，分娩所要時間，分娩後2時間時の子宮収縮の状態，破水から分娩までの時間，胎盤や卵膜の遺残の可能性，子宮復古不全のリスク因子の有無．

❷子宮復古促進・阻害因子の有無　全身状態，早期離床か離床遅延か，適当な生活労作か，排泄状態はどうか，授乳の状況，子宮収縮薬の内服の有無．

❸前回アセスメントの日時と子宮復古状態　子宮底高，子宮硬度，後陣痛の有無，悪露の性状と量．

3 実施方法

a 子宮復古の観察に続いて産褥ショーツを外し，ナプキンを開く

①掛け物をひざ下まで下ろす．

②寝衣がズボンの場合は脱がし，前開きの場合はボタンなどを外す．

③露出を最小限にするために，両側の脚にタオルをかける．

④悪露の流出状況を観察するため，両脚を開いて，ひざを曲げてもらう．

⑤外陰部とナプキンが見えるように前開きの産褥ショーツ，T字帯を外す（図3-5a，b）．

＊普通のショーツを着用している場合は，ショーツを脱いだ後，両脚にタオルをかけて，脚を開いてひざを曲げてもらう．

b 悪露の流出状態を確認する

①子宮の硬さを確認しながら，悪露の流出を確認する（図3-5c）．

②悪露量の正常範囲は，分娩後2時間以内は1時間に50g以下，それ以降はさらに減少する．悪露量が50g/時間を超える場合は，子宮収縮薬や血管確保について医師と検討する．

③子宮収縮が不良の場合は，輪状マッサージをしながら悪露の流出が止まるかを確認する．

c 外陰部を清拭する

①施行者は必ず手袋を使用する．

②褥婦がまだ歩行を開始していない場合は，外陰部を清拭する．

③清拭は温湯につけたハイゼ®ガーゼ（または綿花など），滅菌蒸留水の清浄綿など柔らかく刺激が少ないもので行う．外陰部から殿部，仙骨部にかけて悪露が流れる範囲を丁寧に清拭する（図3-5d，e）．

d 新しいナプキンと交換し，寝衣を整える

①使用済みのナプキンを引き抜きながら，新しいナプキンを挿入する（図3-5 f，g）．

②産褥ショーツを整える（図3-5h）．

③衣類を整える．

e 褥婦のセルフケア能力向上への教育

①身体的回復に伴って，歩行やトイレでの排泄が可能となれば，自分でナプキン交換を行うようにする．

②褥婦自身がチェックできるように，悪露の量や色の変化について説明する．

③卵膜や胎盤の遺残が考えられる褥婦には，事前に，悪露と一緒に塊が排出される可能性があることを伝えておく．排出した際には看護師が確認するため知らせてもらう．

④子宮復古過程と同様に，身体の自然な治癒過程であるため，看護師は褥婦と一緒に悪露を確認し，褥婦自身が自己の身体の回復を自覚できるよう支える．

4 評価

①悪露は，産褥日数相当に減少し，色調が変化する．

②褥婦自身が悪露を見て，良好に減少し，色調が変化していることを確認できる．

③胎児付属物の遺残が疑われる褥婦は，卵膜などの排出に気付くことができる．

④褥婦は，子宮復古不全に伴う異常な悪露の排出について理解している．

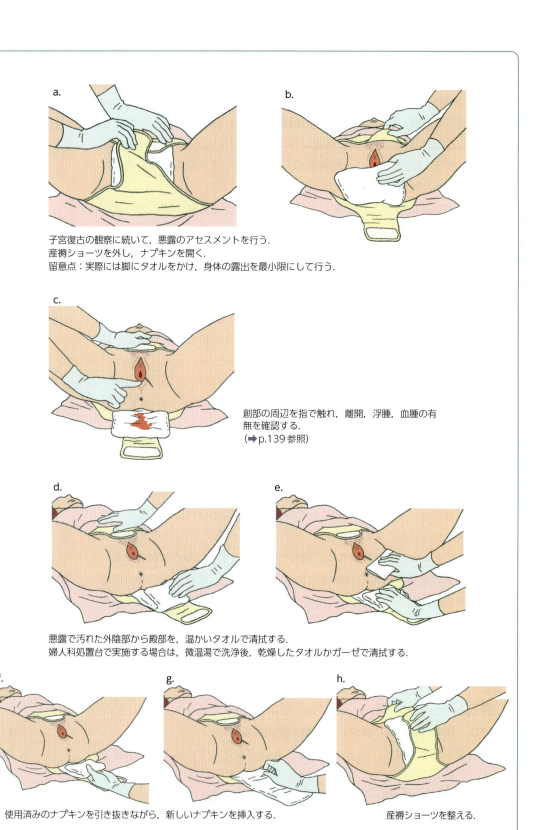

図3-5 悪露のケア

5 会陰部・肛門部の創傷のアセスメントとケア

1 目的・適応

分娩による会陰裂傷や会陰切開等の創傷，努責時に形成された脱肛などの分娩時裂傷の治癒過程をアセスメントし，ケアを行う．

分娩時裂傷がある褥婦に対しては，定期的に全身状態と局所の視診を行い，創痛の程度と経日的変化について問診し，褥婦のニーズに対応する．

2 実施前の情報収集と留意点

子宮復古，悪露のアセスメントと合わせて行うことが望ましい．

a 事前の情報収集とアセスメント

❶ **分娩直後の創傷の状態**　創傷の位置・程度，縫合方法，会陰の状態，創痛の程度，分娩総出血量．

❷ **前回アセスメント時の創傷の状態**　創傷部の赤色変化，浮腫，創傷部の離開，悪臭を伴う分泌物の有無．

❸ **創傷治癒の促進・阻害因子の有無**　全身状態（感染徴候の有無，貧血の有無），早期離床か離床遅延か．

排泄状況（トイレやナプキン交換の回数，排便の有無）．

❹ **創痛の影響**　離床は順調か，排泄状態はどうか，授乳の状況はどうか．

b 診察前の褥婦への説明と配慮

①分娩時裂傷の創部を確認する必要性と方法を伝え，了解を得る．

②診察は，ベッド上または婦人科用処置台の上で行うことが多い．病室（または処置室）へ第三者が入室しないように配慮し，プライバシーを厳守する．

③経日的変化を見るため，アセスメントの時間帯は一定にすることが望ましいが，褥婦の休息を妨げないように配慮する．

3 実施方法

a 会陰部と肛門部の視診と触診（表3-6）

①疼痛の有無と程度，激しい痛みが持続するかどうかを問診する．

②正しくアセスメントするために，十分に局所を露出する．

③創傷部の異常：創傷部の赤色変化，浮腫，創傷部の離開，悪臭を伴う分泌物の有無を確認する．

表3-6　会陰の観察

会陰裂傷第1度	会陰の皮膚，腟粘膜の小部分および筋膜などの表層組織のみが損傷されたもの．
会陰裂傷第2度	筋層まで損傷を受けているが，肛門括約筋は健全な場合．
会陰裂傷第3度	会陰皮膚，腟壁，深部筋層，肛門括約筋，直腸中隔を損傷している場合．肛門または直腸粘膜は健全である．
会陰裂傷第4度	会陰の損傷，破裂に加えて，肛門粘膜，直腸粘膜が損傷している場合．

④浮腫：分娩時は会陰に浮腫を生じ，分娩後24時間は浮腫が残る場合がある．創部周辺を優しく触診して，軟らかければ問題ないが，硬い部分があれば血腫や感染の可能性がある．

⑤血腫：分娩中，胎児が軟産道を通過する際に腟や外陰部を圧迫し，周辺の動脈が断裂して，分娩直後から数時間の間に外陰部と腟傍組織，坐骨直腸部に血腫が発生することがある．出血は主に内出血のため，早期発見のためには局所の症状，褥婦自身の激しい疼痛感，バイタルサインに注意する．

⑥肛門部は痔核の有無と数，大きさ，経日的に軽減しているかどうかを確認する．痔核がある場合は，分娩後に浮腫が残ることがある．

⑦縫合部の発赤，浮腫，皮下出血，癒合状態，硬結，分泌物の有無．

b　会陰や肛門の創傷の治癒を促進させる

①褥婦に痛みの程度と，離床後の動静や授乳への影響を確認する．

②創痛による苦痛が全身の回復を遅延させる可能性があるため，歩行や座位，体位変換時の疼痛による体動制限があるか，排尿や排便を我慢する傾向があるかなどを観察する．

③生活動作で疼痛を増強させない工夫と，疼痛緩和のための対応をする．円座や産褥いすを使用する．痔核や分娩後に浮腫が残る場合は，早期離床をして局所の血流を促進し，痔静脈のうっ滞を除去する．弛緩した支持組織や括約筋を引き締め強化することによって，徐々に軽減する．

④早期離床，産褥体操によって，骨盤底筋や外陰部の血液循環を促進する．

⑤創傷治癒には栄養バランスが大切であることを伝え，創部の癒合および全身の回復を促進する．

⑥排泄状況を観察し，便秘や排尿困難がある場合には緩下剤の使用や導尿について医師と検討する．

⑦定期的な観察によって異常を早期発見する．

⑧会陰部，全身の清潔を保つ方法を伝える．

⑨会陰切開や裂傷の縫合と治癒過程について説明する．

⑩創傷の異常所見は認めないが，創痛が強い場合には，鎮痛薬の使用について医師と検討する．

4　評価

①会陰部と肛門部の創傷は，産褥日数相当に癒合し，治癒する．

②褥婦は，会陰部や肛門部の創傷の疼痛が自制内である．

- 褥婦は，排尿や排便が円滑に行える．
- 褥婦は，睡眠や休養がとれる．
- 褥婦は，育児行動がとれる．

6 排尿・排便のアセスメントとケア

1 目的・適応

産褥期は利尿が亢進するが，分娩の影響によって排泄上の一過性の問題を生じる可能性があるため，全褥婦にアセスメントが必要である．回復の阻害因子を早期にアセスメントして排除し，回復を促進するケアを行う．

2 実施前の情報収集と留意点

a 分娩の影響についての情報収集とアセスメント

❶ **分娩後の排泄能力の回復に影響を与える因子**　分娩第2期の所要時間，子どもの出生時体重や会陰の伸展性などによる骨盤内臓器への過度な負担の有無．

❷ **会陰裂傷や会陰切開の創傷部位と創傷の程度，創痛の程度**　尿道口に近い位置の会陰裂傷の有無，会陰裂傷の程度と位置．強い創痛は尿閉*や排尿困難の原因になる．

❸ **肛門の状態**　痔核の有無と数，大きさ，疼痛の程度．

❹ **便秘の原因となる因子の有無**　食事・水分の摂取量の減少，生活上の行動の減少，妊娠中の便秘．

> **用語解説***
> **尿閉**
> 尿路の異常によって正常な尿の排出ができなくなった状態で，尿道の閉塞と膀胱の機能不全に分かれる．

b 診察前の褥婦への説明と配慮

①排尿・排便の回数とそれに伴う症状について確認する必要性と方法を伝え，了解を得る．

②経日的変化を見るため，アセスメントの時間帯を一定にすることが望ましいが，褥婦の休息を妨げないよう配慮する．

③問診中に第三者に内容が漏れることがないように配慮し，プライバシーを厳守する．

3 実施方法

a 産褥早期の排尿に関するアセスメントとケア

①分娩後24時間は排尿困難，排尿痛，残尿感が生じやすい．

②分娩後4～6時間以内に，自然排尿を促す．

③子宮復古を促進し，尿路感染を予防するために，3～4時間ごとに排尿するように勧める．

④尿閉の場合は，排尿を促すケアをする．

⑤会陰裂傷や会陰切開の疼痛が強い場合は，鎮痛薬の使用について医師と検討する．

⑥分娩後12時間以上経過しても自然排尿がない場合は，無菌操作で導尿を行う．その後も一定の間隔で排尿を試み，自然排尿がなければ導尿を繰り返す．

⑦頻尿または乏尿*があるかを確認する．

⑧産褥期は利尿が亢進する上に発汗も増え，乳汁分泌も始まる．褥婦の水分摂取の状況と，浮腫や妊娠高血圧症候群の主症状と関連付けて水分出納をア

> **用語解説***
> **乏尿**
> 成人で1日当たりの尿量が400mL以下の場合をいう．

セスメントする.

b 産褥期の一過性排尿困難がある場合の排尿を促すケア

①産後の一過性のものであり，自然に回復することを説明する.

②分娩後の適度な休息と早期離床を促し，定期的に排尿を促す.

③排尿を促す試みをする：温かい飲み物や，利尿作用の高い飲料を飲んでもらう.温水を陰部に流す.

④骨盤底筋体操によって骨盤底の復古を促す.

⑤会陰裂傷や会陰切開がある場合は，疼痛を緩和する.

⑥尿路感染を防ぐため，排尿時の膀胱圧迫はしない.また，外陰部の清潔を保つ.

c 産褥期の一過性腹圧性尿失禁のアセスメントと予防ケア

①分娩後は骨盤底筋が軟化することによって，一過性の腹圧性尿失禁が起こる可能性がある.

②予防として骨盤底筋体操を行い，骨盤底筋の復古を促す.

③肛門，腟，尿道を引き上げる感じで骨盤底を締める.

➡骨盤底筋体操については，p.150参照.

d 産褥尿路感染症の予防ケアとアセスメント

①尿路感染を予防するには，早期離床し，定期的にナプキン（悪露）交換をして外陰部や腟に悪露が滞留するのを防ぐ.

②尿路感染症の症状がないか，観察する.

- 膀胱炎の症状：頻尿，排尿時痛，尿混濁，残尿感など.
- 腎盂腎炎の症状：急激な発熱，悪寒戦慄，腰背部痛など.

③排尿がスムーズかどうかを観察し，子宮復古や悪露の状態と合わせてアセスメントする.

e 産褥早期の排便アセスメントとケア

分娩後は便秘傾向になることが多い.分娩後の動静，食事摂取の状況，腹部膨満感，痔疾患の悪化や排便時の会陰への負担，子宮復古の状態と合わせてアセスメントする.

f 便秘予防のセルフケア

産後の早期離床，適度な運動，規則正しい食生活，食物繊維の摂取，水分摂取，規則正しい排便習慣，便意を感じたときに我慢しないこと，会陰・肛門部の疼痛緩和（便秘のときは腹部マッサージ）を行うように指導する.

g 痔核をもつ褥婦へのケア

痔核をもつ褥婦に対しては局所の清潔を保ち，疼痛やうっ滞を防ぐために円座を使用する.肛門部の腫脹や疼痛が緩和してから，痔核の還納を試みる.

h 分娩後3日以上排便がない場合のケア

分娩後3日以上排便がない場合は，緩下剤の使用を医師と検討する.排便コントロールのための薬物使用後，または浣腸を実施した後は，排便の有無と量，性状を確認する.

ⅰ 排泄のセルフケア能力向上の教育

　一過性であっても排泄困難がある場合，看護師は現状の説明を丁寧に行い，褥婦が自身の身体症状を理解し，自ら症状を改善するための行動がとれるよう支援する．

4 評価

①褥婦に，排尿や排便の問題が生じない．
②排泄能力の回復因子がある褥婦は，排泄上の問題が改善される．

7 帝王切開後のケア

1 目的・適応

　帝王切開術には，選択的帝王切開術と緊急帝王切開術がある．いずれの帝王切開術においても，術後の観察の目的は，術後の状態の把握と異常の早期発見である．

　全身状態が安定する術後24時間までは，経過時間によって観察のポイントが異なる．帰室時（帰室直後）は，手術から術後への移行が安定した状態となっているか，帰室後2時間までは，この間に発生する可能性のある合併症が生じていないか，帰室後6時間までは，循環動態が安定しているかと疼痛管理の状態を観察する．帰室後24時間までに早期離床の可否を判断して早期離床を勧め，血流低下によって生じる合併症予防に努める．24時間以降は，経腟分娩のヘルスアセスメント（➡p.129～131参照）に創部の観察を加えた全身の観察を行う（表3-7）．

　手術室では，新生児との面会や接触が短時間であったり，授乳が実施できないことがある．全身麻酔下では，褥婦は児を出産した実感をもちにくい．そのため，術後の状態の観察の中で，麻酔の覚醒が十分であること，全身状態が安定していることを確認し，早期の母子接触に向けた看護を実践する．

表3-7　帝王切開後の観察ポイント

バイタルサイン	体温，呼吸数，呼吸音，血圧
麻酔からの覚醒	意識状態：意識レベル清明，傾眠，呼名覚醒，覚醒しない，嘔気・嘔吐の有無
水分出納量	in：輸液量，経口摂取量
	out（出血）：術中出血量，悪露の量
	out（尿・便）：尿量，尿比重，尿量（膀胱留置カテーテル），排尿回数，排便回数
観察項目	創部：創部の状態，創部痛の程度，創部からの出血の有無
	腹部：子宮収縮状態（子宮底の位置，子宮の硬度，後陣痛の程度），腸蠕動音の有無，排ガスの有無
	PCA刺入部：発赤・疼痛・滲出液・硬結の有無と程度，接続部の緩みの有無
	下肢：運動神経麻痺の有無
	排泄状況：尿意，自尿の有無，下部尿路症状の有無，便意，便の性状

2 準備

帝王切開は手術による分娩であるため,産褥期の子宮底や悪露の観察に関する知識や技術は必須となる(➡p.131〜138参照).既往歴,妊娠経過,手術に関する情報を収集し,術後の影響についてのリスクアセスメントを行う.

a 術後24時間以内に生じる可能性のある異常のリスクアセスメント

手術に関する情報(手術適応,麻酔方法,術中の鎮静方法,術中出血量,帰室までの水分出納量),新生児の状態,早期母子接触の状態を確認し,術後24時間以内に生じる可能性のある異常を予測する.帝王切開術後に生じやすい異常には,**出血性ショック**[*],静脈血栓塞栓症,感染症がある.

b 帰室時の状態と観察間隔

帰室時の褥婦には,点滴,輸液ポンプ,膀胱留置カテーテルと蓄尿袋,硬膜外カテーテル,PCAポンプ,フットポンプまたは弾性ストッキングが装着されている.また,褥婦の全身状態によって,心電図やパルスオキシメーターを装着する場合がある(図3-6).帰室直後にこれらを確認し,その後は施設の基準に準じて観察する.一例として帰室直後,帰室後30分,1時間,2時間,3時間,5時間,以降は3〜4時間ごとに全身の状態と子宮復古状態の観察を行う.

c 必要物品

バイタルサインの観察には,血圧計,体温計,聴診器,パルスオキシメーターを準備する.子宮底と悪露の観察には,ビニールエプロン,ディスポーザブル手袋,新しいナプキン,清浄綿,ビニール袋を準備する.

3 実施方法

麻酔からの覚醒,意識状態を確認し,疼痛コントロールの程度を質問したり表情から観察する.次に,バイタルサインの観察,腹部(創部,子宮,腸蠕動音),悪露と膀胱留置カテーテルの固定状態,下肢と系統的に観察する.最後

> **用語解説**[*]
> **出血性ショック**
> 循環血液量は体重の7〜8%であり,15%以下の出血ではさほど大きな変化を示さない.15〜30%を超えると,頻脈,血圧低下,中心静脈圧の低下,ショック症状(冷汗,顔面蒼白,脈拍微弱,四肢の冷感など)が現れる.

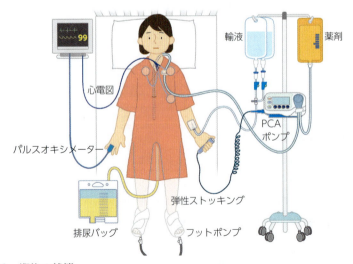

図3-6 術後の状態

図3-7　バイタルサインの基準値と逸脱時の検討事項

脈拍 (回/分)	尿量 (mL/kg/時)	血圧 (mmHg) 収縮期	呼吸 (回/分)	酸素飽和度 (%)	意識 (JCS)	体温 (℃)
170 160 150 140	≧0.5	200 190 180 170	>30	95～100	I　0 I　1 I　2 I　3	40
130 120		160 150	20～25		II　10 II　20	39
110 100	<0.5	140 130	11～19	<95	II　30 III　100	38
90 80 70 60 50		120 110 100 90 <80	0～10		III　200 III　300	37 36

血圧 (mmHg) 拡張期：130　120　110　100　90　80　70　60　50　40

凡例：注意／異常／正常

JCS

I：覚醒している状態（1桁の点数で表現）	
0	意識清明である
1	見当識は保たれているが，今ひとつはっきりしない
2	見当識障害がある
3	自分の氏名・生年月日が言えない
II：刺激に応じて一時的に覚醒する状態（2桁の点数で表現）	
10	普通の呼び掛けで開眼する
20	大声で呼び掛けたり，強く刺激するなどで開眼する
30	痛み刺激を加えつつ呼び掛けを続けると，かろうじて開眼する
III：刺激しても覚醒しない状態（3桁の点数で表現）	
100	痛みに対して払いのけるなどの動作をする
200	痛み刺激で手足を動かしたり，顔をしかめたりする
300	痛み刺激に対して全く反応しない

JCS30よりも意識が悪い場合は緊急性が高い

逸脱時の検討事項

	脈拍	尿量	血圧	呼吸	酸素飽和度	意識	体温
上昇 または 増加	・感染 ・循環血液量減少 ・不整脈 ・不安	・循環血漿量増加 ・組織浮腫の改善	・妊娠高血圧症候群 ・高血圧合併妊娠 ・疼痛刺激 ・脳血管障害	・肺水腫 ・低酸素 ・感染 ・発熱 ・肺血栓塞栓症	・低酸素血症では ない	・JCS高 　↓ ・子癇発作 ・脳血管障害 ・羊水塞栓症 ・低血糖	・過度な加温 ・術後侵襲による 体温上昇 ・脱水 ・感染
低下 または 減少	・薬剤誘発性不整脈 ・迷走神経反射	・輸液不足による 循環血液量減少 ・持続する出血 ・血管内脱水 ・心不全	・循環血液量減少 ・羊水塞栓症	・薬剤による呼吸 抑制 ・羊水塞栓症	・肺水腫 ・呼吸抑制 ・肺血栓塞栓症 ・羊水塞栓症	・JCS低 　↓ 　意識状態良好	・麻酔の影響

村越毅編著．"選択的帝王切開分娩の流れ"．帝王切開バイブル：術前・術中・術後のアセスメント＆ケアを時系列で網羅！．ペリネイタルケア 2018年新春増刊．メディカ出版，2018，p.85-86をもとに作成．

に水分出納バランスや輸液のライン，硬膜外カテーテルを観察する．あわせて，カテーテル類の挿入部位の異常の有無，固定状況を確認する．バイタルサインの基準値と正常からの逸脱時の検討すべき事項を図3-7に示す．

a 麻酔の覚醒状態

　帰室時には，術後の急変が生じていないか，五感を使って意識状態，顔色，呼吸状態を確認する．皮膚蒼白・冷汗，発汗・皮膚湿潤，頻呼吸，意識障害は出血性ショックの徴候である．出血性ショックを起こす大量出血は，術後1～2時間に起こることが多い．

❶意識状態　帰室直後は，麻酔の影響で意識が清明でないことがある．覚醒状態を確認し，意識が清明になることを確認する．頭痛，嘔気，嘔吐の有無も確認する．

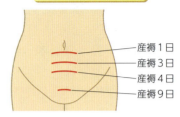

帝王切開後の子宮収縮は，経腟分娩と比較すると遅い．また，経腟分娩に比べて血性悪露が続く．

図3-8 帝王切開後の子宮底の変化

❷**疼痛コントロール** 創部痛，後陣痛の有無，PCA*（自己調節鎮痛）のボーラス投与の状態を確認する．疼痛コントロールをした上で，新生児との早期接触，早期離床に向けた看護につなげる．

❸**脊髄くも膜下麻酔からの覚醒状態** 下肢の運動や知覚状態を確認する．

b バイタルサイン

❶**脈拍数と脈圧の強弱** 出血性ショックの初期症状は頻脈であり，続いて脈圧が低下する．

❷**血圧** 正常値の範囲か．出血時は，頻脈のあとに拡張期血圧が上昇する．出血が持続すると収縮期血圧が低下する．妊娠高血圧症候群では上昇する．

❸**呼吸** 呼吸数，呼吸音，呼吸リズムの正・不正，呼吸苦の有無，またチアノーゼの有無．出血性ショックでは収縮期血圧が低下し，呼吸数が増加する．呼吸音を聴取し，肺水腫や無気肺の有無を判断する．

❹**経皮的酸素飽和度** 正常値の範囲か．状態が安定していれば低下しない．

❺**体温** 正常値の範囲か．術後は麻酔の影響で低体温になりやすい．室温やベッドを暖めて低体温を予防する．体温の上昇時は，術後の一過性のものか，過度な保温によるものかを判断する．

c 腹部

❶**子宮収縮状態** 子宮底の高さ，硬度，後陣痛の有無をアセスメントする．通常は子宮収縮が良好で，子宮復古不全を生じない．ただし，経腟分娩に比べて子宮収縮は緩徐である（図3-8）．子宮底の基本的な観察方法は➡p.131子宮復古のアセスメントに準じる．帰室直後，術後1日目くらいまでは腹壁上から子宮の形を目視でき，子宮底の位置を確認しやすい．創部痛に配慮し，子宮底を確認するために腹部を触診することを褥婦に伝え，子宮底の位置にゆっくりやさしく指を当て，子宮底の位置と子宮の硬度を確認する．産褥経過とともに子宮の形は目視しにくくなり，創部周囲に硬結が生じて触知しにくくなる．その場合は，恥骨結合上縁を目安に左右の指をそろえ，子宮の形を指先でゆっくりたどりながら子宮の形を探る．子宮体部側方から子宮底に指先を移動させ，子宮底の位置を確認する（図3-9）．

❷**悪露の状態** 悪露の性状，量，臭気をみる．経腟分娩に比べて悪露の量は少

用語解説*

PCA

patient control analgesia. PCAポンプは患者が自己管理できる輸液ポンプ．褥婦が痛みを感じたとき，自分でスイッチを押すことで鎮痛薬が投与される．これをボーラス投与という．

➡ 帝王切開後の子宮復古のアセスメントは，『母性看護の実践』8章6節3項参照．

ない．術後1～2時間に異常な性器出血が生じる可能性が
ある．ナプキン交換後には，出血量を計測する．

❸**創部の状態** 創傷感染徴候（発赤，腫脹，疼痛，滲出液，
出血，熱感，血腫）の有無をみる．通常は，創部の異常は
生じない．帰室直後には創部からの出血に注意し，出血し
ている場合は，観察ごとに出血の範囲が拡大していないか
注意する．

❹**腹部の状態** 腸蠕動音の聴取，腹部膨満の有無，鼓音の
有無をみる．麻酔の影響により腸管の蠕動運動が抑制され
る．術後の時間の経過とともに，腸蠕動音が聴取できるよ
うになる．

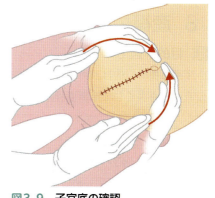

図3-9 子宮底の確認

d 下肢

❶**下肢の感覚と可動性** 下肢の感覚，しびれ，左右差の有無，下肢を動かせる
か．麻酔からの覚醒と合わせて，時間の推移で感覚の戻りを判断する．

❷**間欠的空気圧迫法もしくは弾性ストッキング** 作動状況，空気挿入接続チュー
ブの屈曲の有無，下肢の圧迫感の有無をみる．下肢の感覚が戻った後は，問診
により下肢の痛みやしびれの有無を確認する．フットポンプは初回歩行まで装
着し，以降は弾性ストッキングを着用する．

❸**静脈血栓塞栓症の有無** ホーマンズ徴候の有無，下肢の疼痛や腫張，皮膚色
の変化の有無を観察する．

e 水分出納バランスとカテーテル類の確認

❶**水分出納バランス** 輸液量，尿量，出血量（悪露）の観察時間ごとの量と積
算量をみる．末梢循環の改善と血栓症予防のために確認する．尿量は全身の循
環動態を反映する．

❷**カテーテル類の確認** 輸液の滴下量，点滴刺入部，輸液ルートの閉塞・抜去
の有無，針挿入部の発赤・腫張の有無，固定の状態，尿の性状，膀胱留置カ
テーテルの屈曲の有無をみる．水分出納バランスを確認する際，カテーテル類
の状況を合わせて確認する．

4 評価

①術後24時間までの評価
- 褥婦は，術後の全身状態が良好である．
- 褥婦は，異常が早期発見され，適切な対処・ケアが受けられる．
- 褥婦は，支援を受けながら新生児と早期接触，早期授乳が実施できる．

②術後24時間以降は，良好な疼痛コントロールのもと，早期離床した後，経
腟分娩と同じ経過をたどることができる．

→ 静脈血栓塞栓症については，『母性看護の実践』8章6節4項参照．

8 産褥体操

1 目的・適応

産褥体操の目的は，褥婦の子宮復古と悪露の排出を促すことである．また，血液循環をよくして産褥血栓塞栓症を予防し，排泄機能など全身の回復を促進する．

2 実施方法と留意点

産褥体操（**図3-10**）を1日2～3回行う．初日は①②，2日目から③④を加え，4日目から⑤⑥，6日目から⑦⑧を加える．妊娠・分娩の影響と，褥婦の疲労回復を考慮しながら進めていく．疼痛が強くて体操ができない場合は，疼痛を緩和しながら状態に合わせて行う．

①腹式呼吸
②骨盤を揺らす
③あごを胸につける
④手を持ち上げる
⑤ひざを転がす
⑥殿部を持ち上げる
⑦腹部を引き締める
⑧ひざを腹部に近付ける

3 評価

①子宮は，産褥日数相当に復古する．
②悪露は，産褥日数相当に変化する．
③褥婦は，産褥血栓塞栓症を発症しない．
④褥婦は，排泄機能が回復する．

①腹式呼吸

仰臥位で背を伸ばし，腕は体につける．腹筋を使って鼻から深く息を吸い込み，腹部を膨らませる．ゆっくりと口をすぼめながら息を吐き出し，腹筋を締める．

②骨盤を揺らす

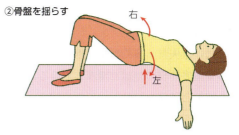

腕は左右に90°の角度に広げる．ひざを曲げ，足を床につけ，腹部と殿部を締めて床につける．10数えながら背中をアーチのように上方に反らし，骨盤を左右に揺らす．

③あごを胸につける

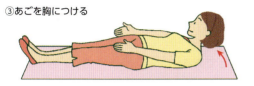

腕は体につけ，頭を持ち上げ，あごを胸につけるように動かす．

④手を持ち上げる

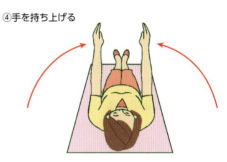

腕は左右に90°の角度に広げる．腕を90°に持ち上げて手をタッチし，ゆっくり下ろす．

⑤ひざを転がす

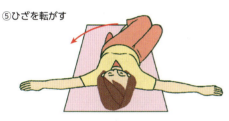

ひざを曲げ，足を床につけ，腕は左右に広げる．肩は床につけたまま，ひざを揃えて片側にゆっくりたおす．元の位置に戻し，次にもう片側にゆっくりたおす．

⑥殿部を持ち上げる

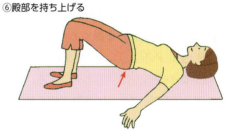

ひざを曲げ，足を床につけ，腕は左右に広げる．殿部をゆっくり持ち上げ，背中をアーチのように反らし，ゆっくり元の位置に戻す．

⑦腹部を引き締める

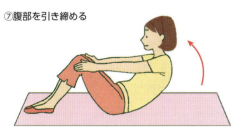

ひざを曲げ，足を床につける．ゆっくり頭をひざにつけるように持ち上げる．腕は足のほうに伸ばす．

⑧ひざを腹部に近付ける

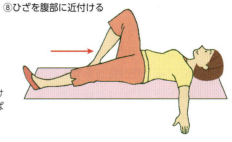

腕を左右に広げ，一方のひざを曲げ，足を床につけて殿部まで近付ける．その後，ゆっくりひざを伸ばして元に戻す．もう片側も同様に繰り返す．

Olds, S.B. et al. Maternal-Newborn Nursing : A family and community-based approach. 6th ed. Prentice-Hall, 2000, p.942を参考に作成．

図3-10　産褥体操

9 骨盤底筋体操

1 目的・適応

産褥期には尿失禁（多くは腹圧性尿失禁）を生じることがあるが，これは分娩による骨盤底筋群の弛緩と関連している．**骨盤底筋体操**とは，骨盤底筋群の随意的な収縮と弛緩を繰り返す理学療法で，**ケーゲル体操**ともいわれる．その目的は，①骨盤底筋群を強化することによって尿道閉鎖圧を増強させること，②腹圧がかかった際に随意的に尿道括約筋を締め，尿失禁を回避することである．分娩によって生じた会陰部の創部痛が消失したら開始する．会陰切開や会陰裂傷によって縫合がある場合には，創部痛の改善が予測される産後3週ごろを目安に開始するとよい．

2 実施方法と留意点

実施のポイントは，正しい動作を習得し，継続することである．

a 実施への動機付け

継続的な実施が必須であるため，褥婦自身が体操の必要性を感じ，「自分のために実践しよう」と思えることが重要である．そのためには，体操の目的や効果について事前に十分説明する．

b 正しい収縮動作を習得する

骨盤底筋は，視覚的に動きを確認しにくい筋肉である．そのため，骨盤底筋を収縮させる際，殿部や大腿部の筋肉，腹筋を収縮させてしまうことがある．実施時には，これらの筋肉に力が入らないように伝えた上で，肛門，尿道，腟の周りの筋肉（骨盤底筋）を締めるように促す．その際，「排尿している時にお小水（尿）を止めるように」「おならを我慢するように」といった表現を用いて，収縮部位の理解を助けるようにする．指先を肛門括約筋の周囲に当て，硬くなったことが確認できれば骨盤底筋を動かせている．また，排尿時に尿を止められる，もしくは尿勢を弱められるかどうかを確認することで，正しい動作がとれているかを判断することも可能である（ただし，排尿を中断する行為は残尿につながる可能性があるため，日常的な実施は避ける）．

分娩直後は会陰に疼痛やしびれ感が残っていて，収縮動作の指導が難しいことがある．妊娠中に，あらかじめ収縮動作について指導しておいてもよい．

c トレーニング方法

慣れるまでは床に座るか，仰臥位で行う（図3-11）．両足は肩幅に開き，両ひざを軽く立てる．骨盤底筋をできる限り強く，6～8秒間締める．肛門・腟・尿道を持ち上げ，じわっじわっと引き上げるように行う．その後，力を抜いてリラックスする．これを8～12回繰り返す．これらを1セットとして，1日3セット行うことを目標とする．目標量の実施が難しい場合は，少ない回数から開始するように促すとよい．慣れてきたらさまざまな姿勢で実践し，日常生活にも取り入れる．最低でも8週間は続けることを目指す．

何のためにするのか？
分娩で緩んだ骨盤底筋群を鍛えることで尿失禁を予防あるいは改善する

plus α
骨盤底筋
骨盤出口を閉鎖する筋肉，筋膜，結合組織のこと．

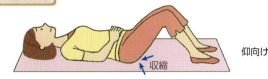

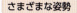

①両足を肩幅に開き，両ひざを軽く立てる．
②骨盤底筋をできる限り強く，6～8秒間締める．
　肛門，腟，尿道を持ち上げ，じわっじわっと引き上げるように行う．
③力を抜いてリラックスする．
①～③を8～12回繰り返す（1セット）．1日3セットを目標に行う．

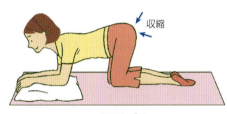
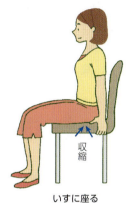
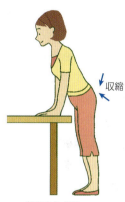

図3-11　骨盤底筋体操と姿勢

d 留意点

　分娩によって緩んだ骨盤底筋は産後，徐々に回復していくが，立位をとった際に骨盤底筋が下にたわまなくなるまでに3～4週間はかかる．そのため，分娩後から3週間はなるべく身体を横たえ，臥床時間をとるようにする．さらに重いものを持っても影響がない程度に骨盤底筋が回復するまでには6～8週間を要するため，産後2カ月ごろまでは重い荷物を運んだり，上の子どもを抱っこして外出することは極力避けるようにする．コルセットやガードルでウエストを締めることも骨盤底筋に大きな負担となるため，好ましくない．

3 評価

①褥婦が正しい骨盤底筋の収縮動作を理解し，習得できる．
②褥婦が骨盤底筋体操の必要性を理解し，実施へのモチベーションをもつことができる．また，体操を継続できる．
③尿失禁の自覚症状が改善する，あるいは尿失禁を予防できる．
　より専門的には，内診や腟圧計，筋電図などを用いて，骨盤底筋群の収縮状態や筋力を評価することも可能である．

10 授乳しやすくするためのソフトマッサージ

1 目的・適応

a 目的

乳頭と乳輪組織を軟らかくして，心地よく効果的に授乳できるよう支援する．

①乳頭をやさしく刺激することで，オキシトシンとプロラクチンの分泌を促し，射乳反射を誘発する．

②新生児の口腔内に入る乳頭と乳輪組織を軟らかくし，伸展しやすくする．

③新生児が乳房をとらえて深く吸着（ラッチ・オン）でき，乳房から直接効果的に母乳を飲めるようにする．

④乳首に傷をつくらないようにする．痛みのない状態，または痛みを最小限にして授乳する．

b 適応

①乳房の緊満が強く，乳頭と乳輪組織が硬いために深く吸着（ラッチ・オン）できないとき．

②乳頭に傷や痛みがある場合などに，乳頭への吸啜圧の負荷を少なくして授乳したいとき．

③新生児が人工乳首の吸い方に慣れていたり，口を大きく開けない，舌を歯茎より前方に出さないなどの一時的な機能上の理由により，乳房を深くとらえて吸着できない場合．

④唇顎口蓋裂や口蓋の形など新生児の哺乳にかかわる形態的問題があり，少しでも乳房を唇や口腔の形態にフィットさせたいとき．

2 実施方法と留意点

①母親がリラックスできる環境を整える．

②実施者の手を温めておく．マッサージの前に，乳頭と乳輪組織を温かいタオルなどで温めておいてもよい．

③痛みを与えないように注意して，乳房全体をやさしくゆっくり動かしてもよい（射乳反射が強い場合には，乳房は動かさないようにする）．

④片方の手は，母乳がたまって硬くなっている乳房の部分を辺縁から支持する．

⑤もう一方の手の親指と人差し指を乳頭の縁にそっと置き，乳頭にやさしく触れてわずかに指を動かす（図3-12a）．

⑥乳頭が弛緩していることを確認したら，指を乳輪付近にそっと置く（図3-12b）．

⑦指を，母親の胸壁側に向かって垂直に押し入れる（母親が仰臥位の場合）．指をゆっくりと乳房に沈めるように行う（図3-12c）．

⑧指が沈みきったところで，親指と人差し指の腹をそっと合わせる．乳頭直

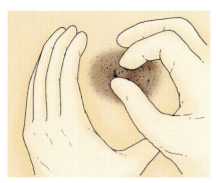

a. 親指と人差し指を乳頭の縁にそっと置き，乳頭にやさしく触れてわずかに指を動かす．

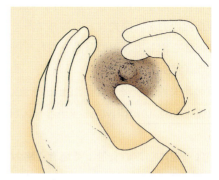

b. 乳頭が弛緩していることを確認したら，指を乳輪付近にそっと置く．

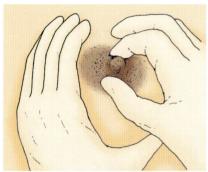

c. 指を，母親の胸壁側に向かって垂直に押し入れる．

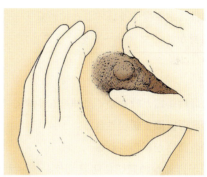

d. 指が沈みきったところで，親指と人差し指の腹をそっと合わせる．乳頭直下で指が合うようにする．

e. 人差し指の側面と親指の腹を合わせ，乳房表面の皮膚をこすらないようにして親指内の力を乳頭先端方向にわずかにうねらせるように移動させる．母乳を出して乳房の緊満をやわらげたい場合には，c〜eを繰り返し行う．

マッサージのときの力の入れ方のコツ

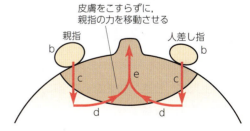

母親が痛みを感じないように行う．

図3-12　乳房のソフトマッサージ

下で指が合うようにする（図3-12d）.

⑨人差し指の側面と親指の腹を合わせ，乳房表面の皮膚をこすらないようにして親指内の力を乳頭先端方向にわずかにうねらせるように移動させる．さらに母乳を出して乳房の緊満をやわらげたい場合には，この動きを繰り返し行う（図3-12e）.

⑩新生児の非栄養的吸啜（non-nutritive sucking または call up sucking）と，栄養的吸啜（nutritive sucking）に似せた指の動きをするようにイメージする.

⑪実施中は母親に痛みの有無よく聴き，痛みを感じないように行う．痛みは乳房局所に過度な圧力が加わっているサインである．過度な圧力は，乳頭や乳輪組織の収縮・浮腫・腫脹を引き起こすため注意する．また，痛みはオキシトシンの分泌と射乳反射を抑制する．さらに，痛いケアは母親との信頼関係に悪影響を及ぼすことに留意する.

⑫母親自身がこのマッサージを行うことができ，セルフケアできるよう支援する.

3 評価

①乳頭と乳輪組織が軟らかく，伸展しやすくなる.

②母親の乳房緊満が緩和される.

③母親の乳頭痛が緩和される.

④新生児が容易かつ適切に吸着（ラッチ・オン）して，効果的に母乳が飲めるようになる.

⑤母親が方法を習得し，セルフケアできている.

11 授乳姿勢（ポジショニング）

1 適切で楽な授乳姿勢

1 目的・適応

母親と新生児が，快適・効果的・安全に授乳するために，個別的で適切な授乳姿勢がとれるよう支援する.

①母親が乳頭の損傷や痛みを予防したり，軽減させるための授乳姿勢をとれるようにする.

②新生児が効果的に乳房に吸着（ラッチ・オン）し，吸啜できる姿勢をとれるようにする.

③母児の自然な相互作用的交流を通して，母親は自分で適切な授乳姿勢を工夫し，新生児は自分から母親の乳房に吸着（セルフアタッチメント）しやすい姿勢をとれるようにする.

2 準備

①母児の状況に応じて，授乳場所に合った環境を整える．入院中はベッドやいすに座ることが多い．日常生活ではこのほかに，ベッドや床に横になる・床に座る・立ち上がる・歩くなど，さまざまな場所で授乳を行うことがある．

②ベッドを使用してリクライニング授乳する場合には，ベッドの角度（30～45°程度）を調整する．

③母児の体勢や位置を調整する物品として，枕，クッション，バスタオル，足台などを準備する．母親と児だけで適切な授乳姿勢をとることもできるので，過剰な物品の使用は控える．

④新生児のstate（ステート），おっぱいを欲しがっているサインを確認する．

⑤新生児，母親，支援者自身が落ち着いている状態であることを確認する．

3 実施方法

a 授乳に対するレディネスとニーズの評価・支援方法と程度のアセスメント

①出産直後からの母子早期接触・早期授乳・母子同室での授乳体験の有無．

②母親の疲労・緊張程度，新生児の抱き方，母親の授乳姿勢調整力．

③新生児のstate，授乳サイン，児の自己調整力．

④乳頭の痛みなどの乳頭トラブル，過度な乳房緊満などの乳房トラブルの有無．

⑤これまでの授乳姿勢では解決できない課題や問題の有無．

b 授乳支援の展開

①支援者が落ち着いて関わり，母児が穏やかになれるよう配慮する．

②授乳することのみを促すのではなく，母親が新生児に話しかけたり，なでたり，児との触れ合いを楽しめるよう支援する．

③母親が新生児を抱き，母親が思うように授乳姿勢をとる様子を見守る．

④新生児のペース「赤ちゃん時間 Baby Time」を尊重し，探索行動や吸着を試みる様子を見守る．

⑤支援者からの指示や助言は最小限にする．

⑥母親が感じたように新生児を手助けすればよいことを伝える．

⑦母親が戸惑っていたり，支援を求めたり，または支援者が必要と判断した場合に支援を行う．

⑧母親の了解を得て，乳房等に触れる．

⑨必要性を判断しながら，手を添えないハンズオフ（hands-off），母親の手の上に手を添えるような間接的に手を添えるハンズオンハンズ（hands-on-hands），直接手を添えるハンズオン（hands-on）支援を行う．

⑩母親の授乳方法に関する総合的な学習が促され，自信がもてるように支援する．

---

plus α

授乳と新生児の睡眠・覚醒（state）レベル

新生児のstate（➡p.187 表4-3 参照）はさまざまに変化する．医療者や母親はstate（状態）をよく見極めた上で新生児に対応することが重要である．顔の表情（特に口と目の動き），体幹・手足・指の動き，呼吸，啼泣，発声状態を観察して総合的に評価する．授乳に適しているのは，state 3～5である．

c **授乳姿勢の種類**（図3-13）

❶**横抱き（ゆりかご抱き）**　新生児を胸の高さで抱き，新生児と母親の腹部は向かい合って密着している．新生児の頭は母親の腕（肘の内側あたり）で支え，殿部は手で支える．新生児の足を母親のウエストに巻きつけるようにすると，新生児が乳房に近付きやすくなる．

❷**交差横抱き（交差ゆりかご抱き）**　飲ませる乳房と反対側の手のひらと腕で新生児の肩甲骨周辺を支え，指は新生児の耳の後ろに添えて軽く支える．授乳する乳房側の手で乳房を支える．適切に吸啜していれば，乳房を支える手を外して横抱きにしてもよい．この姿勢は，新生児の頭と乳房の角度を調整しやすく，早産児，緊張の低い新生児，探索反射や吸着の弱い新生児に適している．

❸**脇抱き（クラッチ抱き・フットボール抱き）**　新生児の体を母親の脇で支え，新生児の足は母親の背中側にくる．母親の手のひらと腕で新生児の肩と背中を支え，指は新生児の耳の後ろに添えて頭を支える．クッションなどを用いて乳房と新生児の体の高さを調整する．飲ませる乳房と反対側の腕で乳房を支える．新生児の口元を確認しやすく，頭の動きと乳房の角度を調整しやすい．帝王切開後の母親は，新生児の体で創部を圧迫されずに授乳できる．乳房の大きな母親，早産児，吸啜の弱い新生児等の授乳に試してみるとよい．

❹**添え乳（寝た姿勢での授乳）**　母親が横に寝た姿勢で新生児は胸の高さに寝て，新生児と母親の腹部は向かい合い密着している．母親の頭，背中，足の間などにクッションなどを入れて，安定した快適な姿勢をとる．帝王切開術後の授乳や母親の体調が悪いなど安静が必要な場合，夜間の授乳時など休みながら十分に授乳したい場合などに行うとよい．

❺**立て抱き（またがり座り抱き）**　新生児は母親の大腿にまたがって座り，新生児の鼻が乳頭の高さにくるように新生児の頭と肩を支える．母親の身体や新生児の頭が前かがみになりすぎないよう気を付ける．深い吸着が難しい場合や，小さめの新生児に有用なこともある．

❻**リクライニング授乳**　母親は背中全体が十分支えられた状態で，リクライニング姿勢（ファウラー位：角度は30〜45°程度）をとる．母親は，新生児を胸腹部にのせて殿部を両手で支えて抱く．母親の胸と腹部は密着し，新生児の頬やあごが母親の乳房近くの肌についているようにする．母親が新生児の表情や顔色を見やすい姿勢であることを確認する．新生児の手足や頭は自由に動かせるようにしておく．新生児が自発的に動くことによって，母親の体に対して縦・横・斜めなど，さまざまな位置になることもある．

　リクライニング授乳は，授乳姿勢の一つとして自然に行われてきた方法で，誰でもいつでも行うことができる．特に新生児の哺乳欲求を引き出したいとき，座位による授乳がうまくいかないとき，乳房を嫌がったり，深く吸着できないときなどに試みるとよい．

---

plus α

リクライニング授乳の留意点

・母親が児の顔色や表情を確認できる角度にする（30〜45°程度）．

・児が落下したり，すき間に挟まれないように，ベッド柵を用いて安全を確保する．

・うつ伏せに近い姿勢でいることによる窒息や急変リスクを考慮に入れて十分に見守る．

・母親には，うつ伏せに近い姿勢の児を抱いたまま眠りこんでしまわないよう留意することを伝えておく．

新生児の基本的ポジション

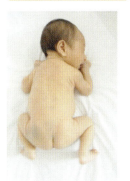
手はW，足はMの字

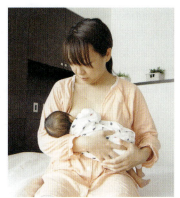
①横抱き（ゆりかご抱き）

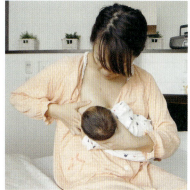
②交差横抱き（交差ゆりかご抱き）

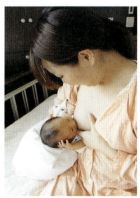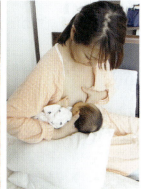
③脇抱き（クラッチ抱き・フットボール抱き）

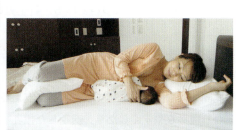
④添え乳（寝た姿勢での授乳）

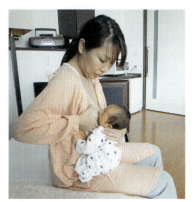
⑤立て抱き（またがり座り抱き）

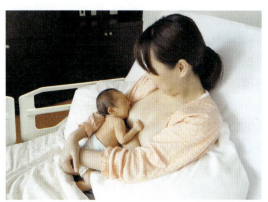
⑥リクライニング授乳

〈撮影協力：日本赤十字社医療センター〉

図3-13　授乳姿勢の種類

> **コラム　新生児がリードする授乳**
>
> 　リクライニング授乳では，「重力」によって母親の体に新生児の体が自然に密着するため，母親が新生児を腕の力だけで支える必要がなく，新生児も重力を利用して吸着しやすくなる．新生児を落ち着いた状態にして，手足や顔が自由に動かせるようにすると，新生児の原始反射と哺乳行動などの能力を生かした生物学的本能に基づいた授乳（biological nurturing），新生児がリードする授乳（baby-led breastfeeding）が行いやすい．
>
> 　出生直後の母子早期接触と早期授乳時の授乳姿勢も，言い方を変えればリクライニング授乳である．

d 適切な授乳姿勢に共通するポイント

① 新生児と母親がリラックスして快適である．
② 新生児と母親の体が向き合って，肌と肌が密着している．
③ 新生児の頭と体がねじれずに一直線（耳－肩－腰）になり，乳房のほうを向いている．
④ 新生児の下顎が乳房についている．新生児の鼻と母親の乳頭が向き合っている．
⑤ 新生児の頭や肩だけでなく，体全体やお尻が支えられている．

e 乳房の支え方

　授乳開始時や授乳中に必ずしも乳房を支える必要はないが，新生児の吸着を促したり吸啜しやすくしたり，安定した授乳をするには，乳房を支えることが助けになる．新生児が乳房を深く吸着できるよう，乳房を支える母親の指は乳輪から十分に離れているとよい．

❶ **Cホールド*** 　親指は乳房の上部，他の4本の指は下部を支える．
❷ **Uホールド*** 　親指とその他の4本の指の間を大きく開いて，乳房を下方から支える．

4 評価

　母児の授乳場面を細やかに観察し，適切な授乳姿勢に共通するポイント，授乳観察用紙の項目（図3-14），リクライニング授乳の留意点に沿って評価する．①母親と新生児が快適・効果的・安全に授乳している．②母親が方法を習得し，セルフケアできている．

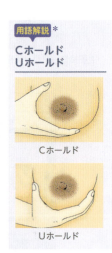

用語解説*
Cホールド
Uホールド

Cホールド

Uホールド

母の名前＿＿＿＿＿＿＿＿＿＿＿＿＿＿＿	日 付＿＿＿＿＿＿＿＿＿＿＿＿＿＿＿
赤ちゃんの名前＿＿＿＿＿＿＿＿＿＿＿	赤ちゃんの年齢（日齢）＿＿＿＿＿＿＿＿

授乳がうまくいっているサイン	困難がありそうなサイン
全 体	
母 親	
□健康そうに見える □リラックスしており，居心地がよさそう □母親と赤ちゃんとのきずなのサイン	□病気または落ち込んでいるように見える □緊張しており，不快そうに見える □母子が目を合わせない
赤ちゃん	
□健康そうに見える □穏やかでリラックスしている □空腹時，乳房に向かったり探したりする	□眠そう，具合が悪そうに見える □落ちつきがない，泣いている □乳房に向かわない，探さない
乳 房	
□健康そうに見える □痛みや不快感がない □乳輪から離れた位置でしっかり指で支えられている □乳頭の突出	□発赤，腫脹，あるいは疼痛 □乳房や乳頭が痛い □乳輪に指がかかったまま乳房を支えている □乳頭が扁平で，突出していない
赤ちゃんの体勢	
□頭と体がまっすぐになっている □母親の体に引き寄せられて抱かれている □体の全体が支えられている □赤ちゃんが乳房に近づくとき，鼻が乳頭の位置にある	□授乳をするのに，首と頭がねじれている □母親の体に引き寄せられて抱かれていない □頭と首だけで支えられている □乳房に近づくとき，下唇，下顎が乳頭の位置にある
赤ちゃんの吸着	
□乳輪は赤ちゃんの上唇の上部のほうがよく見える □赤ちゃんの口が大きく開いている □下唇が外向きに開いている □赤ちゃんの下顎が乳房にふれている	□下唇の下部のほうが乳輪がよく見える □口が大きく開いていない □唇をすぼめている，もしくはまき込んでいる □下顎が乳房にふれていない
哺 乳	
□ゆっくり深く，休みのある吸啜 □哺乳しているときは頬がふくらんでいる □哺乳を終えるときは，赤ちゃんが乳房をはなす □母親がオキシトシン反射のサインに気がつく	□速くて浅い吸啜 □哺乳しているときに頬が内側にくぼむ □母親が赤ちゃんを乳房からはなしてしまう □オキシトシン反射のサインがない
備考：	

UNICEF/WHO. 母乳育児支援ガイド：ベーシック・コース. BFHI 2009 翻訳編集委員会訳. 医学書院, 2009, p.166.

図3-14 直接授乳観察用紙

2 双子を産んだ母親への授乳援助

1 目的・適応
　双子の赤ちゃんへの授乳は，新生児の示すおっぱいを欲しがっているサインに応じて，一人ひとり別々に行うこともできるし，二人同時に行うこともできる．母親が二人の新生児への授乳に対応できるよう支援する．
①同時に起こった二人の新生児の哺乳欲求に応えて，授乳できるようにする．
②母児ともに，心地よく授乳できるようにする．
③二人の新生児が確実に母乳を飲み取ることができるようにする．
④母親の授乳への負担を軽減できるようにする．

2 準備
　枕，クッション，バスタオルを複数用意しておく．その他，➡p.154 1項「適切で楽な授乳姿勢」参照.

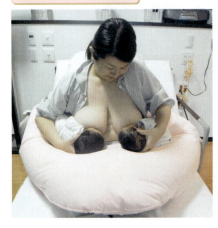
脇抱き（フットボール抱き）

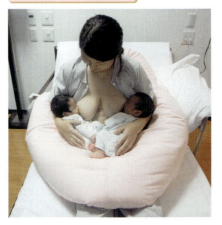
横抱き（ゆりかご抱き）

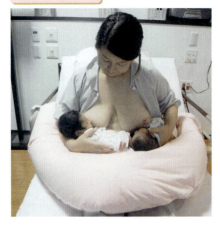
脇抱きと横抱き

〈撮影協力：日本赤十字社医療センター〉

図3-15　双子の授乳姿勢

3 実施方法と留意点

①双子の授乳には，以下のような方法がある（**図3-15**）.

- 二人とも脇抱き（フットボール抱き）で授乳する.
- 二人とも横抱き（ゆりかご抱き）で授乳する.
- 一人は脇抱き（フットボール抱き），もう一人は横抱き（ゆりかご抱き）で授乳する.

②母親の体，肩，腕などに不必要な力が入らず，心地よく授乳できる姿勢を母親が見つけられるよう援助する.

③母親は二人の新生児への授乳や育児をどのように行っていったらよいか，当惑したり対処しきれないと感じているかもしれないことに留意する.

④まず，一人ずつの授乳場面で基本的な授乳への援助を行い，心地よく効果的に授乳できているか確認する.

⑤母親が一人ずつへの授乳に慣れ，それぞれの児の特徴や個性がわかったころに同時授乳を勧めるとよい.

⑥同時授乳する場合には，最初に授乳しづらい新生児から抱いて吸着（ラッチ・オン）させ，次に二人目の新生児を抱き寄せて授乳するとよい.

4 評価

①母親，新生児たちの体に不必要な力が入らず（またはリラックスして），穏やかな表情で苦痛なく授乳している.

②適切な授乳姿勢で効果的に吸着（ラッチ・オン）している.

③新生児たちが実際に母乳を飲み取っている.

④母親が授乳方法を習得し，必要な援助を得ながら可能な範囲でセルフケアできている.

3 帝王切開後の母親への授乳援助

1 目的・適応

母親の帝王切開後の創部の痛みを最小限にして，母児ともに心地よく授乳するための援助を行う.

2 準備

➡p.160「適切で楽な授乳姿勢」の項参照.

3 実施方法と留意点

①創部の痛みが強い時期は，母親の腹部に新生児の体が直接当たらないように，添え乳（寝た姿勢での授乳）やセミファウラー位で脇抱き（フットボール抱き）で授乳するとよい（**図3-16**）.

②クッション，枕，バスタオルなどを活用する.創部が痛くないように，クッション等の位置を工夫する.

③母親の体・肩・腕などに不必要な力が入らず心地よく授乳できる姿勢を，母親が見つけられるよう援助する.

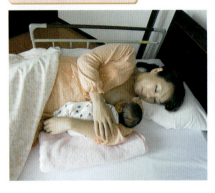
添え乳（寝た姿勢での授乳）

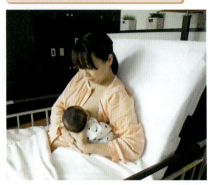
セミファウラー位でのフットボール抱き

〈撮影協力：日本赤十字社医療センター〉

図3-16　帝王切開後の授乳姿勢

④手術直後から歩行開始までのベッド上安静期間など，母親が一人では十分に動けない場合は，授乳中に付き添ったりベッド柵を上げるなどして安全に留意する．
⑤創部痛や後陣痛のために授乳がうまく行えない場合は，疼痛緩和の援助を行う．

4　評価
①母親，新生児の体に不必要な力が入らず（またはリラックスして），穏やかな表情で苦痛なく授乳している．
②適切な授乳姿勢で効果的に吸着（ラッチ・オン）している．
③新生児が実際に母乳を飲み取っている．
④母親が授乳方法を習得し，必要な援助を得ながら可能な範囲でセルフケアできている．

12　吸着（ラッチ・オン）

1　目的・適応
　新生児は，自ら乳房（乳頭乳輪体*）に吸着し吸啜する能力をもっている．さまざまな理由により効果的に吸着できない場合には，工夫や手助けが必要となる．新生児が効果的に吸啜して母乳を効率的に取り込むには，乳頭だけを吸うのではなく，乳頭・乳輪部で形成された乳頭乳輪体（吸い口 teat）を深くくわえることが重要であるため，効果的な吸着ができるよう支援する．

2　準備
①母児ともにリラックスして，適切な授乳姿勢をとっている．
②新生児は授乳に適したstateであり，おっぱいを欲しがっているサインが認められる．
③新生児，母親，支援者自身が落ち着いている．

> **用語解説** *
> **乳頭乳輪体**
> nipple-areola complex. 乳頭と乳輪と乳輪下組織からなる部分をさす．児は，乳頭乳輪体で形成される吸い口（teat）を口に含んで吸啜する．

3 実施方法と留意点

①新生児の頭はわずかに後方に傾き，乳頭下方の乳房に新生児の下顎が密着し，鼻は乳頭に向かっている．

②新生児が自然に口を開けて，自分から乳頭から乳輪にかけて深く吸着するのを見守る．

③新生児が自発的に口を開けない場合には，乳頭が新生児の鼻から唇に触れるようにして，新生児が口を開けるのを待つ．

④より深い吸着を促す場合には，「赤ちゃんの吸着を助ける方法」（図3-17）を用いるのも助けになる．

⑤より深い吸着を促す場合，母親はサンドイッチホールド（図3-18）を行うとよい．

⑥母親がイメージを描けるように，「自分の口より大きなハンバーガーをくわえて食べようとするときのステップを思い描いてみましょう」と説明してもよい．

⑦泣いている新生児の舌は硬口蓋につくほど挙上し，乳頭・乳輪部を口腔内深くに入れることが難しいため，なだめてから再び吸着を試みる．

⑧母親が痛みを感じる場合には，新生児の口の端からやさしく指を入れて陰圧を解除して乳房から離し，もう一度はじめからやり直す．

4 評価（図3-19）

①口が大きく開いている．口角の角度は110〜150°程度．

②口唇が外側に向いている．

③下顎が乳房についている．

④上下非対称性に吸着している（新生児の口の上側の乳輪のほうが，下側の乳輪より多く見えている）．

⑤新生児が確実に母乳を飲み取っている．

⑥母親が吸着（ラッチ・オン）させる方法を習得し，セルフケアできている．

⑦不適切な吸着のサインがない．

不適切な吸着のサイン

・口を開けなかったり，おちょぼ口をする．

・下唇を巻き込んでいる．

・新生児の舌が見えない．

・頬がぴんと張っている，またはくぼみがある．

・早い吸啜しかしない．

・舌打ちをするような，舌を鳴らすような音が聞こえる．

・授乳終了直後の乳首が，平らになったり筋ができていたりする．

・授乳中や授乳後に痛みを感じる．

・乳房から母乳が飲み取られず，乳房が張り過ぎることがある．

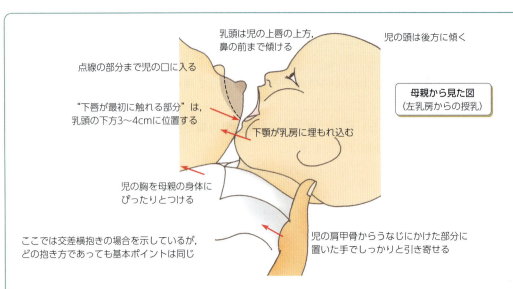

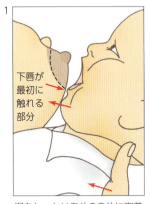
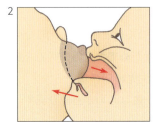
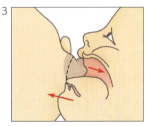
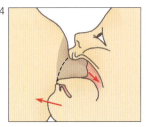
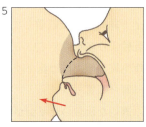

Reprinted with permission. Glover R. (2012).The Key to Successful Breastfeeding.
Contact information to Rebecca Glover：www.rebeccaglover.com.au
日本ラクテーション・コンサルタント協会編．母乳育児支援スタンダード．第2版，医学書院，2015，p.169．

図3-17 赤ちゃんの吸着を助ける方法

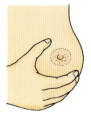 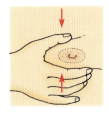 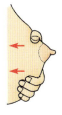 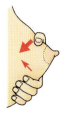

ステップ1　　　　ステップ2　　　　ステップ3　　　　ステップ4

ステップ1：Cホールドで乳房を支える．親指は乳房の上部，他の4本の指は下部を支える．指は乳輪から十分に離れたところに置く．
ステップ2：親指と人差し指を合わせるようにして，やさしく乳房を圧する．それによって，乳輪は円形ではなく楕円形になり，赤ちゃんが吸着しやすい形になる．
ステップ3：胸壁または肋骨に向かって押すことで乳頭がさらに突出し，赤ちゃんが乳首をとらえやすくなる．
ステップ4：最後に親指のほうを4本の指より強めに押さえる．これで乳頭がわずかに上向きになり，赤ちゃんの口蓋の方向に向く．

Mohrbacher, N. et al. The breastfeeding Answer Book. 3rd ed, La Leche League International, 2003, p.73.

図3-18 サンドイッチホールド

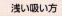

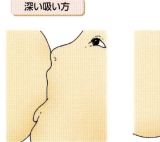 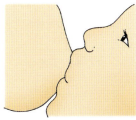

深い吸い方のポイント
①口が大きく開いている（口角の角度は110〜150°程度）
②口唇が外側に向いている
③下顎が乳房に触れている
④乳房の上方に比べ下方を深く含んでいる（上下非対称性の吸着）

図3-19 深い吸い方と浅い吸い方

13 乳頭・乳輪部の浮腫を軽減させる方法（RPS法）

1 目的・適応

出産前・中・後の過剰な輸液や水分摂取，授乳開始の遅延，不十分な授乳回数や不適切な授乳方法，不適切な手技で行った乳房へのマッサージ，不適切な搾乳器の使用などによって，乳房の強い緊満や乳頭・乳輪部の浮腫がみられ，直接授乳や搾乳が困難になることがある．このような場合，乳頭や乳輪部の浮腫を軽減するために**RPS法**（reverse pressure softening）を用いて支援する（図3-20）．

①母親に痛みや不快感を与えずにケアを行う．
②乳頭や乳輪の皮膚組織の損傷を予防する．
③乳頭・乳輪部を伸展させやすくする．
④母親の授乳時の乳頭痛や不快感を軽減する．
⑤新生児の適切な吸着と吸啜運動を促す．
⑥射乳反射を起こりやすくする．

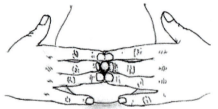

両手ワンステップ方式
爪を短く切り，指先を曲げる．指先は乳頭のへりに触れている．

Drawn by Kyle Cotterman

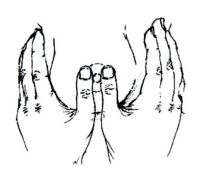

医療者が手を当てている場合

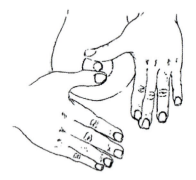

母親が手を当てている場合

両親指ツーステップ方式
①親指をまっすぐにし，爪の付け根が乳頭のへりにくるように置く．
②1/4回転指を移動させ，乳頭の上下でも行う．

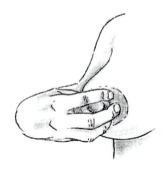

片手フラワーホールド（Rachel Myr. CNM考案）
爪を短く切り，指先を曲げ，赤ちゃんの舌が当たるところに指を置く．

Cotterman, K.J. Reverse Pressure Softening. Simpler RPS instruction sheet.（参照 2022-11-09）
Drawn by Kyle Cotterman.

図3-20　RPS法

⑦その後の乳頭・乳輪部へのケアや，手や搾乳器による搾乳を行いやすくする．

2　実施方法と留意点

①RPS法は，1回ごとの吸着の直前に指で行う．
②乳頭の付け根周辺の乳輪部に指を置き，胸壁に向けて60秒かそれ以上じっとやさしく圧力をかける．指先は乳頭に触れている．
③母親自身が行う場合は，乳頭の付け根の乳輪部に両手の親指を一本ずつ置

くか，その他の複数の指を置く．

④看護者が行う場合は，両手の親指の腹を乳首の付け根に置く．指を置き換えて乳輪全体の浮腫を軽減させる．

⑤浮腫を一時的に軽減させて乳頭周囲の乳輪にくぼみを作り，吸着させやすくする．乳輪のやわらかさを確認する．

⑥浮腫が強い場合には，母親が仰臥位になり，複数の指で1分から3分以上持続的に圧してもよい．浮腫が強ければ，さらに長い時間行うこともある．

3 評価

①母親が痛みや不快を感じない．
②浮腫が軽減し，上記の目的 ① ～ ⑦ が達せられる．
③RPS法の実施後に浮腫が増悪しない．
④母親がRPS法を習得し，セルフケアできている．

14 搾 乳

1 目的・適応

以下の目的のため，衛生的かつ母親に苦痛を感じさせることなく，母親の乳房から搾乳する．

また，母親が搾乳方法を習得し，セルフケアできるよう支援する．

①直接授乳が難しい新生児に母乳を飲ませる．

・新生児がNICUに入院しており，母親と新生児が離れているとき．

・新生児が乳房に適切に吸着（ラッチ・オン）できない，効果的に吸啜できない，母乳が飲み取られていないとき．

・母親の入院，仕事，外出などで，母親と新生児が離れているとき．

・母親が服薬しており，母乳を飲ませられないとき．

②母乳分泌の開始が遅れている，または低下した母乳分泌を増加させる．

③乳房の緊満や特定部位のうつ乳による，母親の不快感や痛みを緩和する．

➡ 授乳中の母親への与薬は，『母性看護の実践』7章7節2項（10）参照．

2 準備

・搾乳容器，ディスポーザブル手袋．

・消毒されている搾乳容器を用いる．容器は広い口のほうが搾乳しやすい．

・母乳が少量であれば，注射用シリンジを用いて母乳を集める．

看護者が搾乳する場合は，標準予防策（スタンダードプリコーション）の基準に準じてディスポーザブル手袋を着用する．滅菌されていない手袋を使用する場合は，着用後にも手洗いを行う．

3 実施方法と留意点

看護者が搾乳を行う場合と，母親が自分で搾乳する場合がある（図3-21）．母親が搾乳方法を習得できるよう促すには，はじめに看護者が射乳のメカニズムを活用した搾乳の具体的な手技を，乳房模型などで説明するとよい．

看護者が搾乳を行う場合

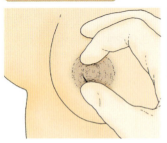
親指と人差し指を乳頭の縁にそっと置く．

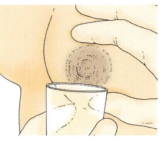
乳輪の外側に指を置く．

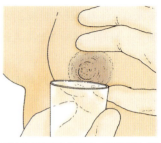
指はそのままの位置で，指を直下（胸壁方向）にそっと押し入れる．

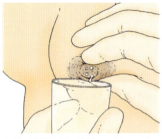
容器は乳頭の下の乳輪につけておく．容器に乳汁が入るように，人差し指のほうを親指より前（容器方向）に出すようにする．

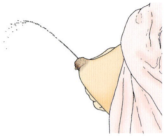
乳汁量が増えた産後 2 週間以降ごろからの乳汁が飛ぶ様子

母親が自分で搾乳を行う場合

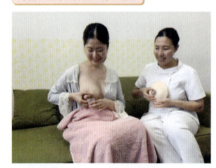
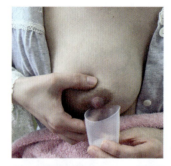
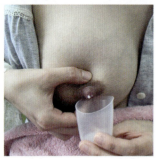
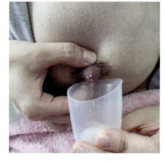
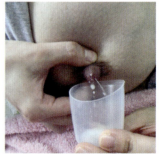

〈撮影協力：柏木麻衣子氏，塚本恵弥氏〉

図3-21 搾 乳

①母親がリラックスしていることを確認する.

②新生児のそばで搾乳したり,赤ちゃんの写真を置く,赤ちゃんのことを考える,赤ちゃんのにおいのついた衣類を置く,音楽を聴くなど,射乳が起こりやすい環境を整える.

③石けんで手を洗う.滅菌手袋を用いない場合は,手袋装着後も手洗いをする.

④清潔な搾乳容器を準備する.乳頭と乳輪を痛める原因になり,常在菌や母親のにおいを取り去ることになるので,乳頭と乳輪を滅菌水で拭いたり消毒したりしない.

⑤母乳が出やすくなるように,搾乳前に乳房をやさしくマッサージしてもよい.マッサージには乳房全体を手のひらで支えて動かす,支えた手の親指と人差し指を転がすようにうねらせる,スペンスの尾部*や乳房の下方から乳房全体を指で小さな円を描いてマッサージするなど,さまざまな方法がある.母親が自分にとって一番よい方法を見つけられるよう援助する.

⑥乳頭が冷たく収縮していれば,乳頭・乳輪部を温タオルや温かい手で温める.

⑦母乳が出るまでは,ソフトマッサージの手順(➡p.153)を参照.乳頭が弛緩する,または射乳反射が起こり始める頃合いを確認する.

⑧搾乳する手指の力を抜き,乳頭の中心から2~3cm程度離れたところ,または乳輪の外側あたりに親指と人差し指を対角線上にそっと置き,母乳が出始めたら,赤ちゃんの吸啜,嚥下,呼吸のサイクルをイメージし,リズミカルに搾乳する.

⑨乳房に搾乳による過度な圧力をかけないようにする.痛みを感じない範囲で行う.

⑩射乳が終わった後は,射乳を誘発したり,乳房を軽く持ち上げたあと再び搾乳したり,左右を何往復か搾乳してもよい.前乳だけでなく後乳も搾乳できるようにする.

⑪搾乳時間の大まかな目安は,20~30分程度とする.

⑫容器に母乳を入れようとすると,搾乳する指は乳輪より離れた場所に置くことになる.この位置のみに指を置いて搾乳していると,乳輪から乳頭,乳管口にいたる部分が硬くなり,母乳が出づらくなることがある.本来新生児が吸啜時に行っている舌の蠕動運動様刺激が,これらの領域に加わらない結果起こると考えられている.これを防ぐために,母乳を容器に取るときの指の位置より乳頭に近い乳輪や乳頭に対して,ソフトマッサージも併せて行っておくとよい.

⑬乳房全体を触診して,母乳が滞って硬くなっている領域からの搾乳を促す.

⑭母親が搾乳を行う場合には,搾乳のコツをつかんで乳房に過度な力をかけずに適切な方法で行えているか,乳房に搾乳による擦過傷や圧迫痕がない

用語解説 *

スペンスの尾部

上外側四半部区域から腋窩に向かう部分に解剖学的突出部があり,この部分をスペンスの尾部という.多くの乳腺腫瘍は上外側四半部区域とスペンスの尾部に発生する.

か，母親の手や腕の痛みや肩の凝りがないかを確認する．

⑮新生児がNICU入院中で母子分離している場合は，一回に長時間かけて多量の母乳を搾乳しようとするよりも，搾乳回数を多くして必要量（目標量）を確保する．母親に医学的に問題がなければ，遅くとも産後6時間後には搾乳を開始する．産後2週間の搾乳回数は1日8〜12回程度，母乳分泌が確立したら1日7回以上とし，搾乳量は1日500mL以上最大限（750〜1,000mL）まで搾乳すると，長期的に母乳分泌を維持することができる．

➡ 乳汁分泌メカニズムは，『母性看護の実践』7章3節2項参照．

⑯すぐ授乳しない母乳は，搾乳容器から保存用バッグに移して冷凍保存する．

⑰長期的に搾乳する必要のある場合には，電動搾乳器による搾乳も紹介する[34]．

4 評価

①乳房の痛みや，手・腕の痛みを伴わずに，目標とした搾乳量を得ることができる．

②一定の母乳分泌量が継続して得られる．

③乳房に局所的なうっ滞，痛み，炎症などが起きない．

④母親が搾乳の方法を習得し，セルフケアできている．

📖 引用・参考文献

1) 岡村州博編. 産科疾患. 第2版, 中山書店, 2005, （看護のための最新医学講座, 15）.
2) 藤田八千代ほか. 臨床助産婦必携. 医学書院, 1999.
3) M.H.クラウスほか. 親と子のきずなはどうつくられるか. 竹内徹訳. 医学書院, 2001.
4) 飯沼博朗ほか. 帝王切開分娩褥婦の受け止めと満足感. 周産期医学. 2002, 32 （1）.
5) 日本産科婦人科学会編. 産科婦人科用語集・用語解説集. 改訂第4版, 日本産科婦人科学会事務局, 2018, p.104.
6) 今中基晴. 総論産褥の生理と病理. ペリネイタルケア. 2004, 23 （1）, p.10-15.
7) 吉田敬子編. 育児支援のチームアプローチ：周産期精神医学の理論と実践. 金剛出版, 2006.
8) Brazelton, T.B. ほか. ブラゼルトン新生児行動評価. 穐山富太郎監訳. 原著第3版, 医歯薬出版, 1998, p.16-19.
9) 竹内正人編著. 帝王切開のすべて：助産師だからこそ知っておきたい術前・術後の管理とケアの実践. ペリネイタルケア. 2013年新春増刊, 2013.
10) Olds, S.B. et al. Maternal-Newborn Nursing : A family and community-based approach. 6th ed, Prentice-Hall, 2000.
11) 中田真木監修. 健やか親子21：気になる産後の尿失禁（パンフレット）. 日本家族計画協会.
12) Smith, S.F.ほか. 看護技術目でみる事典：カラー版. 川原礼子ほか監訳. 西村書店, 2006, p.60-66.
13) Bo, K. et al. Evidence-Based Physical Therapy for the Pelvic Floor：Bridging Science and Clinical Practice. 2nd ed, Elsevier, 2015, p.111-130, 208-226.
14) 中田真木. 産褥期骨盤底ケアにおける助産師の役割. 助産雑誌. 2012, 66 （9）, p.780-784.
15) Morkved, S. et al. Effect of pelvic floor muscle training during pregnancy and after childbirth on prevention and treatment of urinary incontinence : a systematic review. Br J Sports Med, 2014, 48 （4）, p.299-310.
16) Riordan, J. et al. "Breastfeeding and Human Lactation". 4th ed, Jones and Bartlett Publishers, 2010, p.223-225, 241-242, 264-265, 276-279, 433-434.
17) Smillie, C.M. "How Infants Learn to Feed : A Neurobehavioral Model". Supporting Sucking Skills in Breastfeeding Infants. Genna CW ed. Jones and Bartlett Publishers, 2007, p.79-96.
18) Smillie, C.M. " How Infants Learn to Feed : A Neurobehavioral Model". Supporting Sucking Skills in Breastfeeding Infants. Genna CW ed. 2nd ed, Jones and Bartlett Publishers, 2013, p.83-104.
19) Colson, S.D. et al. Optimal Positions triggering primitive neonatal reflexes stimulating breastfeeding. Early Human Development, 2008, 84 （7）, p.441-449.
20) Colson, S. An introduction to biological nurturing. Amarillo TX. Hale publishing. 2010.
21) Mannual, R. et al. Core curriculum for lactation consultant practice. 3rd ed. International lactation consultant association. Jones and Bartlett leaning, 2013, p.506-514.
22) 井村真澄. Baby-led latching 赤ちゃんがリードするラッチ・オン. 助産雑誌. 2008, 62 （6）, p.501-508.
23) 井村真澄. ポジショニングとラッチ・オンのニュートレンド. 第5回医師のための母乳育児支援セミナー in 札幌. 日本ラクテーション・コンサルタント協会. 2009, p.82-98.
24) 日本ラクテーション・コンサルタント協会編. 母乳育児支援スタンダード. 第2版, 医学書院, 2015, p.148-174.
25) 日本周産期・新生児医学会理事会内「早期母子接触」ワーキング・グループ. 「早期母子接触」実施の留意点, 2012.

26) 井村真澄編. 5STEPで学ぶ1カ月健診までの母乳育児支援. ペリネイタルケア. 2015, 34 (1), p.22-39.

27) Mohrbacker, N. et al. The breastfeeding answer book. 3rd ed, La Leche League International, 2003, p.73.

28) Glover, R. The key to successful breastfeeding, 2012, Contact information to Rebecca Glover：http://www.rebeccaglover.com.au/, (参照 2022-11-08).

29) BFHI 2009 翻訳編集委員会編. 母乳育児支援ガイド：ベーシック・コース. 医学書院, 2009, p.248-249.

30) Cotterman, K.J. Reverse pressure softening：a simple tool to prepare areola for easier latching during engorgement. J Hum Lact. 2004, 20 (2), p.227-237.

31) Cotterman, K.J. Reverse pressure softening. http://breastfeedingmadesimple.com/wp-content/uploads/2016/02/SimplerRPSsheet2.pdf, (参照 2022-11-08).

32) 粟野雅代. 特集 原因と対策から学ぶ授乳トラブル解決法. トラブルへの対応②過度の乳房緊満ならびに哺乳拒否への

ケア. ペリネイタルケア. 2006, 25 (1), p.40-45.

33) Lang, S. Breastfeeding special care babies. Elsevier, 2002, p.71-78, 90-99.

34) 大山牧子. NICUスタッフのための母乳育児支援ハンドブック. 第2版, メディカ出版, 2010, p.67-83.

35) Mannel, R. et al. Core curriculum for lactation consultant practice. 3rd ed, Jones and Bartlett Learning, 2013, p.621-622, 627-629.

36) Ricci, S.S. Essentials of Maternity, Newborn, and Women's health Nursing. 4th ed, Lippincott Williams & Wilkins, 2016.

37) Perry, S.E., et al. Maternal Child Nursing Care. 4th ed, Mosby, 2010.

38) 荒木勤. 最新産科学：正常編. 改訂第22版, 文光堂, 2008.

39) 武谷雄二ほか監修. プリンシプル産科婦人科学2：産科編. 第3版, メジカルビュー社, 2014.

4 新生児の看護にかかわる技術

学習目標

- 出生直後の新生児の状態をアセスメントできる．
- 出生直後の清拭・計測を正しく行うことができる．
- 新生児のバイタルサイン・チェックと全身の観察が正しくできる．
- 新生児の生活全般にわたるケアを理解し，安全かつ適切に実施できる．

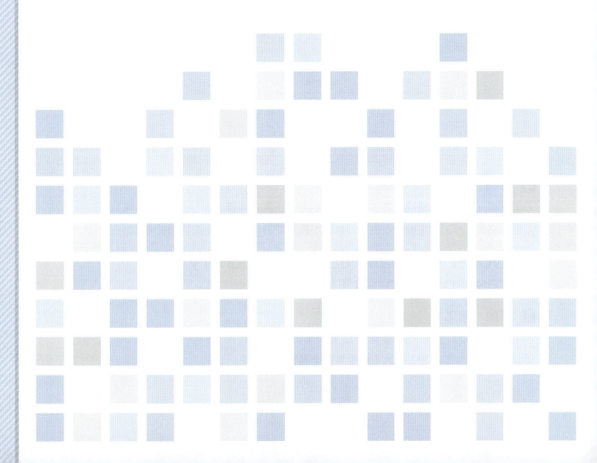

1 出生直後の評価（アプガースコア，NCPR，臍帯血液ガス分析）

1 アプガースコア

1 目的

出生時の新生児の全身状態を評価する．

2 準備

タイマー（CPRタイマー付きのインファントラジアントウオーマーもある）．

➡インファントラジアント
ウォーマーについては，
p.94参照．

3 実施方法 （表4-1）

①出生と同時にタイマーを入れる（出生時刻の確認）．

②出生後1分時と5分時に採点する．

③心拍数，呼吸，筋緊張，反射，皮膚色の各項目について，その時点の新生児が0点・1点・2点のどの状態に該当するかを採点し，合計点を出す．合計点が7～10点は正常，4～6点は軽症新生児仮死（または第1度仮死），0～3点は重症新生児仮死（または第2度仮死）と評価する[1, 2]．

④1分時のアプガースコアは，出生時の状態を反映する．5分時のアプガースコアは，新生児の神経学的予後と相関があるとされるため，必ず評価する．また，5分時のアプガースコアが7点未満の場合には，7点になるまで5分ごとに20分まで記録するのが望ましい[2]．

plus α

蘇生の必要性の判断

蘇生の必要性は，1分時アプガースコアの評価を待たずに判断する．したがって，アプガースコアは蘇生の必要性やどのような蘇生処置が必要か，いつ蘇生を始めるかを判断するために使用することはできない[3]．

表4-1 アプガースコア（Apgar score）

点　数	0	1	2
心拍数	なし	100回/分未満	100回/分以上
呼　吸	なし	弱々しい泣き声	強く泣く
筋緊張	だらんとしている	いくらか四肢を曲げる	四肢を活発に動かす
反　射	反応しない	顔をしかめる	泣く
皮膚の色	全身蒼白または暗紫色	体幹ピンク，四肢チアノーゼ	全身ピンク

plus α

**早産児の
アプガースコア**

早産児の場合は，筋緊張や反射が弱いので，仮死でなくても低スコアとなる．

4 評価

①アプガースコアを構成する5項目について，正確に評価できる．

②採点結果から，出生時の新生児の状態が良好であるかどうかを判断できる．

2 NCPR（neonatal cardio-pulmonary resuscitation，新生児蘇生法）

1 目的・適応

出生直後の新生児の心肺蘇生法を効果的に行うために，アルゴリズム（図4-1）に従って必要とされる蘇生処置を実施する．

➡蘇生の必要性の判断については，『母性看護の実践』9章4節2項参照．

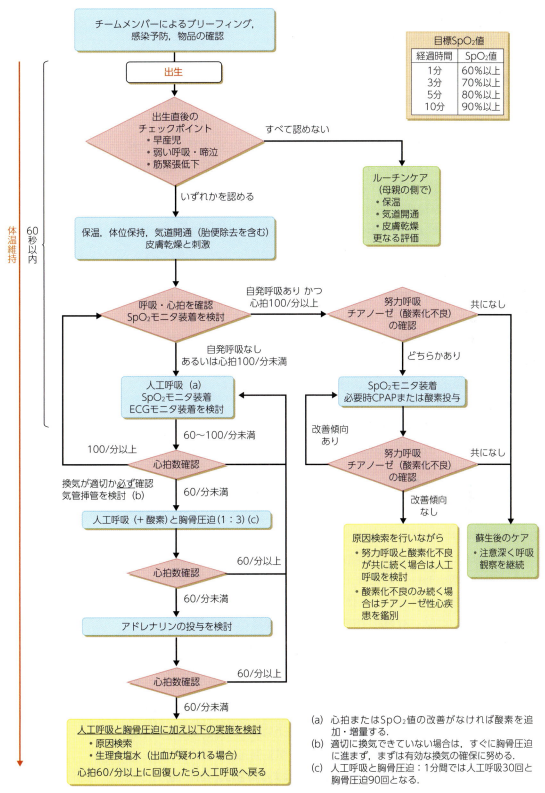

図4-1 **新生児の蘇生アルゴリズム(2020年版NCPRアルゴリズム)**

2 準備

必要物品の不足や破損，電池切れなどがないよう，日ごろから点検を怠らない．

a 初期処置に必要なもの

NCPRアルゴリズム（図4-1，拡大して分娩室に貼っておく），新生児用聴診器，インファントラジアントウオーマー（吸引，酸素，タイマー付き），パルスオキシメーター，乾いて温かいバスタオル2枚（菱形に敷き体表水分を拭く），乾いて温かいフェイスタオル2枚（顔面清拭や気道確保の肩枕に用いる），バルブシリンジ，吸引チューブ（6または8Fr：羊水が清明な低出生体重児，10Fr：羊水が清明な正期産児，12または14Fr：羊水混濁時），栄養チューブ（6～10Fr：人工呼吸が長引く際に胃拡張による肺の拡張障害や胃内容物の逆流や誤嚥を防ぐ）．

b 人工呼吸に必要なもの

心電図モニター，新生児用フェイスマスク（丸形，鼻合わせ型），流量膨張式バッグ，マノメーター（人工呼吸中の過剰加圧や加圧不足を予防する），自己膨張式バッグ（閉鎖式酸素リザーバー付き），ブレンダー（酸素と空気を混合し，約30%以下の酸素濃度に調節する），Tピース蘇生装置（最大吸気圧PIPと呼気終末陽圧PEEPを設定し，呼吸を補助する）．

c 挿管に必要なもの

新生児用喉頭鏡（直型ブレード：正期産児0号，早産児00号），気管チューブ（内径：2.5mm，3mm，3.5mm），スタイレット，ラリンゲアルマスクエアウェイLMA（サイズ1）．

d 薬剤投与他に必要なもの

ボスミン®（0.1%アドレナリン1mg/mL），生理食塩水，メイロン8.4%®（8.4%炭酸水素ナトリウム），注射器（1.0mL，2.5mL，5.0mL，10.0mL，20.0mL，30.0mL，50.0mL），絆創膏（1.0cm幅），臍帯カテーテル（4～6Fr），静脈留置カテーテル（24G），呼気CO_2検出器（気管チューブの先端が気管内にあることを確認する），血糖測定器（新生児仮死による低酸素性虚血のリスクが高い場合），骨髄針（臍帯静脈挿入が容易ではない場合）．

3 実施方法[3]

①出生直後の新生児の状態を評価し（図4-1の◆），その結果に基づいて行動する（図4-1の■）．

②出生直後の新生児に蘇生が必要かどうかの判断は，「早産児」「弱い呼吸・啼泣」「筋緊張低下」の3項目で評価する．それらすべてを認めない新生児には，母親のそばで「ルーチンケア：保温，気道開通，皮膚乾燥，さらなる評価」を行う．3項目のうち一つでも当てはまる場合は，初期処置として「保温，体位保持，気道開通（胎便除去を含む），皮膚乾燥と刺激」を開始する．

③初期処置を実施し，約30秒後に呼吸と心拍を同時に評価する．自発呼吸があり，かつ心拍が100/分以上であれば，さらに「努力呼吸」「（中心性）チアノーゼ」の2項目を評価して，「呼吸補助」の必要性を検討する．

④初期処置後，自発呼吸なし（あえぎ呼吸も含む），あるいは心拍が100/分未満であれば，「人工呼吸」を開始したうえでパルスオキシメーターを装着する．この段階で心電図モニターの使用も考慮される．人工呼吸実施の際は，必ず換気が適切かどうかを心拍上昇と胸の膨らみから確認する．

⑤人工呼吸開始後，約30秒後に呼吸と心拍を評価し，心拍が60〜100/分の場合は換気が適切か確認し，気管挿管の施行を検討する．有効な人工呼吸を30秒以上施行しても心拍が60/分未満の場合には，「人工呼吸と胸骨圧迫」を連動して開始する．

⑥人工呼吸と胸骨圧迫を連動して30秒以上施行しても心拍が60/分未満の場合には，「薬物投与または補液」のステップに進む．

　このように，各々のステップでその処置の実施に約30秒を割り当てて処置の効果を評価し，次へ進むかどうかを決める．ただし，前のステップを完了してからでなければ，次のステップには進めない．したがって，30秒という時間は絶対的なものではない．例えば，人工呼吸のステップで適切な換気を確認できないまま30秒経過しても，次の胸骨圧迫のステップには進めない．

　アルゴリズムには「60秒以内」の時間軸が示されているが，これは必要な新生児には人工呼吸を遅れることなく開始するための指標である．つまり，初期処置では気道を開通させ，刺激に対する反応から人工呼吸の必要性を判断するが，これを素早く達成できるなら必ずしも30秒間続ける必要はない．また，遅くとも生後60秒の段階では人工呼吸を開始していなければならない．

4 評価

　NCPRアルゴリズムに従い，出生直後の新生児の状態を適切に評価し，その結果に基づいて行動できる．

3 臍帯血液ガス分析

1 目的・適応

　分娩時に，胎児が低酸素状態などのストレスにさらされると，アシドーシスになる．臍帯血液ガス分析によって，胎児酸血症の有無および程度を客観的に評価する．胎児娩出直後の臍帯血液ガスの評価は，「分娩中の胎児酸素化が障害されていなかったことの証明」に重要である．

2 準備（図4-2）

　手袋，血液ガス分析装置，シリンジ（1mLもしくは2.5mL），針（21〜23G），血液凝固阻止剤（ヘパリンNa），コッヘル鉗子，臍帯せん刀，臍帯クリップ．

---

plus α
蘇生技術の習得

分娩に立ち会う医師，助産師，看護師は新生児蘇生に関する知識・手技の習得に努める必要がある．蘇生技術の習得にはシミュレーション教育が重要であり，分娩に立ち会う医療従事者は定期的にトレーニングすることが望まれる．すべての周産期医療関係者が標準的な新生児救急蘇生法を体得し，すべての分娩に新生児の蘇生を開始できる要員が専任で立ち会える体制を実現するために，毎年各地で「新生児蘇生法講習会」が開催され修了認定者が登録されている[4]．

4

新生児の看護にかかわる技術

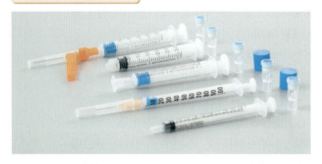

採血用ヘパリン化シリンジ

血液ガス分析用機器

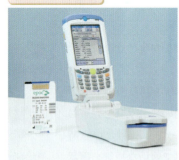
ハンディタイプ

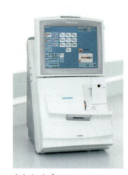
卓上タイプ
〈写真提供：シーメンス〉

図4-2　臍帯血液ガス分析に用いる物品

表4-2　臍帯動脈血液ガスの正常値

目的	種類	単位	平均	範囲
ガス交換能力の評価	pH		7.27	7.15～7.38
	PaCO₂	mmHg	50.3	32～68
酸塩基平衡の評価	HCO₃⁻	mEq/L	22.0	15.4～26.8
	BE（base excess）	mEq/L	－2.7	－8.1～0.9

3 実施方法

a 採血前準備
①臍帯血採取用のシリンジを，分娩介助用の清潔野に準備する．

b 検体採取および測定
①分娩介助者が，胎盤剝離前に臍帯血をシリンジで採取する．シリンジを受け取り，採取された血液の動脈・静脈の別を確認する．
②針を取り外し，専用医療廃棄物容器へ安全に廃棄する．
③シリンジ壁を静かにたたき，気泡を上部に集めて除去する．
④シリンジを血液ガス分析装置にセットし，検体採取後30分以内に測定する．

c 評価方法（表4-2）
①pH（体内の水素イオン濃度H^+）を見る．pH＜7.35ならアシデミア，pH＞

7.45ならアルカレミアと評価する．アシデミア（酸血症）はpHが減少し血液が酸性に偏った状態，アルカレミア（アルカリ血症）はpHが増加し血液がアルカリ性に偏った状態である．

②PaCO$_2$（動脈血二酸化炭素分圧）を見る．基準値より高いか低いかを評価する．

③HCO$_3^-$（重炭酸イオン）を見る．基準値より高いか低いかを評価する．

④BE（base excess，塩基余剰）は，プラスなら塩基余剰（アルカローシス），マイナスなら塩基不足（アシドーシス）と評価する．アシドーシスはpHを下げようと血液を酸性に傾けようとする病態，アルカローシスはpHを上げようと血液をアルカリ性に傾けようとする病態である．

4 評価

分娩時における胎児のアシドーシスの有無を，適切に評価できる．

2 出生直後の皮膚乾燥

1 目的

羊水を速やかに除去し，蒸散による熱の喪失を防止する．

2 準備

インファントラジアントウオーマー，バスタオル2枚．

3 実施方法 （図4-3）

①インファントラジアントウオーマーでタオルを温める．

②頭部→顔面→腋窩→胸部→腹部→上肢→股関節→下肢の順に，タオルで押さえ拭きをしながら羊水や血液を拭う．

③濡れたタオルと乾いたタオルを差し替え，露出を避けて全身を観察する．濡れたタオルを使い続けると，伝導によって体温が喪失されるため，タオルは必ず2枚用いる．皮膚乾燥は，母子接触をしながらでも行うことができる．

4 評価

正常な体温を維持し，呼吸・循環状態を悪化させない．

何のためにする？
蒸散による熱の喪失を防ぐ

➡皮膚乾燥については，『母性看護の実践』9章4節2項参照．

179

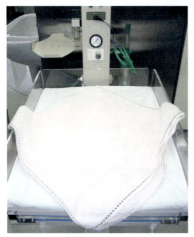

①インファントラジアントウオーマーでタオルを2枚温めておく．

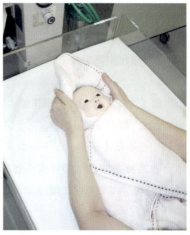

②1枚のタオルで頭部を包み拭きする．

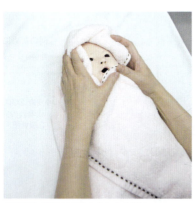

③顔面も頭部と同じように包み拭きする．

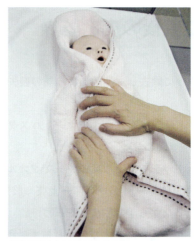

④胸腹部を押さえ拭きする．

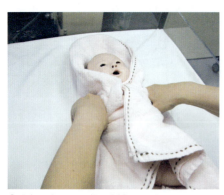

⑤腋窩に手を入れ，押さえ拭きをする．

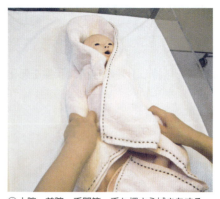

⑥上腕，前腕，手関節，手も押さえ拭きをする．左右同時に拭く．

図4-3　出生直後の皮膚乾燥①

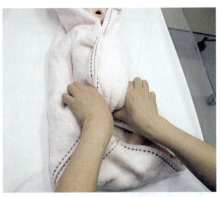
⑦股関節に手を添わせ,押さえ拭きをする.

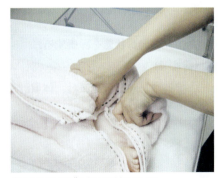
⑧下肢は片方ずつ押さえ拭きをする.

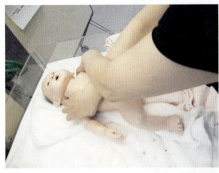

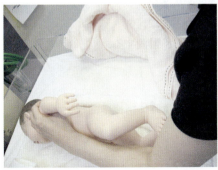
⑨(写真上)左側臥位にして濡れたタオル(ピンク)を背中側に押しやり,乾いたタオル(白)を差し込んで仰臥位にする.(写真下)次に左肩を持って右側臥位にし,濡れたタオルを取り除き,乾いたタオルを引き伸ばす.

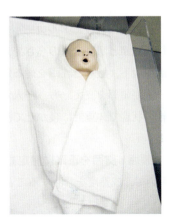
⑩露出を避けながら,全身の観察をしていく.顔色,チアノーゼの有無,異常呼吸の有無,皮膚の変化,表情などを観察する.

図4-3 出生直後の皮膚乾燥②

3 新生児の計測

1 目的
出生時の新生児の発育状態を評価する．

2 準備（図4-4）
メジャー，アルコール綿，身長計，体重計．

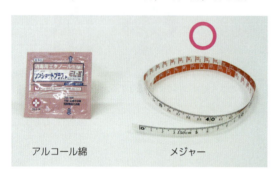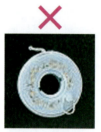

メジャーは巻尺型では消毒が難しいため，左の写真のタイプがよい．

図4-4　使用物品の一例

3 実施方法（図4-5）
使用する物品は，使用前後にアルコール綿で清拭消毒する．
❶頭囲測定　後頭結節と眼窩上縁の高さで，その周囲を測定する．
❷胸囲測定　肩甲骨下，腋窩と乳頭を通る周囲で測定する．
❸身長測定　一人が頭部を支え，もう一人が脚を軽く伸ばし，計測する．
❹体重測定　裸の状態で体重計に寝かせて測定する．

4 評価
体重・身長・頭囲・胸囲を正確に測定し，在胎期間別出生時体格標準曲線（図4-6）を用いて，成熟度を判断することができる．

頭囲測定

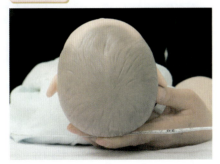
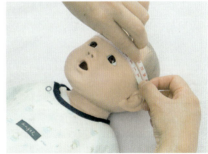

片手で後頸部を支え，もう片方の手でメジャーを頭の下に差し込み，後頭結節（後頭部の一番突出しているところ）と眼窩上縁（眉の直上）を通る周囲で測定する．

胸囲測定

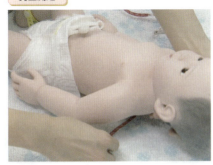
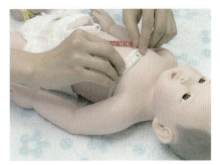

片手で後頸部を支え，もう片方の手でメジャーを背部に差し込み，肩甲骨下，腋窩と乳頭を通る周囲で測定する．

身長測定

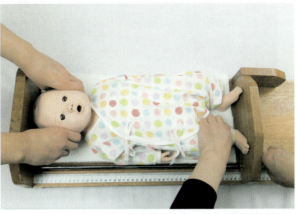

一人が頭部を支え，もう一人が脚を軽く伸ばし，足底を身長計に当てて計測する．
留意点：正常小児の下肢は，新生児期から2歳ごろまでは軽度のO脚であるため，測定時に無理やり脚を伸ばさないようにする．

図4-5　新生児の計測①

体重測定

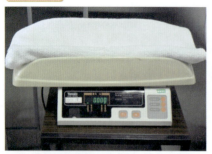
①タオルを敷き，目盛りをゼロにセットする．
留意点：タオルは肌に冷たくないものを使用する（必要時には温めて使用する）．

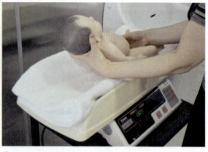
②新生児を裸にし，お尻からゆっくり体重計にのせ，右手を静かに離す．

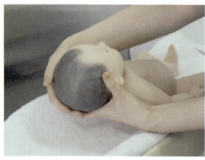
③後頭部を支えている左手に右手を添え，頭部を両手で支える．

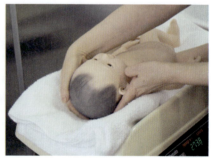
④ゆっくりと体重計に頭部をつけ，片手ずつ順に静かに離す．

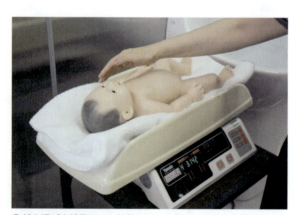
⑤新生児が突然動いても転落しないように，上肢で防護できるようにする．

図4-5　新生児の計測②

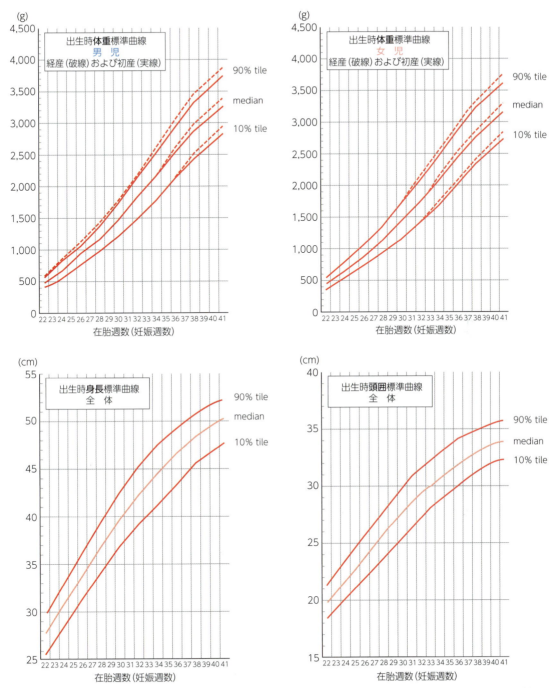

図4-6 在胎期間別出生時体格標準曲線

4 バイタルサイン・チェックと全身の観察

1 目的
①母体外生活への適応を評価する．
②異常を早期に発見する．

2 準備（図4-7）
使用物品は，あらかじめアルコール綿で清拭消毒しておく（新生児用聴診器，ストップウオッチ，体温計，経皮ビリルビン測定器）．
新生児一人につき1セット準備するのが望ましい．

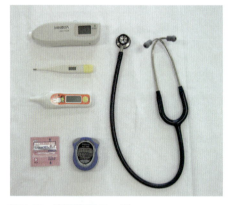

図4-7　使用物品の一例

3 実施方法（図4-8）
母体にリスクがなく，正常な分娩で出生し，生後2時間の母体外環境への適応が順調であれば，その後のバイタルサイン・チェックや観察は8時間ごと，その後1日1回と，新生児の経過や状態に合わせて行う．

バイタルサイン・チェックや観察を行う前には覚醒（state）レベルを観察し，記録する（表4-3）．チェックする順序は，新生児の覚醒レベルに影響しないように，新生児の身体に触れないで実施できることから先に行う．

①手を触れないで全身状態を把握する：皮膚色・動き・対称性・緊張・姿勢など．
②バイタルサインを測定：手を触れないで実施できることから順番に行う（呼吸の型・数・音→心拍数・音・雑音→体温）．
③触診：頭部から下肢へと順番に行う．
④必要時のみ，反射もみる．

異常を早期発見するためにも，これまで比較的順調に経過してきた新生児の「なんとなくおかしい，元気がない」という微細な変化を見逃さないようにする（表4-4，表4-5）．

4 評価
①新生児は母体外の生活に円滑に適応できる．
②看護者は系統的に新生児を観察し，異常を早期に発見できる．

> **plus α**
> **覚醒レベルと観察**
> 新生児の反応を評価する場合には，state4が最適である．母子の相互作用を助ける場合にはstateに留意する．

表4-3 新生児の睡眠・覚醒のレベル（state）

state1	state2	state3	state4	state5	state6
深睡眠 （non REM睡眠）	浅睡眠 （REM睡眠）	まどろみ	静かに覚醒	活発に覚醒	啼泣
閉眼・呼吸状態安定・体動少ない	閉眼・呼吸状態変動・体動あり	多くは開眼・呼吸状態変動・体動あり	開眼・呼吸状態安定・体動少ない	開眼・呼吸状態安定・体動多い	開眼または強く開眼・呼吸状態変動・体動多い

表4-4 「なんとなくおかしい・元気がない not doing well」の症状

活動性の低下	なんとなく活気がない，おとなしくなった，動きが少なくなった，など.
末梢循環不全	なんとなく皮膚の色が悪い，四肢末端が冷たい.
哺乳力の低下	哺乳力が弱くなった，乳頭への吸い付きが弱い.

仁志田博司. 新生児学入門. 第4版, 医学書院, 2012, p.62 を参考に作成.

表4-5 新生児の外観上の特徴

観察項目	正常範囲	特に注意すべき場合
皮膚	・胎毛（うぶ毛） ・胎脂 ・新生児稗粒（ひりゅう）腫（milia） ・蒙古斑 ・中毒性紅斑 ・毛細血管腫（コウノトリのかみ跡）	・膿疱疹 ・亀裂や離開 ・血管腫┌毛細血管腫のポートワイン着色 　　　　└海綿状血管腫 　　　　　いちご状血管腫
皮膚色	・赤色 ・末端チアノーゼ（口唇，爪，手足） ・生後36〜48時間の黄疸 ・ハーレキンサイン	・蒼白，冴えない感じ ・全身性のチアノーゼ ・生後24時間以内の黄疸 ・大理石様紋理
頭部	・体の他の部分より大きい頭部 ・大泉門：ダイヤ形，約2〜3cm ・小泉門：三角形，約0〜1cmの広さ ・骨重積 ・産瘤 ・頭血腫	・小頭症 ・水頭症 ・無脳症 ・大泉門の陥没や膨隆
眼	・一過性斜視 ・結膜下出血 ・視覚反射陽性 ・人形の目運動（doll's movement） ・斜視 ・追視できる	・持続的で固定した斜視 ・生後24時間後の眼脂 ・3日以上持続する眼脂 ・膿性眼脂 ・瞳孔白濁 ・涙の停留 ・両眼隔離（内眼角間の距離が3cmを超える）
耳	・耳介上端は目尻と同じ高さにある. ・音に反応する.	・耳介低位 ・音に対する反応の欠如 ・耳介前瘻孔 ・耳介前副耳

次頁に続く

観察項目	正常範囲	特に注意すべき場合
口および顎	・吸啜パッド（sucking pads） ・上皮性「真珠」（エプスタイン真珠） ・上唇結節（吸啜膨れ，sucking blister） ・短い舌小帯のある大きな舌 ・誕生歯（魔歯）	・唇裂および口蓋裂 ・鵞口瘡（がこうそう） ・泡沫様粘液分泌過多 ・啼泣時でも動かない口角 ・小下顎症
体 幹	・乳房の腫脹 ・青白色の臍帯 ・皮膚臍（cutis navel） ・臍肉芽 ・軽く突出した腹部 ・肝・腎の触知 ・腸雑音	・鎖骨上の隆起 ・臍帯または臍帯周辺からの出血 ・出生時の臍帯黄染 ・臍帯部位からの滲出液 ・単一臍帯動脈 ・肥満し，光沢を帯びた腹部 ・舟状腹 ・臍ヘルニア ・腹部腫瘤 ・腹壁の筋肉欠損 ・脊椎の欠損または弯曲
性 器	・女児：発赤と腫脹 　・腟出血 　・腟分泌物 　・処女膜一部下垂 ・男児：陰囊腫脹	・過度の腟出血 ・成熟児で停留睾丸 ・尿道下裂 ・尿道上裂 ・性別不明な性器
四 肢	・上下肢の屈曲 ・骨盤位分娩で出生した児の下肢の伸展	・四肢の位置異常 ・多指症 ・合指症 ・猿線 ・内反足 ・外反足 ・股関節開排制限
行 動	・強い激しい啼泣 ・活発で反応性がある ・自発運動あり ・睡眠時間は1日の65～70%	・甲高いまたは嗄（か）れた泣き声 ・啼泣しない，なんとなく元気がない ・被刺激性の亢進 ・眠りがち（sleepy baby）

全身の観察

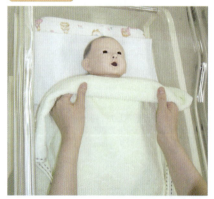

①観察時刻と覚醒レベル（state）を確認し，顔色やチアノーゼの有無，鼻翼呼吸や呻吟の有無，目の輝きや表情を確認する．その後，掛け物（バスタオル）を外す．

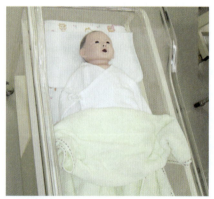

②バスタオルをそっと足元にたたみ，身体の動き，対称性，緊張，姿勢を観察する．

図 4-8　全身の観察とバイタルサインの測定①

呼 吸

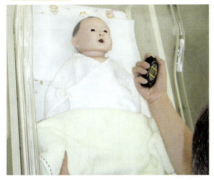

③呼吸のリズムや呼吸数を1分間視診で観察する．胸腹部の挙上と下垂を1回として数える．健常新生児の呼吸数は1分間に40回前後（60回以上は多呼吸）である．
胸腹壁の動きが止まることがあるが，20秒未満であれば周期性呼吸，20秒以上であれば無呼吸という．

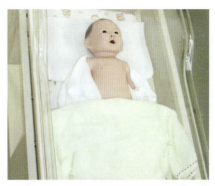

④呼吸の型，呼吸音，心拍数，心雑音の有無を確認するため，新生児の胸腹部を露出する．正常な呼吸の型は腹式か胸腹式で，陥没呼吸・シーソー呼吸は異常型であるが，一過性に出現することもある．

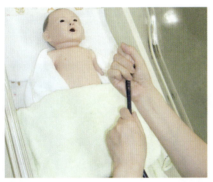

⑤新生児の肌に聴診器を当てる前に，聴診器を握ったり，摩擦して温める．
留意点：聴診器による冷刺激で，覚醒レベルや呼吸・心拍に影響を与えないようにする．

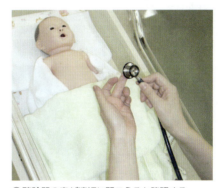

⑥聴診器の音が適切に聞こえるか確認する．

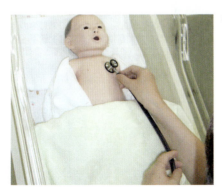

⑦両肺全体に聴診器を当て，呼吸音を聴取し，肺に空気が入っているかや雑音がないかを確認する．視診で呼吸数を確認できなかった場合は，呼吸音とともに1分間の聴診によって確認する．

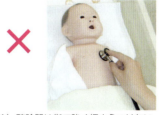

注）聴診器は指で強く押さえつけない．膜面であっても圧迫した跡や発赤が残る．

図4-8　全身の観察とバイタルサインの測定②

心拍数・心音

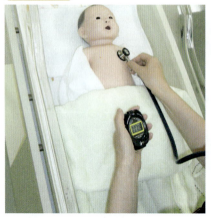

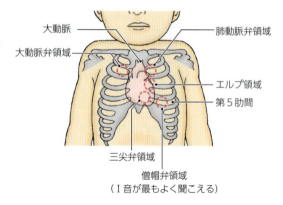

心拍の聴取部位

⑧リズムや心拍数を1分間聴取する．心尖部（第4肋間・鎖骨中央線内側）がよく聞こえる．
健常新生児の心拍数は，1分間に120～140回（深睡眠では100回以下のこともある）．80回以下は徐脈，200回以上は頻脈である．
心音は成人よりもハイピッチで緊張が強く，規則正しいリズムで聞こえる．

腸蠕動音

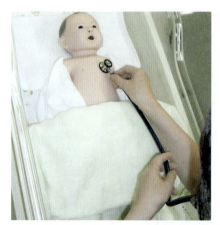

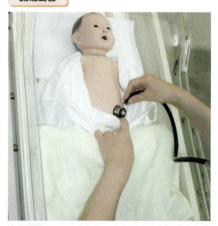

⑨心雑音の有無を確認する．胎児循環から新生児循環に移行する生後数日は，雑音が聞かれることがあるが，ほとんどは病的なものではない．
心雑音を聴取した場合には，他の症状をよく観察する．

⑩腸蠕動音の聴診は1～2カ所で10秒程度の時間をかける．蠕動音は頻度（亢進・低下・消失）や音の性状（金属性などの異常音の有無）を判断する．

図4-8　全身の観察とバイタルサインの測定③

体温

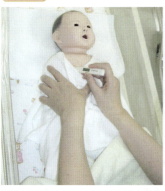

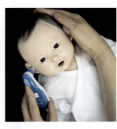

耳式体温計
頭が動かないように片手で頭部を支え，耳式体温計を鼓膜の方向に向けて，できるだけ深く挿入する．約1秒で測定できる．

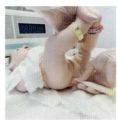

直腸検温
直腸検温の際には鎖肛の有無も確認する．
手袋を装着し，直腸体温計の挿入部にカバーをつけて潤滑剤を塗る．
新生児を仰臥位にし，おむつを外す．
利き手と反対側の手で，股関節脱臼を起こしたり腹式呼吸を妨げたりしないように注意しながら両足首をやさしく保持する．
肛門部を確認し，利き手で体温計を持ち，やさしく1～1.5cm挿入する．
体温計の測定値が見えるように保持し，新生児の動きを妨げないようにする．
測定後は新生児をねぎらい，体温計をアルコール綿で消毒し，手袋を外して手を洗う．

⑪体温を測定する．不要な露出を避け，体温計の先端が腋窩の最深部に当たるよう約45°の角度で体温計を挿入し，肩関節をやさしく保持する．測定値が正常であっても，手足の冷感やチアノーゼにも留意する．

経皮ビリルビン測定

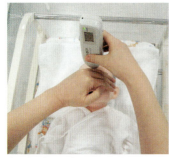

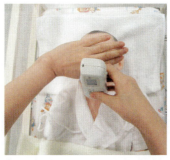

留意点：経皮ビリルビン測定値を新生児黄疸スクリーニングに用いる場合には，血清ビリルビン測定を行うか否かの基準が必要である．光線療法は血清ビリルビン値に基づいて開始する．

⑫経皮ビリルビン測定器を用いて経皮的にビリルビン濃度を測定し，生理的黄疸の程度を測定する．前額部と胸骨部で測定する．放射される光がまぶしくないように手で目を覆う．

神戸大学の黄疸治療新基準（森岡の基準）

光線療法Low/光線療法High/交換輸血

在胎週数 or 修正週数	TB値の基準　mg/dL						UB値の基準 µg/dL
	<24 時間	<48 時間	<72 時間	<96 時間	<120 時間	120時間 以上	
22～25週	5/6/8	5/8/10	5/8/12	6/9/13	7/10/13	8/10/13	0.4/0.6/0.8
26～27週	5/6/8	5/9/10	6/10/12	8/11/14	9/12/15	9/12/15	0.4/0.6/0.8
28～29週	6/7/9	7/10/12	8/12/14	10/13/14	11/14/18	12/14/18	0.5/0.7/0.9
30～31週	7/8/10	8/12/14	10/14/16	12/15/18	13/16/20	14/16/20	0.6/0.8/1.0
32～34週	8/9/10	10/14/16	12/16/18	14/18/20	15/19/22	16/19/22	0.7/0.9/1.2
35週～	10/11/12	12/16/18	14/18/20	16/20/22	17/22/25	18/22/25	0.8/1.0/1.5

※修正週数に従って，治療基準が変わることに注意
※TB：総ビリルビン、UB：アンバウンドビリルビン
森岡一朗ほか．早産児の黄疸管理：新しい管理方法と治療基準の考案．日本周産期・新生児医学会雑誌．53（1），2017，p.1-9．

図4-8　全身の観察とバイタルサインの測定④

頭部の触診	耳
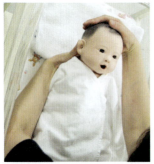	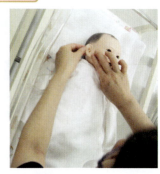
⑬頭部を触診する．片方の手で後頸部から肩を支えて軽く起こし，もう片方の手のひら全体で頭部を覆うようにして凹凸を確認する．大泉門の陥没や膨隆も触知する．確認が終われば，静かに頭部を元の位置に戻す．	⑭耳介や耳穴を観察する．全身観察の過程で，音に対して反応するかどうかを確認する．

胸腹部・上肢	腋窩
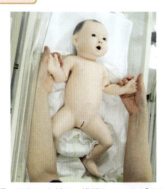	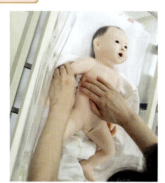
⑮衣類，おむつを外す．排泄していればおむつを交換し，手を洗う．胸腹部，上肢を観察する．手のひらや指間，爪の長さも見落とさない．	⑯腋窩を観察する．

背部・殿部	下肢
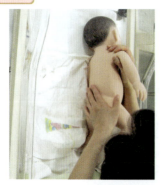	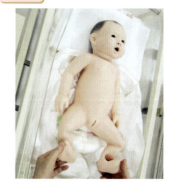
⑰側臥位にして，背部，殿部を観察する．左右ともに行う．	⑱仰臥位に戻して，下肢を観察する．足底や足指間も見落とさない．

図4-8 全身の観察とバイタルサインの測定⑤

股関節

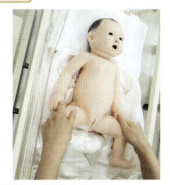

⑲股関節の開排制限を確認する．
触診中は裸にしているので，姿勢や左右対称性，緊張，皮膚の色や皮膚の変化をよく観察する．股関節脱臼のチェックは，出生後24時間時および退院時でもよい．

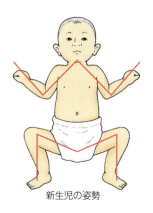

新生児の姿勢

四肢を屈曲させている．上肢はW字，下肢はM字型

陰部・肛門部

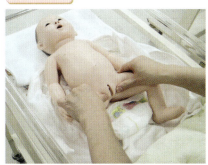

⑳陰部，肛門部を観察する．

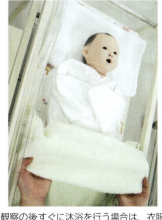

㉑全身観察の後すぐに沐浴を行う場合は，衣服の袖は通さずに着せておくとよい．

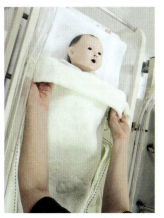

㉒最後にバスタオルをかけて保温する．

図4-8　全身の観察とバイタルサインの測定⑥

New Ballard 新生児成熟度判定法

　New Ballardスコアは在胎期間を推定するスコアで，神経筋の成熟度と身体所見から評価される．未受診妊婦の出産など在胎週数が不明な場合や，生まれた子どもが在胎週数よりも大きすぎる・小さすぎる場合に，在胎期間を再評価する目的で用いられる．それぞれの得点を加算した総合得点によって，20～44週まで評価できる．

a．神経学的所見

	−1	0	1	2	3	4	5
姿勢		腕も脚も伸展	股関節，膝関節でわずかに屈曲	脚がより強く屈曲	腕も屈曲	腕も脚も屈曲	
手の前屈角	>90°	90°	60°	40°	30°	0°	
腕の戻り		伸展したまま180°	140～180°	110～140°	90～110°	<90°	
膝窩角	180°	160°	140°	120°	100°	90°	<90°
スカーフ徴候							
踵→耳							

b．外表所見

	−1	0	1	2	3	4	5
皮膚	湿潤しているもろく，透けて見える	ゼラチン様紅色で半透明	滑らかで，一様にピンク静脈が透けて見える	表皮の剥離または発疹静脈はわずかに見える	表皮の亀裂体の一部は蒼白静脈はほとんど見えない	厚く，羊皮紙様深い亀裂血管は見えない	なめし革様亀裂しわが多い
うぶ毛	なし	まばら	多数密生	うすくまばら	少ないうぶ毛のない部分あり	ほとんどない	
足底表面	足底長40～50mm：−1<40mm：−2	足底長>50mmなし	かすかな赤い線	前1/3にのみ	前2/3にのみ	全体にしわ	
足底部のしわ							
乳房	わからない	かろうじてわかる	乳輪は平坦乳腺組織は触れない	乳輪は点核状乳腺組織は1～2mm	乳輪は隆起乳腺組織は3～4mm	完全な乳輪乳腺組織5～10mm	
眼／耳	眼裂は融合しているゆるく：−1固く：−2	眼裂開口している耳介は平坦で折り重なったまま	耳介にわずかに巻き込みあり軟らかく折り曲げるとゆっくり元に戻る	耳介に十分な巻き込みあり軟らかいが折り曲げるとすぐに元に戻る	耳介に十分な巻き込みあり硬く，折り曲げると瞬時に元に戻る	耳介軟骨は厚く耳介は十分な硬さあり	
性器（男児）	陰嚢部は平坦で表面はなめらか	陰嚢内は空虚陰嚢のしわはかすかにあり	睾丸は上部鼠径管内陰嚢のしわはわずかにあり	睾丸は下降陰嚢のしわは少ない	睾丸は完全に下降陰嚢のしわは多い	睾丸は完全に下降し，ぶらさがる．陰嚢のしわは深い	
性器（女児）	陰核は突出陰唇は平坦	陰核は突出小陰唇は小さい	陰核は突出小陰唇はより大きい	大陰唇と小陰唇が同程度に突出	大陰唇は大きく小陰唇は小さい	大陰唇が陰核と小陰唇を完全に被う	

評点

スコア	週数
−10	20
−5	22
0	24
5	26
10	28
15	30
20	32
25	34
30	36
35	38
40	40
45	42
50	44

Ballard, JL, et al. New Ballard score, expanded to include extremely premature infants. Journal of Pediatrics, 1991, 119, p.417.

5 衣類の交換（衣類の着脱）

1 目的
①身体を清潔にする．
②環境温度に対して適切な衣類を選び，体温を正常範囲に保つ．
③全身状態を観察する機会とする．

2 準備
　肌着，長着（図4-9）．

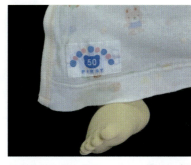

新生児の肌に当たらないように，縫い目が外側にある．

図4-9　新生児の衣類

3 実施方法
①環境温度を確認する．
②衣類を準備する（冬季の場合は衣類を温めておく）．
③実施者の手を温める（冬季でなくても，手が冷たくないか気を付ける）．
④衣類を脱がせる（図4-10）．
⑤新しい衣類を着せる（図4-11）．

4 評価
　季節や環境温度に応じて適切な衣類を選び，新生児に負担をかけないように衣類を交換できる．

> **plus α**
> **着せ方のコツ**
> 新生児は腹式，または胸腹式呼吸であるため，身体にぴったりと合わせるのではなく，手のひらが入る程度のゆとりをもたせて着せる．

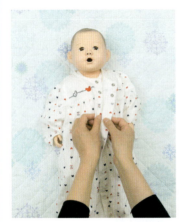
①ボタンを外す．

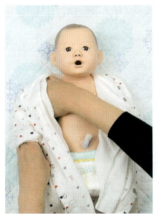
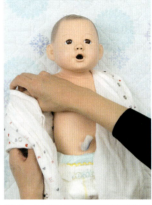
②袖から腕を抜く．片手は手関節を支え，もう片方の手は肩関節にかけ，両手で各関節を保護しながら袖を抜いていく．

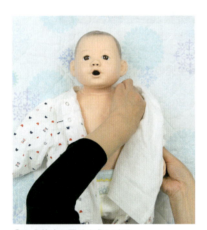
③もう片方も同じようにする．

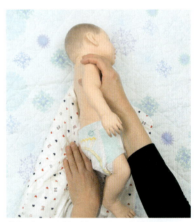
④片手で肩関節を持ち，軽く左側臥位にし，衣類を殿部方向にまとめる．

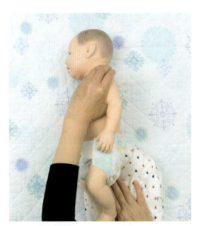
⑤反対側の肩関節を持ち，衣類を取り除く．

図4-10　衣類の脱がせ方

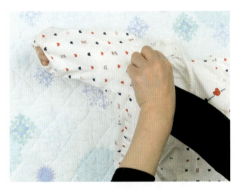

① 肌着と長着をセットしておく．肌着の袖を指で持ち，長着の袖に通し，もう片方の手で軽く引っ張る．

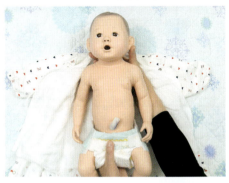

② 準備した衣類の上に，新生児を殿部からやさしく寝かせる．

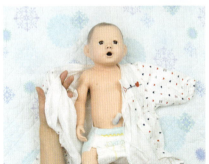

③ 三本の指を袖の出口から迎え入れる（迎え手）．

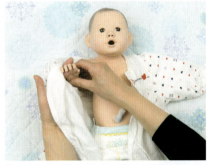

④ やさしく，軽く新生児の手と手関節を持つ（第2指と3指で手首をはさむようにする）．

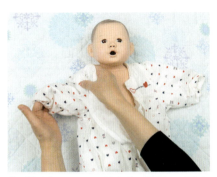

⑤ 手首を持ったまま，腕を引っ張らないように袖を通し，手を出す．

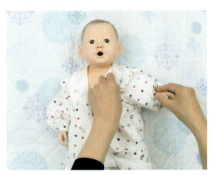

⑥ 反対側の腕も同じように着せる．保温のために手を袖で覆ってもよい．

図4-11　衣類の着せ方①

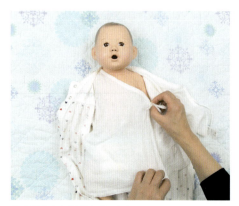
⑦内側のひもを蝶結びにする．

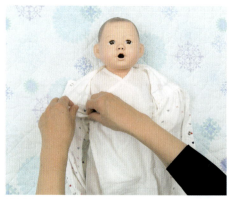
⑧外側のひもも，蝶結びにする．

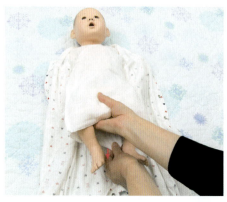
⑨殿部を軽く持ち上げ，後ろ身頃を引き，肌着のしわを伸ばす．

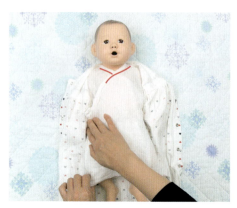
⑩前身頃も整え，襟口はカタカナの「ソ」のようにする．

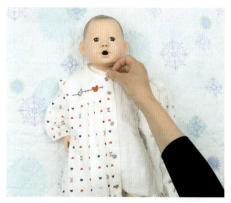
⑪長着の後ろ身頃のしわを伸ばし，前身頃を整える．

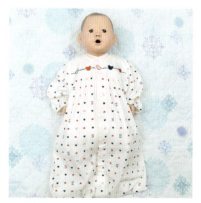
⑫更衣終了

図4-11　衣類の着せ方②

6 おむつ交換

1 目的
①身体を清潔に保つ.
②便や尿による皮膚刺激やおむつ皮膚炎*を防ぐ.
③排泄物の量や性状,陰部や殿部の皮膚を観察する.

2 準備
おむつ,清拭綿(布).

3 実施方法
紙おむつを使用する場合(図4-12).
①新生児のサインで,おむつ交換のニーズがあるか否かを確認する.
②おむつのテープを外し,おむつを広げて排泄物を観察する.
③女児の場合,前から後ろへ汚れを広げないように拭く.男児の場合,性器のまわりや裏側の汚れをよく拭く.
④新しいおむつを差し込み,下肢や腹部にゆとりをもたせてテープをとめる.
⑤臍を乾燥させるため,おむつは臍の下にまとめる.
⑥おむつ交換中および交換後(特に排便の場合)は,手指衛生に気を付ける.

4 評価
①適切な方法でおむつを交換できる.
②身体を清潔に保ち,おむつ皮膚炎を防ぐことができる.
③皮膚の状態や排泄物を観察し,異常の有無を判断できる.

用語解説 *
おむつ皮膚炎

いわゆるおむつかぶれは,単純性おむつ皮膚炎といい,尿と便,おむつに残っている洗剤などが刺激となって起こる.カンジダ感染の場合は,カンジダ性おむつ皮膚炎という.

---

plus α
**標準予防策
スタンダードプリコーション**

標準予防策では,感染症の有無にかかわらず,入院中のすべての患者が適用となり,手洗い,手袋・ガウン・マスクの着用,器具やリネンの扱い方などが示されている.手袋については,「血液や体液などに接触する可能性がある場合」は着用することが求められている.新生児ケアでは,おむつ交換もこれに相当すると考えられ,手袋を着用する病院が多い.手袋を外した後は必ず手洗い,もしくは速乾性手指消毒剤で手指消毒を行う.

4

新生児の看護にかかわる技術

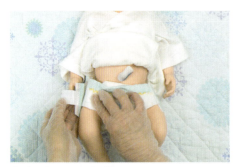
①手を添えてテープを外す．

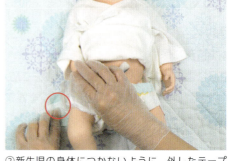
②新生児の身体につかないように，外したテープを折り返す．

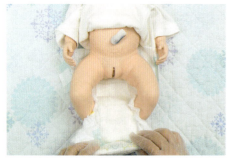
③排泄物を観察する．

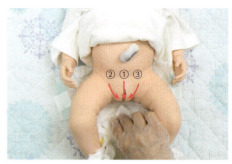
④前から後ろへ面を変えながら，①〜③の順に拭く．

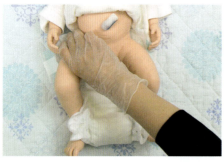
⑤新生児の股関節，膝関節は未完成であるため，関節に負担がかからないように，両足をいっぺんに持ち上げずに片足ずつ持ち上げる．

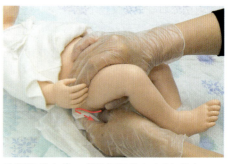
⑥殿部も片方ずつ，汚れを広げないように拭く．

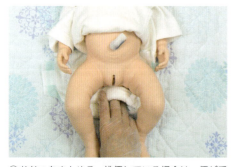
⑦おむつをまとめる．排便している場合は，便が手に付かないように気を付ける．

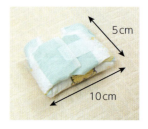
使用済みのおむつは小さくまとめて処分する．手洗いを忘れずに行う．

図4-12　おむつ交換（紙おむつ）①

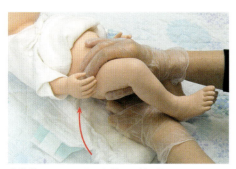
⑧準備していたおむつを横から差し込む．

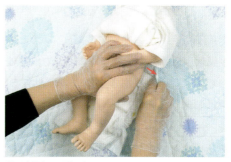
⑨反対側から引き出す．

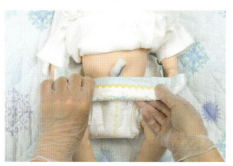
⑩テープをとめる．臍が隠れないように，大きい場合は折り曲げるようにしてからテープをとめる．

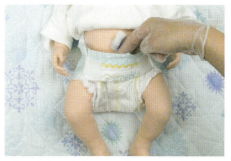
・指2本が入る程度のゆとりをもたせ，腹式呼吸を妨げない．
・臍は露出させ，乾燥させるようにする．

男児の場合

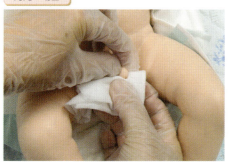
陰茎を拭く．

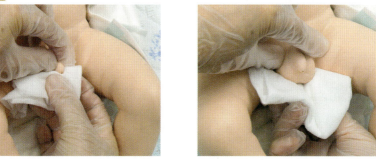
陰嚢の裏側を拭く．

排便の場合

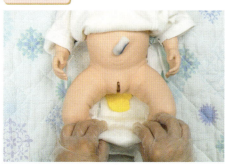
排泄物を観察する．

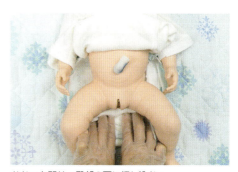
おむつを閉じ，殿部の下に押し込む．

図4-12　おむつ交換（紙おむつ）②

7 抱き方と寝かせ方

1 実施方法（図4-13〜図4-15）

①新生児は，母体外の環境でさまざまな刺激を体験している過程であるため，温かな手でやさしく抱き上げる必要がある．新生児を抱き上げるときは，片手は頭部から頸部に，もう一方の手は股間から殿部を把持する．抱くときは，片手が自由に使えるように，フットボールを持つような抱き方などがある．冷たい手で触れたり，急に体を動かすなどの不快な刺激を与えないようにする．

②定頸（首がすわること）していないので，後頸部を支えることを忘れない．

③新生児の反応を確認し，コミュニケーションをとりながら実施する．

2 評価

①新生児の筋肉などの発育を理解し，適切に実施できる．

②新生児の反応を理解し，コミュニケーションをとりながら実施できる．

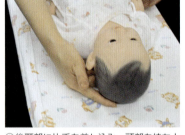
①後頸部に片手を差し込み，頭部を持ち上げる．

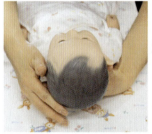
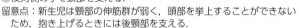
②反対側の手で頸部を支える．
留意点：新生児は頸部の伸筋群が弱く，頭部を挙上することができないため，抱き上げるときには後頸部を支える．

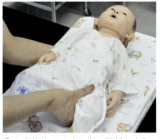
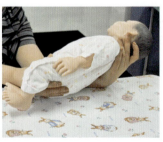
③もう片方の4本の指で殿部を支え，親指は鼠径部に当て，殿部を持ち上げる．

図4-13　新生児の抱き方（横抱き，ゆりかご型）①

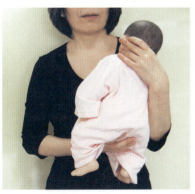
④新生児を実施者の身体に引き寄せる．

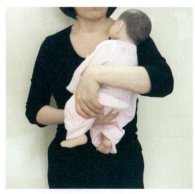
⑤実施者は身体を軽く後方に反らせ，左上肢をすべらせるように動かし，殿部と股関節を把持する．

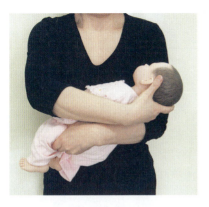
⑥右手で後頸部を支え，新生児の身体をゆっくり水平方向に動かす．

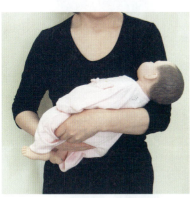
⑦片方の上肢は，新生児の後頸部，肩甲部，体側に添わせ，もう片方の手で殿部と股関節を把持し，新生児の体を実施者の側腹部で固定する．

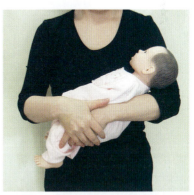
⑧実施者の片方の上肢は軽く新生児に添え，危険時には新生児を防護できるようにしておく．

図4-13　新生児の抱き方（横抱き，ゆりかご型）②

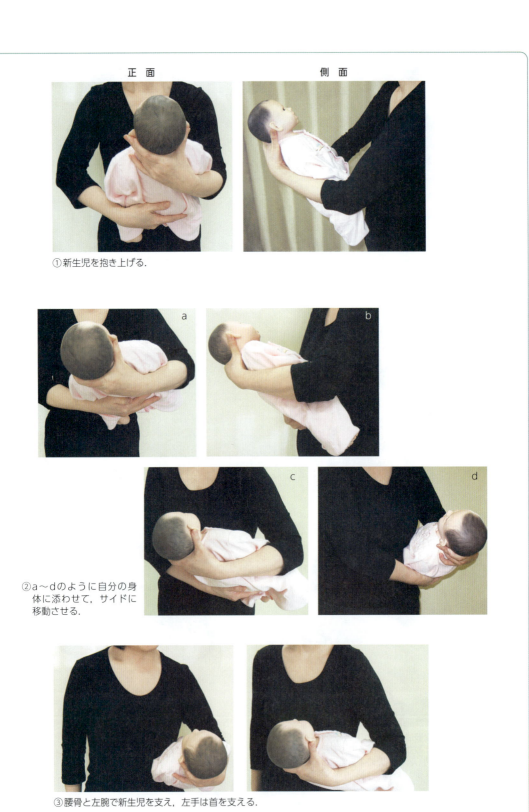

図4-14 新生児の抱き方（フットボール抱き）

204

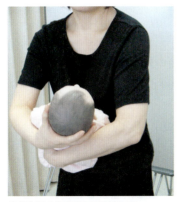
①新生児の後頸部に手を当てる．

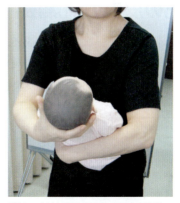
②ゆっくりと新生児の体の向きを変え，対面姿勢をとる．

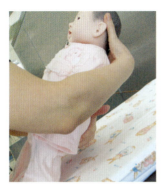
③殿部からコットにゆっくり下ろす．

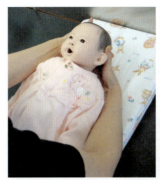
④頭部は片手ずつ順にそっと離しながら，ゆっくり寝かせる．

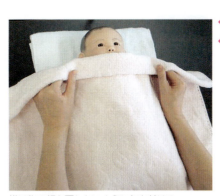
掛け物で顔を覆わないように気を付ける．

図4-15 新生児の寝かせ方

8 新生児の皮膚の清潔法

新生児の皮膚の清潔法には，次の三つがある．

❶ **ドライテクニック法（皮膚乾燥法）** おむつ交換時の外陰部や殿部の清拭以外は何も行わない方法[15]．清潔な寝衣に交換する（➡p.196～198，200～201参照）．

❷ **清拭法** 皮膚の汚れを落とす目的で，タオルを用いて拭く方法．成人の清拭法に準じる．

❸ **沐浴法** 湯の入った浴槽に身体を浸して洗う方法．生後2～3日以降に行う．連日の沐浴は新生児を疲労させるため，避けることが望ましい[18]．発熱時（37.5℃以上）や低体温時（36.5℃未満），新生児の状態が不安定なときには行わない．また，授乳直後や空腹時は避けるようにする．

1 目的

① 身体の清潔を保つ．
② 全身状態を観察する機会とする．
③ 新生児がリラックスできる機会とする．
④ 実施者と新生児とのコミュニケーションの機会とする．

2 準備（表4-6）

表4-6 準備するもの

	ドライテクニック法	清拭法	沐浴法
物 品	洗面器，綿花	インファントラジアントウォーマー，洗面器，小タオル	沐浴槽，沐浴布（大・小），洗浄剤，湯温計，保湿剤
共 通	バスタオル，綿棒，ヘアブラシ，衣類，おむつ		

沐浴法とドライテクニック法

わが国には入浴習慣があり，新生児も1日1回の沐浴が行われてきたが，近年は入院中の新生児にドライテクニック法を実施する施設が増えている[15]．

「正期産新生児の望ましい診療・ケア」では，「生後の沐浴は避ける（HBV，HCV，HIVキャリアー母体児を除く）」とある[18]．生後直後の沐浴は，新生児の体温を奪い循環動態が安定しないためと，母子分離を避け，わが子の誕生を喜ぶ時間を確保し，胎脂のもつ感染防御因子を残すためである．ただし，HBV，HCV，HIVキャリアー母体からの出生児は母体血を除去する必要があるため，この限りではない．

2012～2014年に実施された全国調査では，出生直後や出生当日に沐浴を実施している施設は5％未満（2.0～4.7％）と少ない[21, 22]．しかし，生後1日以降では沐浴を実施する施設が67.9～92.2％と最も多く，生後1日目から連日，

沐浴を実施している施設は61.4%であった．

　沐浴法でもドライテクニック法でも大切なことは，新生児の皮膚生理に基づき，体表の皮脂を保ち，化学的，機械的刺激を極力避けることである[15]．

3 ドライテクニックの実施方法（図4-16）

①洗面器に湯をはり，新しい衣服を準備する．
②新生児を安全な場所に寝かせて，汚れている部位を露出させる．バスタオルなどを用いて不要な露出は避ける．
③洗面器に綿花を浸し，汚れている部位をやさしく拭く．汚れが強い場合は，部分的に温湯で洗う．
④おむつをつけて，新しい衣服を着せる．

必要物品を準備する

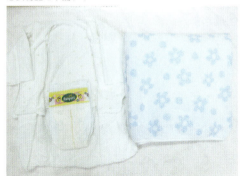

バスタオル，着替えの肌着，おむつ

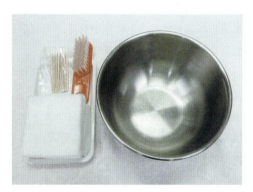

洗面器，綿花，綿棒，頭髪用ブラシ

洗面器に綿花を浸して，外陰部を強くこすらないようにやさしく拭く

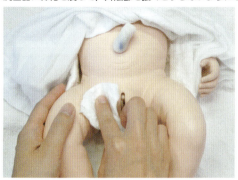

女児の場合は，前から後ろへ汚れを広げないように拭く．

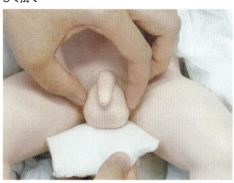

男児の場合は，性器のまわりや裏側の汚れも丁寧に拭く．

図4-16　新生児のドライテクニック（外陰部・殿部の場合）

４ 沐浴の方法 （図4-17〜図4-22）

ａ 洗浄剤を沐浴槽の外で使用する場合（皮膚と皮膚が接した部分を洗いやすい）

①新生児が沐浴可能かどうかをアセスメントする．

②沐浴槽に38〜39℃の温湯をため，更衣台にバスタオルを広げて，新しい衣服を準備する．

③着ている肌着の袖を外し，おむつを確認する（排便をしていれば取り替え，手を洗う）．

④手に洗浄剤を取り，顔を洗い，コットンで洗浄剤を拭う．

⑤手に洗浄剤を取り，頭部→頸部→上肢→胸腹部→下肢→後頸部→背腰部→殿部→股間を洗う（股間が最後であれば，順番はこだわらなくてよい．洗浄剤を適宜補う）．

⑥肌着で洗浄剤を拭い，肌着を取り除いて沐浴布を掛ける．

⑦湯の温度を再度確かめ，足からゆっくりと湯に入れる．

⑧顔を洗い，沐浴布（小）で水分を拭う．

⑨頭部の洗浄剤を洗い流し，沐浴布（小）で押し拭きする．

⑩沐浴布を外しながら，全身の洗浄剤を手で洗い流す．

⑪しばらく湯につけ，沐浴布を取り除く．

⑫新生児をバスタオルの上に寝かせて，水分を押さえ拭きする．

⑬保湿剤を塗布して，衣服を着せる．

⑭綿棒で臍輪部の水分を除いたあと，ヘアブラシで頭髪を整える．

ｂ 洗浄剤を沐浴槽の中で使用する場合

①新生児が沐浴可能かどうかをアセスメントする．

②沐浴槽に38〜39℃の温湯をため，更衣台にバスタオルを広げて，新しい衣服を準備する．

③新生児の衣服を脱がせ，沐浴布を掛ける．

④湯の温度を確かめて足からゆっくりと湯に入れ，清拭用ガーゼを濡らして顔を拭く．

⑤洗浄剤をよく泡立たせて手に取り，沐浴布を部分ごとにめくり，頭部→頸部→上肢→胸腹部→下肢→後頸部→背腰部→殿部→股間の順に洗う．

⑥沐浴布を取り除く．

⑦新生児をバスタオルの上に寝かせて，水分を押さえ拭きする．

⑧保湿剤を塗布して，衣服を着せる．

⑨綿棒で臍輪部の水分を除いたあと，ヘアブラシで頭髪を整える．

５ 評価

①全身状態を観察し，沐浴が可能であるかを判断できる．

②新生児に負担をかけないように，安全に皮膚の清潔が保持できる．

③実施中に新生児の反応を確認し，コミュニケーションをとることができる．

④身体の清潔を保持できる．

---

plus α

保湿ケア

正期産新生児では，少なくとも生後2週間は皮膚が乾燥し角質層の保湿機能が未熟なこと，新生児期からの保湿ケアがアトピー性皮膚炎の発症予防に有効であることが報告され[23〜25]，新生児期からの保湿ケアの重要性が注目されている．保湿剤は弱酸性で低刺激のものが望ましく，夏には水分の多いローション，秋冬には油分の多いクリームが向いている．

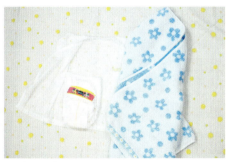

必要物品の準備をする．
バスタオル，着替えの肌着，おむつ

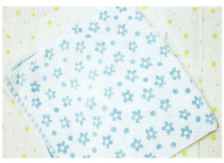

湯上がり用のバスタオルを，着替えの肌着の上に覆ったところ．

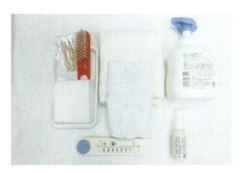

沐浴布（大・小），コットン，綿棒，頭髪用ブラシ，湯温計，洗浄剤，保湿剤．

＊洗浄剤は泡タイプが望ましい．固形石けんや液体ソープを直接新生児の肌につけず，泡立てて使うようにする．

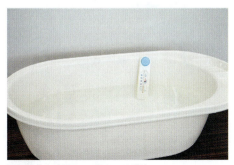

湯の温度を確認する（38〜39℃）．

留意点：温かすぎる湯は，新生児の皮脂を落としすぎて乾燥肌の原因になる．

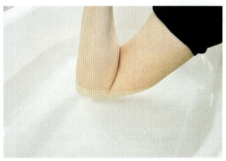

新生児を浴槽につける直前に，実施者の上腕部で湯温が心地よい程度かどうかを確かめる．

図4-17 沐浴の準備

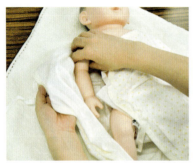

①新生児を仰臥位に寝かせ，着ている肌着の袖をやさしく外す．

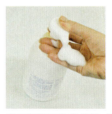

②実施者の手に洗浄剤（泡タイプ）を1プッシュ分取る．

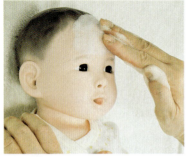

③新生児の額・頬・顔全体を洗う．

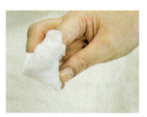

④実施者の人差し指をコットンで覆う．

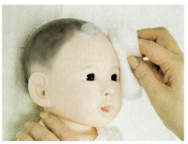

⑤コットンで顔についた洗浄剤を拭う（軽く押すようにして，皮膚をこすらない）．

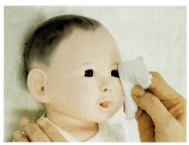

⑥新しいコットンに替えて，目尻から目頭の方向に片眼を拭く．面を変えて，もう片方の眼を拭く（下線部の理由はp.228参照）．

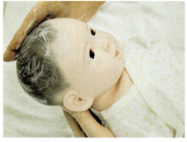

⑦手に洗浄剤を1プッシュ分取り，頭髪を輪状に指の腹で洗う．

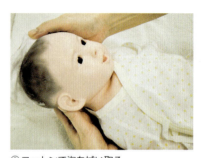

⑧コットンで泡を拭い取る．

図4-18　新生児の沐浴：洗浄剤を沐浴槽の外で使用する場合①

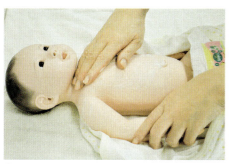
⑨新生児の上半身の肌着を外す（おむつは殿部の下に敷いておく）．洗浄剤を手に取り，頸部から胸腹部を洗う．

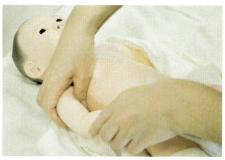
⑩腋窩も洗う．

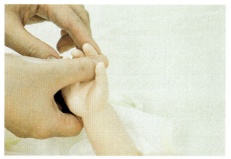
⑪手を洗う（新生児がしっかり握っているときは，実施者の親指を新生児の小指のほうから差し込む）．

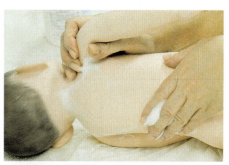
⑫新生児の肩を把持して側臥位にし，後頸部と背部，殿部を洗う．

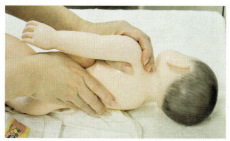
⑬反対側の背部も，⑫と同様の体勢で洗う．

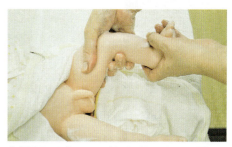
⑭保温のため着ていた肌着で新生児の上半身を覆い，下肢を洗う．下腿から大腿の方向に洗う．反対側の下肢も同様に行う．

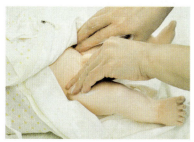
⑮鼠径部を洗う．

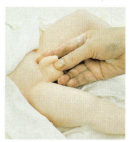
⑯最後に，陰部・肛門部を洗う（写真は男児の場合）．

図4-18　新生児の沐浴：洗浄剤を沐浴槽の外で使用する場合②

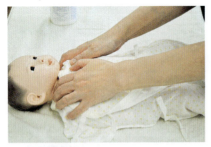
⑰新生児が着ていた肌着でやさしく押さえ拭きし，洗浄剤を拭う．

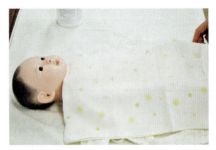
⑱肌着を取り，沐浴布（大）を掛ける．

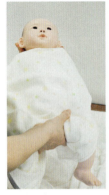
⑲片方の手で新生児の頭部を，もう片方の手で鼠径部と殿部を把持する．

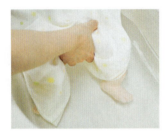
⑳新生児の足からそっと湯につける．

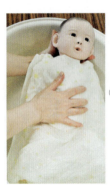
㉑新生児の反応を見ながら，少しずつ湯に身体をつけていく．新生児の鼠径部を支えていた手を新生児の胸部に移し，湯に浸す（新生児が落ち着くまで，実施者の手は動かさない）．

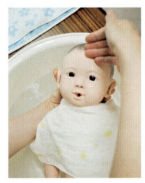
㉒顔にやさしく湯をかけ，洗浄剤をよく洗い流す．

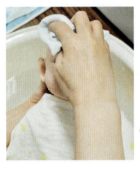
㉓沐浴布（小）で顔面の湯を押し拭きする．

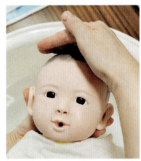
㉔新生児の頭部の洗浄剤を洗い流す．

図4-18　新生児の沐浴：洗浄剤を沐浴槽の外で使用する場合③

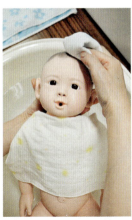
㉕沐浴布（小）で頭部の湯を押し拭きする．

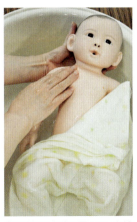
㉖新生児の上肢を覆っていた沐浴布（大）を取り，上肢についていた洗浄剤を洗い流す．

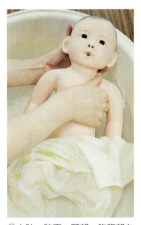
㉗上肢・腋窩・頸部・胸腹部を洗い流す．

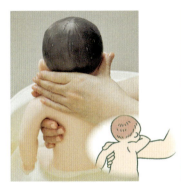
㉘沐浴布を掛け直し，新生児の脇に手を差し込み，実施者の前腕で新生児の胸部を支える．

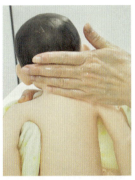
㉙沐浴槽の中で新生児が座位をとれるよう支え，頸部を洗う．

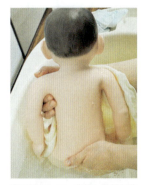
㉚同様にして，背部と殿部を洗う．

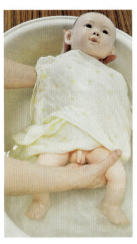
㉛背中を洗っていた実施者の手で新生児の頸部を支え，ゆっくり後方に傾け，両下肢・陰部・肛門部を洗う．

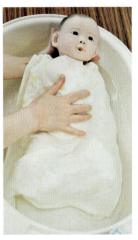
㉜沐浴布（大）を新生児の全身に掛け，しばらく湯につける．

図4-18　新生児の沐浴：洗浄剤を沐浴槽の外で使用する場合④

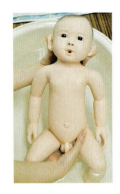
㉝沐浴布を取り，湯からあげる．新生児の身体を揺すって湯を切らない．

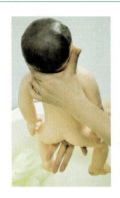
㉞鼠径部と殿部を把持している実施者の手の指を立てるようにして，たまっている湯を流す．

㉟用意してあるバスタオルに殿部から頭部の順に，やさしく寝かせる．素早く新生児を包み，水分を押さえ拭きする．皮膚をこすらない．

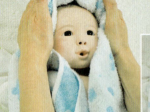
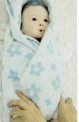

耳の後ろ・頸部・関節部・腋窩など，皮膚と皮膚が接する部分の水分も丁寧に拭き取る．

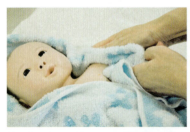
㊱全身の水分を拭いたら，保湿剤を塗布する．

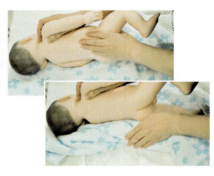
㊲新生児の肩関節を把持して側臥位を保ち，濡れたバスタオルをたぐり寄せる．

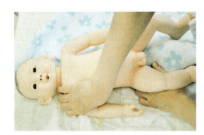
㊳たぐり寄せたバスタオルの上に，一度仰臥位で寝かせる．

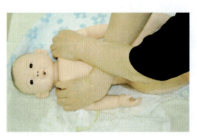
㊴実施者の両手を交差させ，新生児の肩関節を把持し側臥位にする．

図4-18 新生児の沐浴：洗浄剤を沐浴槽の外で使用する場合⑤

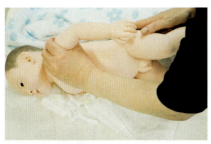

㊵新生児の肩関節を把持して側臥位を保ったまま，濡れたバスタオルをたぐり寄せて外す．準備しておいた肌着が現れる．

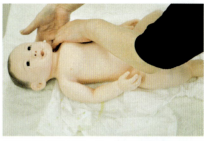

㊶頸部を支えながら，そっと肌着の上で仰臥位にする．おむつをかぶせておいてもよい．

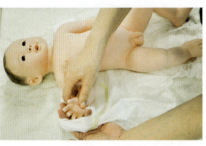

㊷実施者の三本の指を，肌着の袖口から迎え入れ（迎え手），やさしく，軽く新生児の手と手関節を持つ（実施者の人差し指と中指で新生児の手首を挟むようにする）．

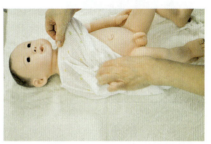

㊸新生児の手首を持ったまま，腕を引っ張らないように袖を通し，手を出す．

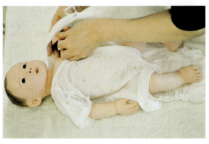

㊹反対側の腕も同じように着せる．保温のために新生児の手を袖で覆ってもよい．

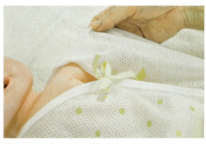

㊺内側のひもを蝶結びにする．

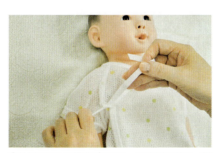

㊻外側のひもも蝶結びにする．前身頃を整え，襟元はカタカナの「ソ」のようにする．後ろ身頃のしわも整える．

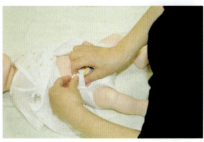

㊼おむつを当てる．

図4-18　新生児の沐浴：洗浄剤を沐浴槽の外で使用する場合⑥

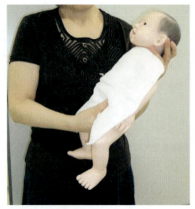

①新生児に沐浴布を掛けて抱く．実施者の左手の親指と中指を新生児の左右の耳朶に当て，耳孔をふさぐようにしながら後頸部を固定する．右手の親指は鼠径部，他の4指は殿部に当て，新生児を確実に保持する．

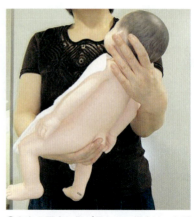

②左右の耳介に指が届かない場合は，左手の親指と人差し指の間に頸部がのるようしっかりと保持し，耳に湯が入らないようにする．

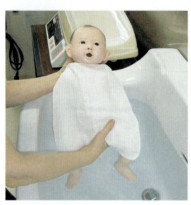

③新生児の頸部と殿部をしっかりと保持し，ゆっくりと足底から沐浴槽の中に入れる．

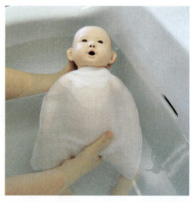

④身体を沐浴槽の中にそっとつけ，湯に慣れるまで，両手はそのままにしておく．

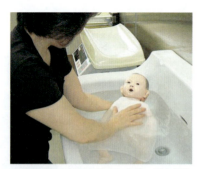

⑤落ち着いた様子を確認した後，手を新生児の胸の上に添えると，さらに落ち着く．湯の温かい感覚で心地よさそうな反応を示すこともある．また，eye to eye contact をとることもできる．

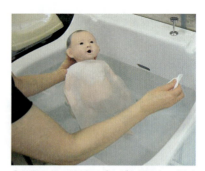

⑥清潔な湯で清拭用ガーゼを濡らし，固くしぼる．

図4-19 新生児の沐浴：洗浄剤を沐浴槽の中で使用する場合①

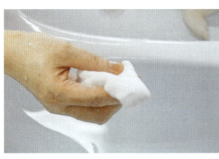

⑦人差し指にガーゼを巻きつける．

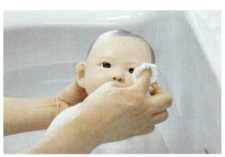

⑧目尻から目頭に向けて，片眼を拭く．
　面を変えて，もう片方の眼を拭く．
　（下線部の理由は，p.228参照）

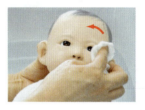

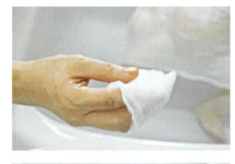

⑨次に顔面を拭くため，さらに面を変え，人差し指と中指に
　ガーゼを巻く．

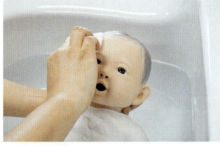

⑩額から頬と鼻，あごに向けて，数字の「3」を描くように顔
　面を拭く．もう片方は，逆「3」の字を描くように拭く．特
　に鼻と口の周囲は丁寧に拭く．

英字の「S」の字を描くように拭く方法もある．

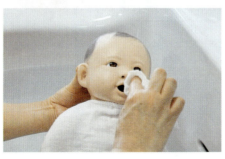

図4-19　新生児の沐浴：洗浄剤を沐浴槽の中で使用する場合②

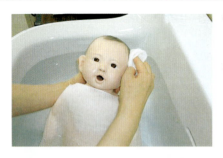

⑪頭髪を洗う．ガーゼで髪を濡らし，実施者の右手掌で少量の石けんを十分に泡立て，頭髪を輪状に指の腹で洗う．その後十分に洗い流し，最後にガーゼで水分を拭い取る．

留意点：固形石けんや液体シャンプーを直接新生児につけない．まず皮膚や頭皮を湯で濡らし，十分に実施者の手で泡立ててから用いる．

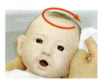

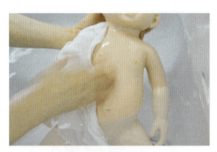

⑫身体を洗うため，沐浴布を半分外す．頸部→上肢→胸腹部→下肢と，洗い残しがないように洗っていく．頸部は英字の「V」，上肢と下肢は，先端から体幹に向けて実施者の手首をねじるようにして洗い，胸腹部は「の」の字を描くようにすると洗いやすい．

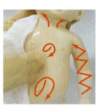

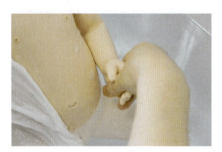

⑬手掌を洗う際に強く握っているときは，実施者の親指を握らせると洗いやすい．

留意点：泡のついた手を口に入れてしまうことがあるため，手を洗った後は，すぐにすすぐ．

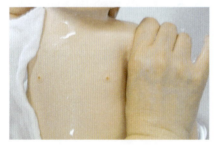

⑭腋窩もよく洗う．

⑮下肢を洗う．上肢のときと同様に，足先から鼠径部に向けてねじり洗いをする．新生児の肩と上肢に沐浴布をかけたままにしておくと，安心して，体動を少なくできる．

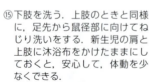
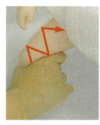
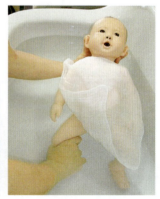

図4-19　新生児の沐浴：洗浄剤を沐浴槽の中で使用する場合③

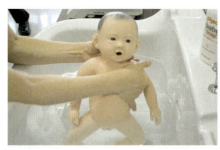
⑯ 背部と殿部を洗う．沐浴布を外して，実施者の右手4指を新生児の左腋窩に入れ，親指は左肩にかけて保持し，左手は新生児の後頸部を支える．実施者の右腕を沐浴槽に固定すると，安定する．

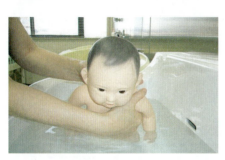
⑰ 新生児の後頸部を支え，ゆっくりと腹臥位にする．

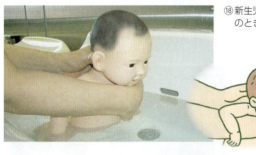
⑱ 新生児の右上肢を実施者の右前腕にかけて安定させる．このとき，新生児の顔が湯につからないよう注意する．

実際には，このように新生児の右上肢を実施者の右前腕にかける．

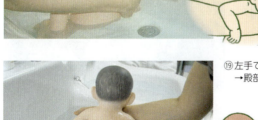
⑲ 左手で少量の石けんを十分に泡立て，後頸部→背部→腰部→殿部の順に輪状に洗う．最後にガーゼで十分にすすぐ．

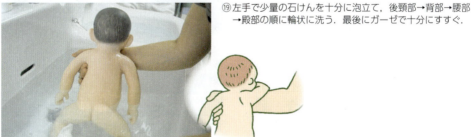

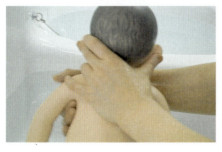
⑳ 実施者の左手の親指と中指で耳孔をふさぎながら後頸部を固定し，右手は新生児の腋窩を保持する．

図4-19　新生児の沐浴：洗浄剤を沐浴槽の中で使用する場合④

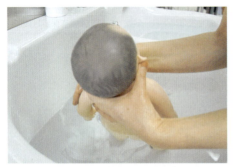
㉑そのままゆっくりと静かに仰臥位にする．

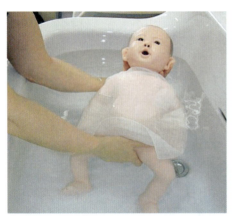
㉓男児は陰茎→陰嚢→肛門の順に，女児は前から後ろへ，大陰唇と小陰唇の間や肛門部を丁寧に洗う．

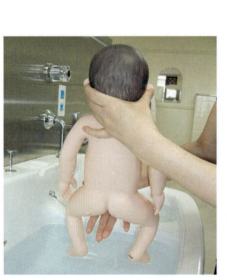

㉒一度外した沐浴布を広げ，新生児の肩・上肢・胸腹部を覆うように掛ける．新生児が安定してから，陰部と肛門を洗う．

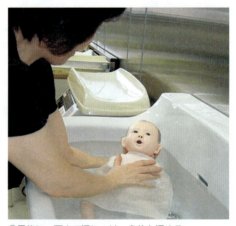
㉔最後に，肩まで湯につけ，身体を温める．
　eye to eye contact をとる．

㉕沐浴布を静かに取り除き，沐浴槽から出す．介助者がいる場合は，掛け湯をしてもよい．

留意点：湯を切るために新生児をゆすったりしない．実施者の右手指を殿部から外して伸ばし，湯を切るとよい．

図4-19　新生児の沐浴：洗浄剤を沐浴槽の中で使用する場合⑤

家庭では実施者が楽な体勢で沐浴するとよい．実施する順序は前述のとおり．

> 床置きタイプの沐浴槽を使って座敷で行う場合

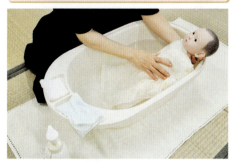

新生児の背を，沐浴槽のかべにもたせかけるようにすると，実施者が楽である．

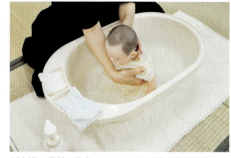

新生児の背部を洗うときには，沐浴槽の底で座位を保つように支えるとよい．

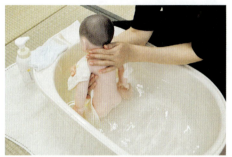

背面から見たところ．

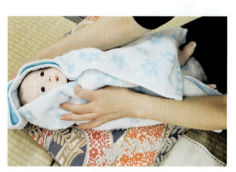

座布団などの上に，肌着とバスタオルをセットしておき，湯上がりの新生児をくるむようにして押さえ拭きするとよい．

> バケツタイプの沐浴槽を使って座敷で行う場合

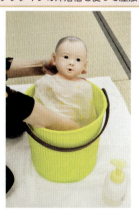

バケツタイプの場合は，新生児の体重に合わせて適度なサイズを選ぶ．浴槽の縁に，新生児をもたせかけるようにすると，実施者が楽である．そばに小さめのバケツを用意し，顔を洗い流すための清潔な湯を準備しておくとよい．

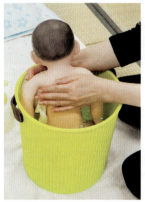

背面から見たところ．

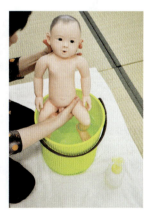

湯上がり．

図4-20　自宅での沐浴の工夫

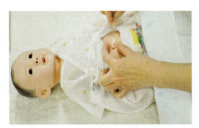
臍輪部の水分を綿棒で拭う（臍帯が脱落していない場合は，臍帯を軽く引き上げるようにして根元の水分を拭う）．

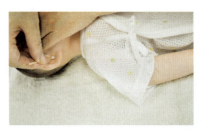
綿棒で耳甲介の水分を拭う（深く挿入しない）．

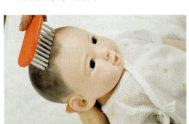
毛先のやわらかいブラシで整髪する．頭皮をこすったり，強く押したりしない．

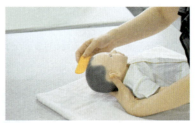
くしは，出生時に頭髪にからんだ血液や粘液などを取り除く場合に用いる．先端が丸くなったもので，頭皮をこすって傷つけないように，粘液などをすくい上げるようにして使う．

図4-21　沐浴後のケア

沐浴槽にはさまざまなタイプがある．母親のニーズや住宅事情に合わせて選択できるように，情報を提供する．

床置きタイプ

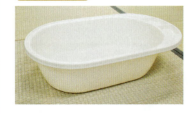

エアータイプ

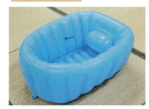
空気を入れて膨らませて使用する．沐浴槽の真ん中まで湯を入れる目印が付いている．使用しないときはコンパクトにためるため，収納しやすい．

シンクタイプ

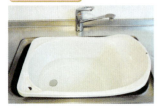
キッチンのシンクにぴったりはまるデザイン．底にゴム栓があるので，使用後に水を抜きやすい．

マットタイプ

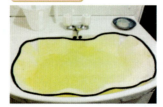
透水性スポンジ製の水切れのよい沐浴用マット．洗面台にマットを載せると，洗面台をベビーバスのように使用することができる．

バケツタイプ

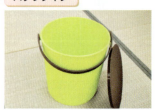
湯を運びやすい，場所をとらない．写真は10L入り（内径25cm×高さ25cm）．3kg程度の新生児がちょうど入る大きさ．

図4-22　沐浴槽の種類

9 排　気

1 目的
新生児の溢乳や吐乳，腹部膨満を防ぐ．

2 準備
ガーゼ，またはタオル．

3 実施方法（図4-23）
①ガーゼ，またはタオルを肩にかける．
②新生児の顎部を肩にかけるようにして抱き，背中を頭部方向にさするか，軽く「ポンポン」とたたく．
③排気がなかなかうまくいかない場合は，静かに抱きかえるなど，新生児の身体を動かしてみるとよい．

4 評価
①新生児に負担をかけないよう，正しい方法で排気を試みることができる．
②排気によって，溢乳や吐乳，腹部膨満を防ぐことができる．

---

plus α

生理的呑気症

新生児は，乳汁とともに多量の空気を飲み込みやすい．そのため，新生児の胃は成人よりも縦型で，噴門部の括約筋が弱く，ゲップとして空気が出やすい構造になっている．ゲップが出やすいことは，乳汁を吐きやすいということであり，溢乳が新生児にはよくみられる[27]．

plus α

排気量への影響

哺乳びんで授乳する場合は，びんの中の空気を嚥下するため，排気量が多い．母乳を直接授乳する場合は，乳輪と口唇が密着するため，空気の嚥下は少なく，ゲップも少ない．

plus α

授乳前の排気

授乳前に激しく泣いている場合は，空気を嚥下しているので，排気後に授乳する．

4

新生児の看護にかかわる技術

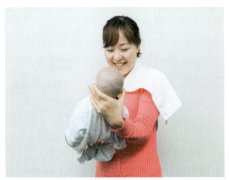
①ガーゼまたはタオルを実施者の肩にかける．

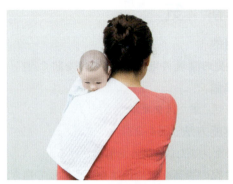
②後頸部を支え，新生児の身体を縦方向にし，顎部を実施者の肩にかけるようにして抱く．

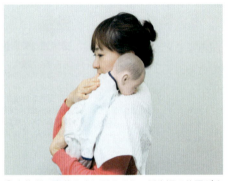
③実施者の身体を少し反らすと，新生児の位置が安定する．背中を頭部方向にさするか，軽く「ポンポン」とたたく．

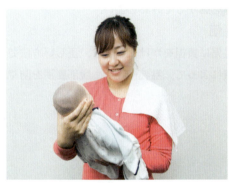
④排気ができれば，実施者の身体を静かにゆっくり前方に傾け，新生児の後頸部と殿部を支えて，コットに寝かせる．

＊いすに腰掛けて，ひざの上に座らせて排気する方法もある（立て抱きによる方法）．

図4-23　排気のさせ方

10 爪切り

1 目的
新生児が自分の爪で顔などの皮膚に擦過傷をつくるのを防ぐ.

2 準備
新生児用爪切りはさみ（図4-24），ガーゼ（湿らせたガーゼが扱いやすい）.

3 実施方法（図4-25）
① 爪を切る指を，親指と人差し指で把持する.
② 角ができないように，はさみの根元を爪の切り始めに当て，一回で切る.
③ 切った爪はガーゼに落とす.

4 評価
① 安全に，伸びた爪を角を残さないように切ることができる.
② 新生児の顔や皮膚に，擦過傷をつくらない.

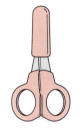 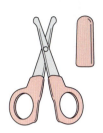

新生児を傷つけないように，刃先は丸くなっている.

図4-24 新生児用爪切りはさみ

> **plus α**
> **配慮すること**
> 最初の爪は，記念に持ち帰りたいと言われることがある．母親と一緒に切るか，希望に合わせてとっておくなどの配慮があってもよい．

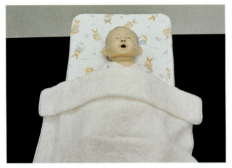
①動くと切りにくいため,入眠中に行うとよい.

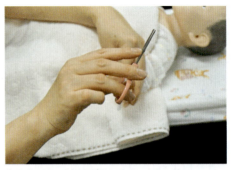
②はさみは,実施者が扱いやすいように持つ.

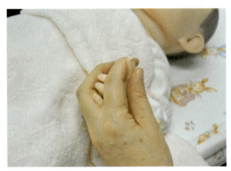
③爪を切る指を親指と人差し指で把持し,ガーゼを添える.

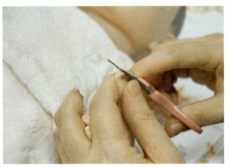
④指の皮膚に,はさみの刃が当たっていないことを確認しながら切り始める.切った爪はガーゼに落とす.
新生児が動いた場合には,その動きに逆らわないようにして爪切りをいったん中止し(固定はそのまま),落ち着いた後に切り始める.

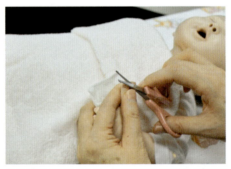
⑤角ができないように,はさみの根元を切り始めに当て,一回で切る.

留意点:切った爪がガーゼの上に落ちたことを確認しながら切っていく.ガーゼに落ちなかったときは,コットや掛け物の上に落ちていないか確認する.

図4-25 爪切り

11 点 眼

1 目的

結膜炎を予防するために，抗菌薬を点眼する．以前は淋菌，クラミジア結膜炎などの予防に効果があるとされていたが，現在では，クラミジアに対する点眼での予防効果は否定的であり，予防の上では妊婦スクリーニングによる母体治療が有効とされている[29]．

> **何のためにする？**
> 一般細菌や淋菌による結膜炎を予防する

2 準備

清浄綿，ディスポーザブル手袋，点眼薬（図4-26）．

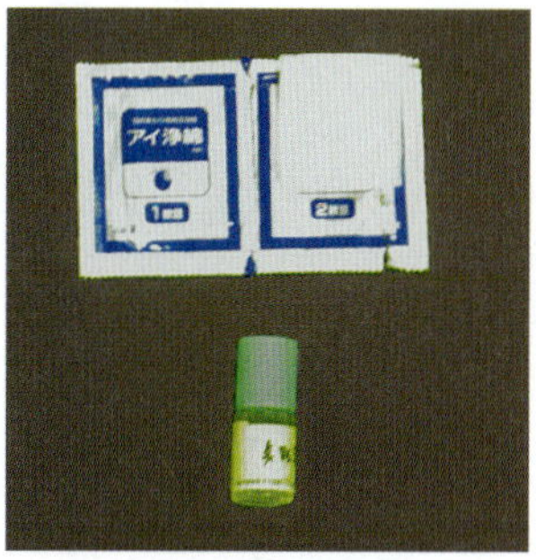

3 実施方法（図4-27）

①安全に，また，安心感を与えるように，点眼前におくるみなどで新生児の手が出ないようにくるみ，仰臥位にする．

②点眼前に，実施者は手洗いを行い，ディスポーザブル手袋を装着する．

③目尻から目頭へ清浄綿で拭く．

④点眼するときに点眼瓶がまつげに触れないように，点眼瓶を2 cm離して点眼液を結膜嚢に1滴，確実に滴下する．

⑤余分な点眼薬を，清浄綿で拭き取る．

淋菌性結膜炎の予防には，0.5％エリスロマイシン点眼薬を投与する[29]．

図4-26　清浄綿と点眼薬

a 留意点

①点眼液1滴は30～50 μL であり，これを受け取る結膜の容量は20～30 μL であるため，1滴で十分である．

②余分な点眼薬を清浄綿で拭き取るのは，薬液が鼻粘膜を通じて新生児の全身へ移行して，副作用を起こすのを防ぐためである．

③出生直後からの母子のeye to eye contactを妨げないため，医学的に必要でない限りは，母子接触を終えた後，出生後1時間以内に点眼する[29,31]．

4 評価

①点眼の必要性を理解し，新生児に負担をかけず，適切な方法で点眼できる．

②点眼後，点眼薬による刺激に対する反応を観察できる．

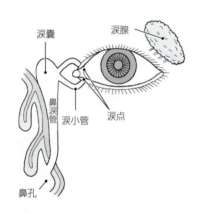
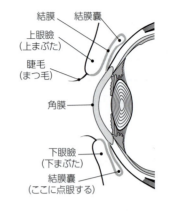

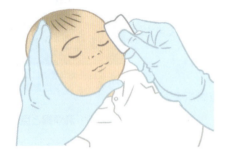
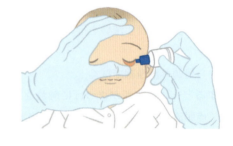

①目尻から目頭へ清浄綿で拭く．
理由：涙は，涙腺から分泌され，結膜囊内をうるおして，上下の目頭の小さな穴（涙点）から排出され，涙小管→涙囊→鼻涙管を通って鼻に流れる[32]．眼脂は，粘液，瞼板腺分泌物，脱落した上皮細胞，血液細胞などからなる結膜の分泌物である[33]．眼脂には，涙や血管から漏れた血液細胞や，まぶたからの老廃物やホコリが混じっており，通常はまばたきで涙とともに目頭の涙囊に洗い流されている[34]．これらの生理的機能を考慮すると，目尻から目頭に向けて清拭するほうが望ましい．

②点眼薬を結膜囊に滴下する．「あかんべえ」をさせる要領で下眼瞼結膜をやさしく引き下げて結膜を露出させる．刺激を避けるために，直接角膜に滴下しない[30]．
留意点：眼瞼や粘膜に点眼薬の容器の先が触れないように注意する．余分な点眼薬は清浄綿で拭き取る．

図4-27 点　眼

引用・参考文献

1) 日本未熟児新生児学会, 医療提供体制検討委員会. 正期産新生児の望ましい診療・ケア. 日本未熟児新生児学会雑誌. 2012, 24 (3), p.422.
2) 日本産婦人科学会・日本産婦人科医会編・監修. "CQ801 出生直後の新生児呼吸循環管理・蘇生については？". 産婦人科診療ガイドライン：産科編2020. 2020, p.351-356.
3) 細野茂春監修. 日本版救急蘇生ガイドライン2015に基づく新生児蘇生法テキスト. 第3版, メジカルビュー社, 2016, p.43-46.
4) 新生児蘇生法普及事業. http://www.ncpr.jp, (参照2021-08-14).
5) 日本助産学会. "CQ224 臍帯結紮の時期は, 臍帯早期結紮と臍帯遅延結紮で, どちらがよいか？". エビデンスに基づく助産ガイドライン：妊娠期・分娩期・産褥期2020. p.137-139.
6) 飛騨麻里子. 血液ガス検査結果の見方のきほん. Neonatal care. 2017, 30 (2), p.10-16.
7) Riley, R.J. et al. Collecting and analyzing cord blood gases. Clinical Obstetrics and Gynecology. 1993, 36 (1), p.13-23.
8) 村上寶久編. アトラス小児整形外科Ⅰ. 金原出版, 1988, p.471.
9) 板橋家頭夫. "日本人在胎期間別出生時体格基準値の作成に関する研究". 厚生労働科学研究（子ども家庭総合研究）「周産期母子医療センターネットワークによる医療の質の評価とフォローアップ・介入による改善・向上に関する研究」平成21年度研究報告書.
10) 仁志田博司. 新生児学入門. 第4版, 医学書院, 2012, p.62.
11) 中野昭一編. 図解生理学. 第2版, 医学書院, 2000, p.264.
12) 森岡一朗ほか. 早産児の黄疸管理：新しい管理方法と治療基準の考案. 日本周産期・新生児医学会雑誌. 53 (1), 2017, p.1-9.
13) 前掲書10), p.55.
14) Bly, L. 写真でみる乳児の運動発達：生後10日から12カ月まで. 木元孝子ほか訳. 協同医書出版社, 1998, p.7-8.
15) 横尾京子. 新生児ベーシックケア：家族中心のケア理念をもとに. 医学書院, 2011, p.101-102.
16) 見藤隆子ほか編. 看護学事典. 第2版, 日本看護協会出版

会, 2011, p.539.
17) 前掲書16), p.957-958.
18) 前掲書1), p.425-426.
19) 石田耕一. こども用洗浄製品. 小児看護. 2006, 29 (10), p.1363-1368.
20) 島岡昌幸ほか. 新生児のスキンケア. 小児看護. 2006, 29 (10), p.1316-1321.
21) 細坂泰子ほか. 新生児清潔ケアの実態とケア選択の探索：混合研究法を用いて. 日本助産学会誌. 2015, 29 (2), p.240-250.
22) 樋口幸ほか. 日本における早期新生児期の保清・スキンケアの現状と課題. 母性衛生. 2017, 58 (1), p.91-99.
23) 白坂真紀ほか. 新生児皮膚における角層保湿機能の成熟過程. 日本皮膚科学会雑誌. 2007, 117 (7), p.1147-1153.
24) Horimukai, K. et al. Application of moisturizer to neonates prevents development of atopic dermatitis. J Allergy Clin Immunol. 2014, 134 (4), p.824-830.
25) Simpson, E.L. et al. Emollient enhancement of the skin barrier from birth offers effective atopic dermatitis prevention. J Allergy Clin Immunol. 2014, 134 (4), p.818-823.
26) 佐々木りか子. 新生児期からのスキンケア. チャイルドヘルス. 2010, 13 (7), p.482-507.
27) 前掲書10), p.170.
28) 関和男. "258 げっぷがうまくでませんが？". 周産期相談318 お母さんへの回答マニュアル. 第2版, 周産期医学. 2009, 39 増刊, p.626-627.
29) 前掲書2), "CQ802 生後早期から退院までにおける正期産新生児に対する管理の注意点は？", p.357-362.
30) 東山峰子ほか. 外用剤（軟膏）, 点眼. 小児看護. 2009, 32 (4), p.424-434.
31) 前掲書1), p.422-424.
32) 木下茂監修. 標準眼科学. 第13版, 医学書院, 2016, p.194.
33) 所敬監修. 現代の眼科学. 第13版, 金原出版, 2018, p.103.
34) 五十嵐勝朗. からだのフシギ：生理現象学辞典（第12回）めやに／よだれ. チャイルドヘルス. 2012, 15 (5), p.56-57.

母性看護学③ 母性看護技術
看護師国家試験出題基準（令和5年版）対照表

※以下に掲載のない出題基準項目は，他巻にて対応しています．

＊該当ページの①は『概論・リプロダクティブヘルスと看護』，②は『母性看護の実践』，③は『母性看護技術』のページを示しています．

母性看護学

目標Ⅰ．母性看護の基盤となる概念，母性看護の対象を取り巻く環境について基本的な理解を問う．

大項目	中項目（出題基準）	小項目（キーワード）	本書該当ページ
1. 母性看護の対象を取り巻く環境や社会の変遷	A. 母子を取り巻く環境	女性の就業率	①p.87
		婚姻，離婚	①p.56
		周産期医療のシステム	①p.98　②p.349
		在留外国人の母子支援	②p.361
	B. 妊娠期からの切れ目ない支援に関する法や施策	母子保健法	①p.78, 82　②p.349, 362
		児童福祉法	①p.80
		児童虐待の防止等に関する法律	①p.95
		次世代育成支援対策推進法	①p.88
		成育過程にある者及びその保護者並びに妊産婦に対し必要な成育医療等を切れ目なく提供するための施策の総合的な推進に関する法律＜成育基本法＞	①p.79
		子育て世代包括支援センター＜母子健康包括支援センター＞	①p.85
	C. 働く妊産婦への支援に関する法や施策	雇用の分野における男女の均等な機会及び待遇の確保等に関する法律＜男女雇用機会均等法＞	①p.87
		育児休業，介護休業等育児又は家族介護を行う労働者の福祉に関する法律＜育児・介護休業法＞	①p.87
		労働基準法	①p.86　②p.81
	D. 女性の健康支援に関する法や施策	配偶者からの暴力の防止及び被害者の保護等に関する法律＜DV防止法＞	①p.91
		母体保護法	①p.85
2. 母性看護の基盤となる概念	A. リプロダクティブ・ヘルスに関する概念	リプロダクティブ・ヘルス／ライツ	①p.32
		性＜セクシュアリティ＞	①p.36
		セックス，ジェンダー	①p.36
		性の多様性	①p.37, 42
	B. 母性・父性・家族に関する概念	母性，父性，親性	①p.16
		母親役割，父親役割	①p.16
		母子相互作用，愛着形成	①p.18, 19
		家族の発達・機能	①p.20
	C. 女性や母子へのケアに関する概念	ヘルスプロモーション	①p.24
		ウェルネス	①p.26
		女性を中心としたケア＜Women-centered care＞	①p.23
		家族を中心としたケア＜Family-centered care＞	①p.22
		プレコンセプションケア	①p.137

目標Ⅲ. 妊娠・分娩・産褥期および早期新生児期における看護について基本的な理解を問う.

大項目	中項目（出題基準）	小項目（キーワード）	本書該当ページ
4. 妊娠期の看護	A. 正常な妊娠経過と妊娠期の異常	ヒトの発生・性分化のメカニズム	①p.38
		妊娠期の定義	②p.35
		妊娠の成立	①p.121　②p.36
		受精, 着床	①p.120, 121　②p.36
		妊娠週数	②p.35
		妊娠の経過と胎児の発育	②p.36, 38　③p.38
		母体の生理的変化	②p.43
		妊婦と家族の心理・社会的変化	②p.62
		不育症, 流産, 早産	②p.97, 99
		感染症	②p.115
		常位胎盤早期剥離	②p.194
		前置胎盤	②p.191
		妊娠高血圧症候群	②p.102
		妊娠糖尿病	②p.105
		妊娠貧血	②p.107
		妊娠悪阻	②p.102
		高年妊娠, 若年妊娠	②p.352, 357
		胎児機能不全	②p.123　③p.42
	B. 妊婦の健康生活とアセスメント	食生活	②p.78　③p.43
		排泄	②p.53
		活動と休息	②p.81　③p.47, 52
		清潔	②p.52
		性生活	②p.78
		嗜好品（喫煙, アルコール, カフェイン）	②p.81
		妊娠による不快症状（マイナートラブル）	②p.49
	C. 妊婦と家族への看護	食生活の教育	②p.78　③p.43
		健康維持・増進, セルフケアに関する教育	②p.69　③p.47, 52
		マイナートラブルへの対処	②p.75　③p.56
		家族の再調整	②p.63
		出産の準備	②p.62, 85
		育児の準備	②p.87
	D. 妊娠期の健康問題に対する看護	切迫流産, 切迫早産	②p.97, 99　③p.61
		出生前診断	①p.65　②p.289
	E. 妊娠期のケアに必要な技術	Leopold＜レオポルド＞触診法	③p.22
		子宮底・腹囲の測定	③p.25
		間欠的胎児心拍数聴取	③p.40
		胎児心拍数陣痛図, ノンストレステスト＜NST＞	②p.123, 148, 181　③p.41
		胎児の超音波断層法の介助	③p.36
		内診の介助	③p.29

231

5. 分娩期の看護	A. 正常な分娩の経過と分娩期の異常	分娩期の定義	②p.130
		分娩の3要素	②p.133
		分娩経過と進行	②p.136, 142　③p.66, 68, 75, 99, 103, 117
		胎児心拍数	②p.181　③p.71
		陣痛，産痛，陣痛異常（微弱陣痛，過強陣痛）	②p.133, 147, 156, 171
		破水，前期破水	②p.131, 140　③p.88
		分娩時異常出血	②p.190　③p.111
		胎児機能不全	②p.181
	B. 産婦の健康に関するアセスメント	産婦の基本的ニーズ	②p.154
		産婦の健康状態	②p.142
		産婦の心理・社会的状態	②p.161
	C. 産婦と家族への看護	産婦の基本的ニーズへの支援	②p.154　③p.77
		産痛の緩和	②p.156　③p.82
		産婦と家族の心理への看護	②p.161
	D. 分娩期の健康問題に対する看護	前期破水	②p.132　③p.89
		帝王切開術	②p.200　③p.119
		分娩時異常出血	②p.190
6. 産褥期の看護	A. 正常な産褥の経過と産褥期の異常	産褥期の定義	②p.208
		産褥期の身体的特徴	②p.209
		全身の変化	②p.209
		生殖器の変化	②p.213
		乳房の変化	②p.222, 241
		子宮復古不全	②p.264　③p.135
		産褥熱	②p.267
		乳腺炎	②p.273
		マタニティブルーズ	②p.217
		産後うつ病	②p.277
	B. 褥婦の健康と生活のアセスメント	全身状態	②p.219
		子宮復古	②p.222　③p.131, 135
		分娩による損傷の状態	②p.187, 224　③p.139
		清潔	②p.229
		食事と栄養	②p.227
		排泄	②p.228
		活動と休息	②p.226
		母乳育児の状況，栄養法	②p.246, 249, 253　③p.154, 162, 167
		児への愛着と育児行動	②p.231
		褥婦の心理・社会的状態	②p.225
	C. 褥婦と家族への看護	産褥復古に関する支援	②p.218　③p.131, 135
		母乳育児への支援	②p.238, 246, 253　③p.152, 154, 162, 165, 167
		褥婦の日常生活とセルフケア	②p.226　③p.148, 150
		育児技術獲得への支援	②p.231　③p.195, 199, 202, 206, 223, 225
		親子の愛着形成の支援	②p.231
		家族関係再構築の支援	②p.216, 231
		退院後の生活調整，産後のサポート	②p.226
	D. 産褥期の健康問題に対する看護	子宮復古不全	②p.264　③p.135
		産褥熱	②p.267
		乳房トラブル	②p.272　③p.165
		帝王切開術後	②p.279　③p.143

7. 早期新生児期の看護	A. 早期新生児の生理的変化と異常	新生児期の定義	②p.295
		循環器系	②p.296
		呼吸器系	②p.296
		消化器系	②p.298
		代謝系	②p.299
		泌尿器系	②p.298
		神経系	②p.301
		運動器系	②p.307
		感覚器系	②p.301
		体温調節	②p.297
		生体の防御機能	②p.301
		新生児仮死	②p.335
		新生児一過性多呼吸<TTN>	②p.321
		呼吸窮迫症候群<RDS>	②p.340
		胎便吸引症候群<MAS>	②p.335
		高ビリルビン血症	②p.330
		新生児ビタミンK欠乏症	②p.332
		低血糖症	②p.337
	B. 早期新生児のアセスメント	Apgar<アプガー>スコア	②p.312　③p.174
		成熟度の評価	②p.304　③p.194
		外観	②p.304　③p.186
		バイタルサイン	②p.296　③p.186
		皮膚，皮膚色	②p.302　③p.186
		頭部，顔面	②p.303　③p.186
		体幹，四肢	②p.305　③p.186
		外性器	②p.305　③p.186
		神経学的状態	②p.305　③p.186
		生理的体重減少	②p.298
		生理的黄疸	②p.299
		哺乳状態	②p.248
		排尿，排便	②p.298
		新生児マススクリーニング	②p.306
	C. 早期新生児とその家族への看護	気道の開通	②p.312
		保温	②p.311　③p.179
		全身計測	②p.312　③p.182
		全身の観察	②p.312　③p.186
		清潔	②p.314，317　③p.195，199，206，225
		哺乳	②p.251，316
		感染予防	②p.314
		事故防止	②p.316
		保育環境	②p.318
	D. 早期新生児の健康問題への看護	早産児，低出生体重児	②p.339
		高ビリルビン血症	②p.330
		新生児ビタミンK欠乏症	②p.332
		新生児蘇生	②p.311　③p.174

INDEX

母性看護技術

▶ 数字，A―Z

50gGCT	29
75gOGTT	29
BPS	39
CS（cesarean section）	119
Cホールド	158
DOHaD	44
hCG	28
LDR	92
NCPR（neonatal cardio-pulmonary resuscitation）	174
NCPRアルゴリズム	175
New Ballard 新生児成熟度判定法	194
not doing well	187
NST（non stress test）	41
PCA	146
RPS法（reverse pressure softening）	165
sleep-wake cycle	42
state	187
Uホールド	158
VTE	123
WHOの59カ条	97

▶ あ

アクティブバース	97
圧迫法	84
アプガースコア	174
アルコール	46
アロマセラピー	84

▶ い

一過性徐脈	43
一過性頻脈	42
インファントラジアントウオーマー	94，179

▶ う

ウェルニッケ脳症	57
ウオーキング	52
う歯	20

▶ え

会陰切開	117
会陰の観察	139
会陰裂傷	117

▶ お

黄疸治療基準	191
おむつ交換	199
おむつ皮膚炎	199
悪露	135
悪露のケア	138
悪露の性状	136

▶ か

過換気症候群	84
覚醒レベル	186
下肢静脈瘤	58
ガスケアプローチ	97
顆粒球エラスターゼ	62
カルシウム	45
カンガルーケア	106
がん胎児性フィブロネクチン	62
陥没乳頭	36

▶ き

吸着	162
仰臥位低血圧症候群	41

▶ く

軀幹径	38
クスコ式腟鏡	31
クラッチ抱き	156

▶ け

計測診	25
経腟分娩後の子宮底高	146
経腟法	37
経皮ビリルビン測定	191
経腹法	37
経母体ステロイド投与	62

▶ こ

ケーゲル体操	150
血圧	27
血腫	118
ゲートコントロール説	82
懸垂腹	19

▶ こ

高位破水	89
交差ゆりかご抱き	156
交差横抱き	156
呼吸法	84
骨盤底筋	150
骨盤底筋群の運動	55
骨盤底筋体操	150
骨盤の体操	55
骨盤ベルト	60
こむらがえり	58
コルセット	60
混合式	116

▶ さ

災害対策用品	129
再診時問診	18
臍帯	112
在胎期間別出生時体格標準曲線	185
臍帯血液ガス分析	177
臍帯の観察ポイント	114
搾乳	167
産褥期の異常徴候	131
産褥期の感染症	130
産褥期の出血	130
産褥期の診察ポイント	130
産褥体操	148
産褥復古	117
産前訪問	63
産痛	82
産痛緩和法	82
サンドイッチホールド	165
産婦のニーズ	77

▶ し

指圧	84
弛緩出血	103
弛緩法	84

子宮底高	………	25
子宮底高の変化	………	132
子宮底長	………	25
子宮底の観察	………	118
子宮復古	………	131
子宮復古不良	………	135
嗜好品	………	45
自己調節鎮痛	………	146
視診	………	19
死戦期帝王切開術	………	120
児頭大横径	………	38
絨毛性ゴナドトロピン	………	28
絨毛膜	………	112
絨毛膜羊膜炎	………	61
出血性ショック	………	144
出血量	………	110
出血量の測定	………	111
出生直後の皮膚乾燥	………	179
授乳姿勢	………	154, 157
シュルツェ式	………	116
静脈血栓塞栓症	………	123
初診時問診	………	18
ショックインデックス	………	110
新生児蘇生法	………	174
新生児の計測	………	182
新生児の抱き方	………	202
陣痛室	………	91
陣痛トランスデューサー	………	73

▶す

水銀	………	45
随時血糖測定	………	29
スタンダードプリコーション	………	199
スペンスの尾部	………	169

▶せ

生活習慣病胎児期発症説	………	44
清潔野の準備	………	100
清拭法	………	206
精油	………	84
生理的呑気症	………	223
石灰沈着	………	116
切迫早産	………	61
前期破水	………	89
全身の観察	………	188

尖腹	………	19

▶そ

早期破水	………	89
早期母子接触	………	106
双合診	………	29
早産マーカー	………	61
添え乳	………	156
足浴	………	87
蘇生アルゴリズム	………	175

▶た

胎位	………	22
胎芽	………	29
胎向	………	22
胎児機能不全	………	42, 100
胎児心音の聴取	………	21, 40
胎児心拍数基線	………	42
胎児心拍数基線細変動	………	42
胎児心拍動	………	37
胎児推定体重	………	39
胎児付属物	………	112
胎勢	………	22
大腿骨長	………	38
胎動	………	37
耐糖能検査	………	29
胎嚢	………	37
胎盤	………	112
胎盤の観察ポイント	………	113
胎盤娩出様式	………	116
タッチリラックス法	………	87
脱落膜	………	112
立て抱き	………	156
ダンカン式	………	116
弾性ストッキング	………	59
短速呼吸	………	101

▶ち

遅滞破水	………	89
腟鏡診	………	31
超音波診断法	………	36
超音波ドプラ装置	………	21
超音波ドプラ法	………	40
聴診	………	21

▶つ

爪切り	………	225
つわり	………	57

▶て

低位破水	………	89
帝王切開後の観察ポイント	………	143
帝王切開後の子宮底高	………	146
帝王切開後の授乳	………	162
帝王切開術	………	119
適時破水	………	89
鉄	………	45
点眼	………	227

▶と

頭殿長	………	38
努責時の呼吸	………	101
ドプラ法	………	71
ドライテクニック法	………	206
トラウベ桿状聴診器	………	21

▶な

内診	………	29

▶に

日常生活動作	………	47
乳汁分泌の段階	………	32
乳頭乳輪体	………	162
乳房の観察	………	32
乳房の触診	………	34
乳房のソフトマッサージ	………	153
尿閉	………	141
妊産婦のための食事バランスガイド	………	44
妊娠悪阻	………	57
妊娠性色素沈着	………	20
妊娠性貧血	………	45
妊娠線	………	19
妊娠中の運動	………	52
妊娠中の推奨体重増加量	………	26
妊娠中の体重増加指導の目安	………	44
妊娠の確認	………	37
妊娠判定検査	………	28
妊娠リスクスコア	………	19
妊婦健診	………	16

235

妊婦体操 ……………………………… 53	保湿ケア ………………………… 208
妊婦のヘルスアセスメント ………… 18	母乳育児成功のための10カ条 …… 106

▶ は

排気 ……………………………… 223	
バイタルサインの測定 ………… 188	
白色梗塞 ………………………… 116	
破水 ………………………………… 88	
破水の分類 ………………………… 89	
バースプラン ……………………… 70	
パルトグラム ……………………… 75	

▶ ま

マイナートラブル ………………… 56	
またがり座り抱き ………………… 156	
マッサージ法 ……………………… 84	

▶ も

沐浴後のケア …………………… 222	
沐浴槽の種類 …………………… 222	
沐浴法 …………………………… 206	
問診 ………………………………… 18	

▶ ひ

ヒト絨毛性ゴナドトロピン ………… 28	
皮膚乾燥法 ……………………… 206	
標準予防策 ……………………… 199	

▶ ゆ

ゆりかご型 ……………………… 203	
ゆりかご抱き …………………… 156	

▶ ふ

腹囲 ………………………………… 26	
副乳 ………………………………… 34	
浮腫 ………………………………… 58	
双子の授乳 ……………………… 160	
フットボール抱き ………… 156，204	
不適切な吸着 …………………… 163	
フリースタイル分娩 ……………… 97	
フリードマンの子宮頸管開大曲線	
……………………………………… 75	
ブレスト・アウェアネス ………… 35	
分娩開始時期 ……………………… 66	
分娩監視装置 ……………………… 71	
分娩経過記録 ……………………… 75	
分娩時異常出血 ………………… 111	
分娩室 ……………………………… 91	
分娩時の使用物品 ………………… 93	
分娩時のスタンダードプリコーション	
……………………………………… 93	
分娩体位 …………………………… 97	
分娩予定日の決定 ………………… 38	

▶ よ

葉酸 ………………………………… 45	
羊水 ……………………………… 112	
羊水混濁 …………………………… 90	
羊水の観察ポイント …………… 115	
腰背部痛 …………………………… 60	
羊膜 ……………………………… 112	
横抱き …………………… 156，203	

▶ ら

ラッチ・オン …………………… 162	
卵膜 ……………………………… 112	

▶ り

リクライニング授乳 ……………… 156	
リトドリン塩酸塩 ………………… 62	
硫酸マグネシウム ………………… 62	
リラックス法 ……………………… 84	
臨床検査 …………………………… 27	
輪状マッサージ ………… 131，135	

▶ へ

ヘマトーマ ……………………… 118	

▶ れ

レオポルド触診法 ………………… 24	

▶ ほ

乏尿 ……………………………… 141	
ポジショニング ………………… 154	

▶ わ

脇抱き …………………………… 156	
ワルトン膠様質 ………………… 115	

表紙デザイン：株式会社金木犀舎

本文デザイン：クニメディア株式会社

図版・イラスト：有限会社デザインスタジオEX
神原宏一，八代映子

組版：株式会社データボックス

ナーシング・グラフィカの内容に関する「更新情報・正誤表」「看護師国家試験出題基準対照表」は下記のウェブページでご覧いただくことができます。

更新情報・正誤表
https://store.medica.co.jp/n-graphicus.html
教科書のタイトルをクリックするとご覧いただけます。

看護師国家試験出題基準対照表
https://ml.medica.co.jp/rapport/#tests

- 本書の複製及び公衆送信は，「著作権者の利益を不当に害すること」となり，著作権法第35条（学校その他の教育機関における複製等）で禁じられています．
- 学校教育上におかれましても，弊社の許可なく，著作権法上必要と認められる範囲を超えた複製や公衆送信は，ご遠慮願います．
- 授業目的公衆送信補償金制度における公衆送信も，医学系・看護系教育機関においては，対象外となります．

ナーシング・グラフィカ　母性看護学③
母性看護技術
ぼせいかんごぎじゅつ

2007年2月10日発行　第1版第1刷
2013年1月20日発行　第2版第1刷
2016年1月15日発行　第3版第1刷
2019年1月15日発行　第4版第1刷
2022年1月20日発行　第5版第1刷ⓒ
2023年1月15日発行　第5版第2刷

編 者　荒木 奈緒　中込 さと子　小林 康江
発行者　長谷川 翔
発行所　株式会社メディカ出版
　　　　〒532-8588
　　　　大阪市淀川区宮原3-4-30
　　　　ニッセイ新大阪ビル16F
　　　　電話　06-6398-5045（編集）
　　　　　　　0120-276-115（お客様センター）
　　　　https://store.medica.co.jp/n-graphicus.html
印刷・製本　株式会社広済堂ネクスト

本書の複製権・翻訳権・翻案権・上映権・譲渡権・公衆送信権（送信可能化権を含む）は，（株）メディカ出版が保有します．

落丁・乱丁はお取り替えいたします．　　　　　Printed and bound in Japan
ISBN978-4-8404-7533-4

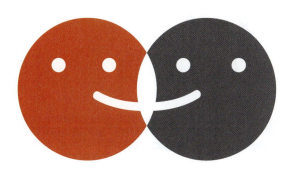

「ナーシング・グラフィカ」で学ぶ、自信

看護学の新スタンダード
NURSINGRAPHICUS

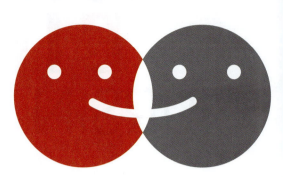

独自の視点で構成する「これからの看護師」を育てるテキスト

人体の構造と機能	① 解剖生理学 ② 臨床生化学
疾病の成り立ちと回復の促進	① 病態生理学 ② 臨床薬理学 ③ 臨床微生物・医動物 ④ 臨床栄養学
健康の回復と看護	① 呼吸機能障害／循環機能障害 ② 栄養代謝機能障害 ③ 造血機能障害／免疫機能障害 ④ 脳・神経機能障害／感覚機能障害 ⑤ 運動機能障害 ⑥ 内部環境調節機能障害／性・生殖機能障害 ⑦ 疾病と治療
健康支援と社会保障	① 健康と社会・生活 ② 公衆衛生 ③ 社会福祉と社会保障 ④ 看護をめぐる法と制度
基礎看護学	① 看護学概論 ② 基礎看護技術Ⅰ　コミュニケーション／看護の展開／ヘルスアセスメント ③ 基礎看護技術Ⅱ　看護実践のための援助技術 ④ 看護研究 ⑤ 臨床看護総論
地域・在宅看護論	① 地域療養を支えるケア ② 在宅療養を支える技術
成人看護学	① 成人看護学概論 ② 健康危機状況／セルフケアの再獲得 ③ セルフマネジメント ④ 周術期看護 ⑤ リハビリテーション看護 ⑥ 緩和ケア
老年看護学	① 高齢者の健康と障害 ② 高齢者看護の実践
小児看護学	① 小児の発達と看護 ② 小児看護技術 ③ 小児の疾患と看護
母性看護学	① 概論・リプロダクティブヘルスと看護 ② 母性看護の実践 ③ 母性看護技術
精神看護学	① 情緒発達と精神看護の基本 ② 精神障害と看護の実践
看護の統合と実践	① 看護管理 ② 医療安全 ③ 災害看護
疾患と看護 NURSINGRAPHICUS EX	① 呼吸器 ② 循環器 ③ 消化器 ④ 血液／アレルギー・膠原病／感染症 ⑤ 脳・神経 ⑥ 眼／耳鼻咽喉／歯・口腔／皮膚 ⑦ 運動器 ⑧ 腎／泌尿器／内分泌・代謝 ⑨ 女性生殖器

最新情報はこちら▶▶▶ ●「ナーシング・グラフィカ」オフィシャルサイト●
https://store.medica.co.jp/n-graphicus.html